Frische bayerische Landküche

Neue Rezepte von der Hauswirtschafterei

DIE HAUS
WIRTSCHAFTEREI

Frische bayerische Landküche

Neue Rezepte von der Hauswirtschafterei

DK

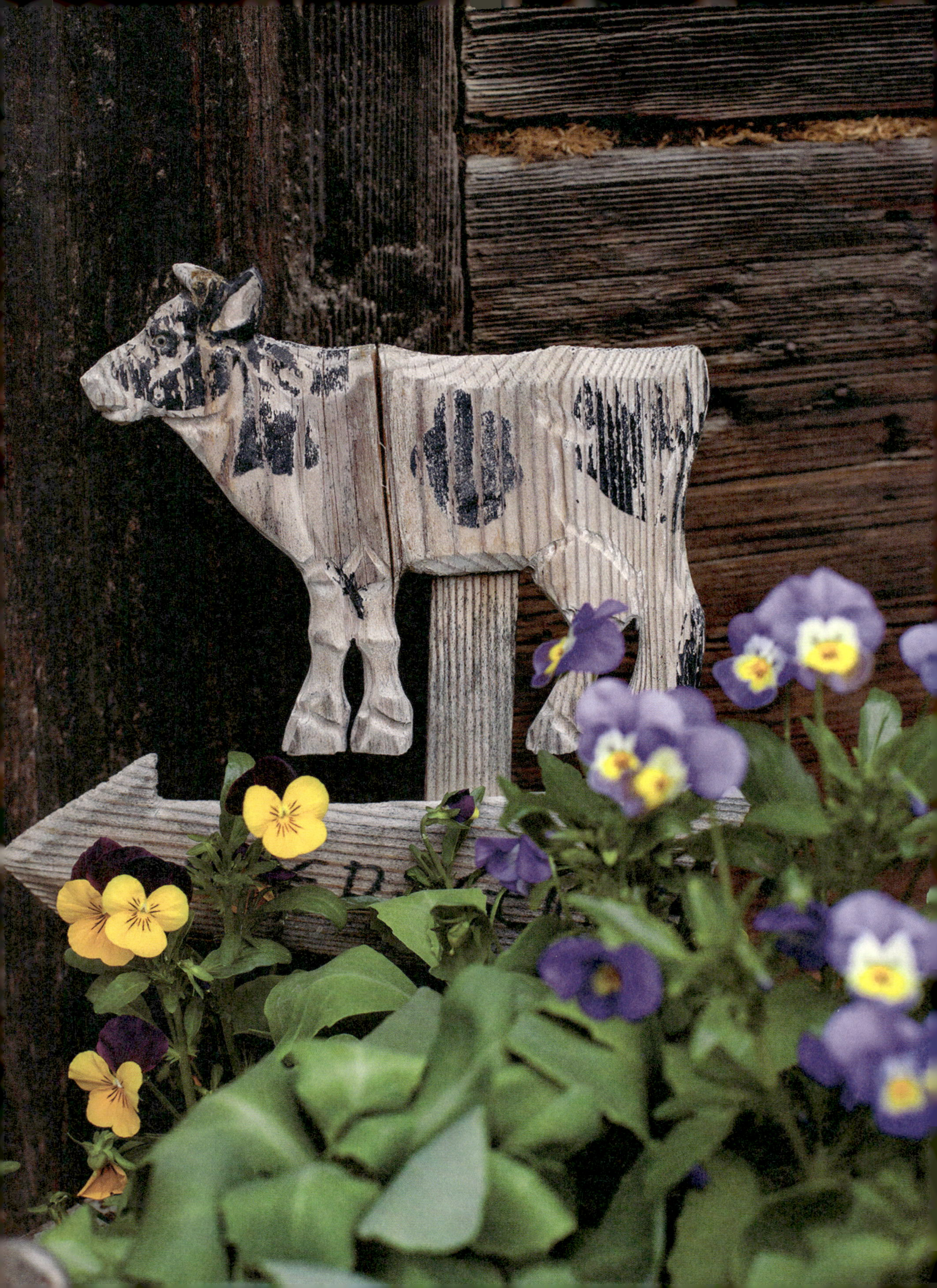

Inhalt

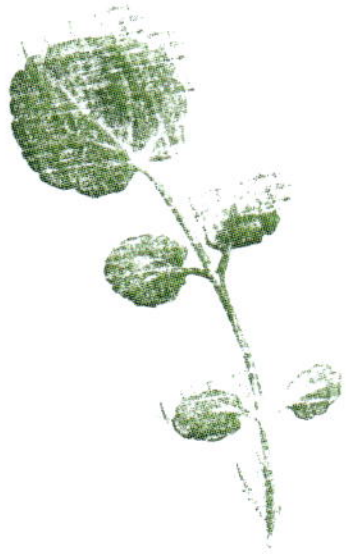

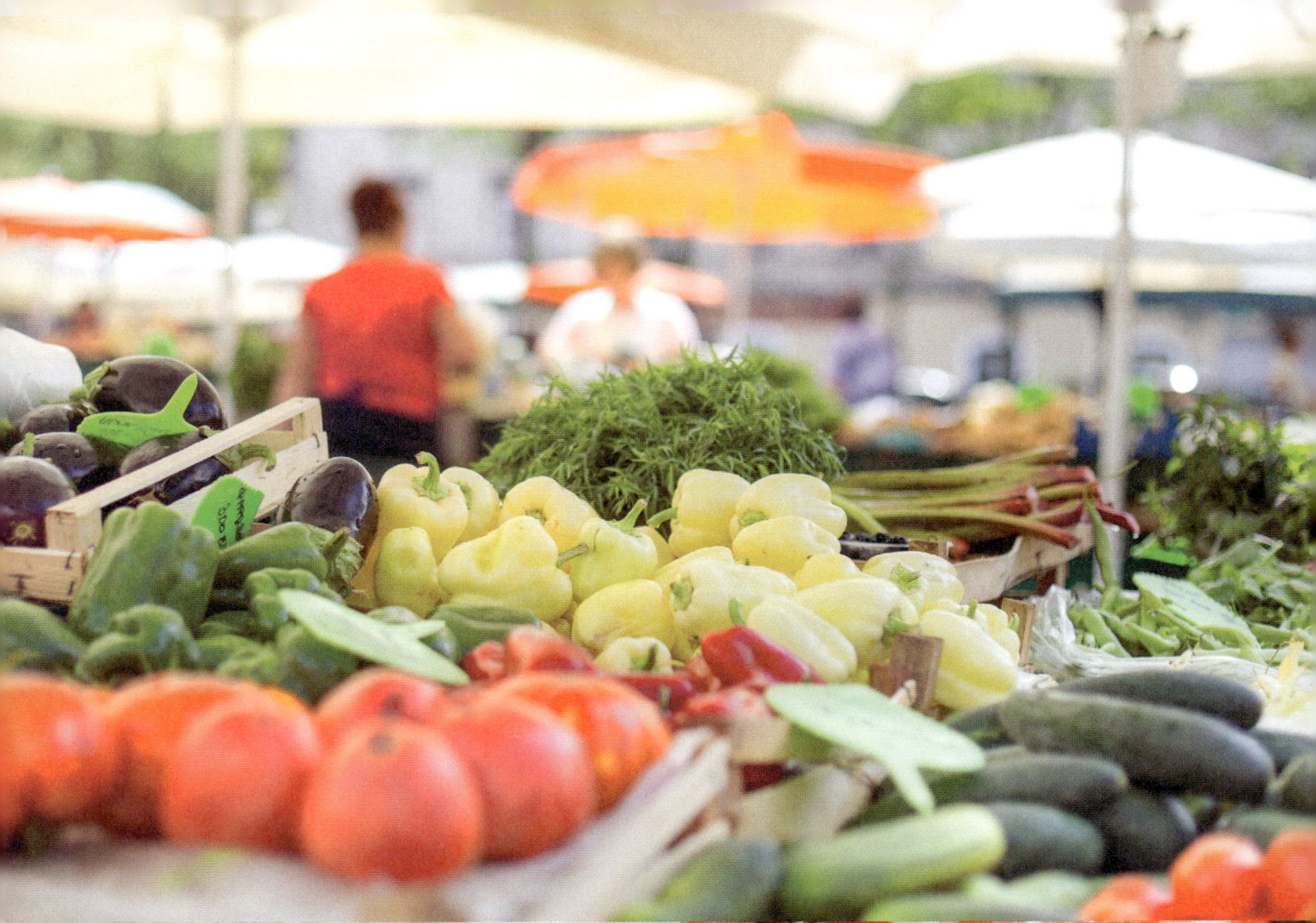

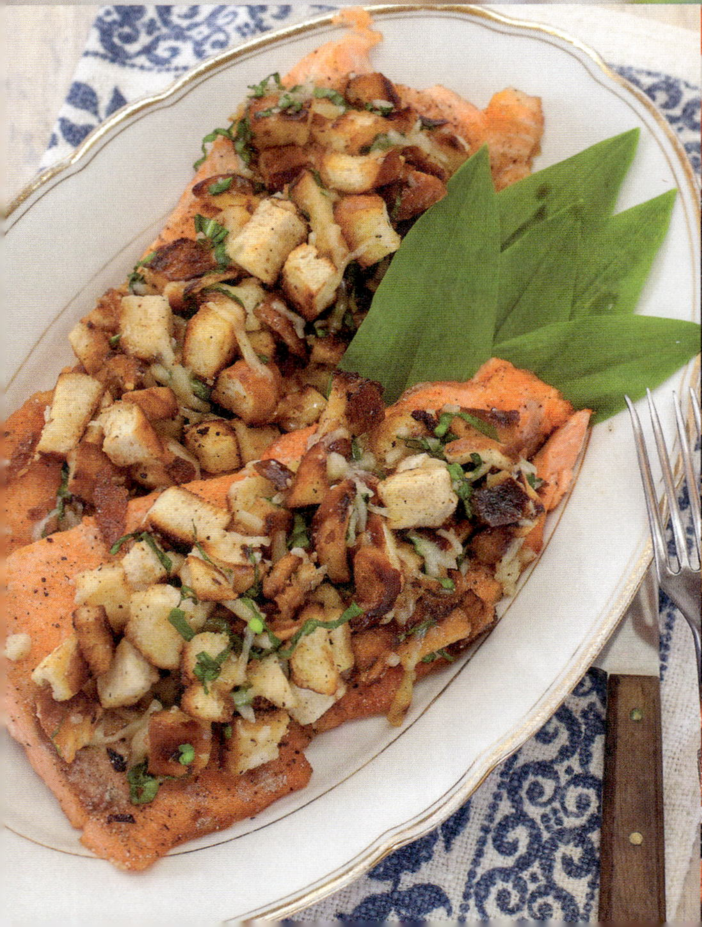

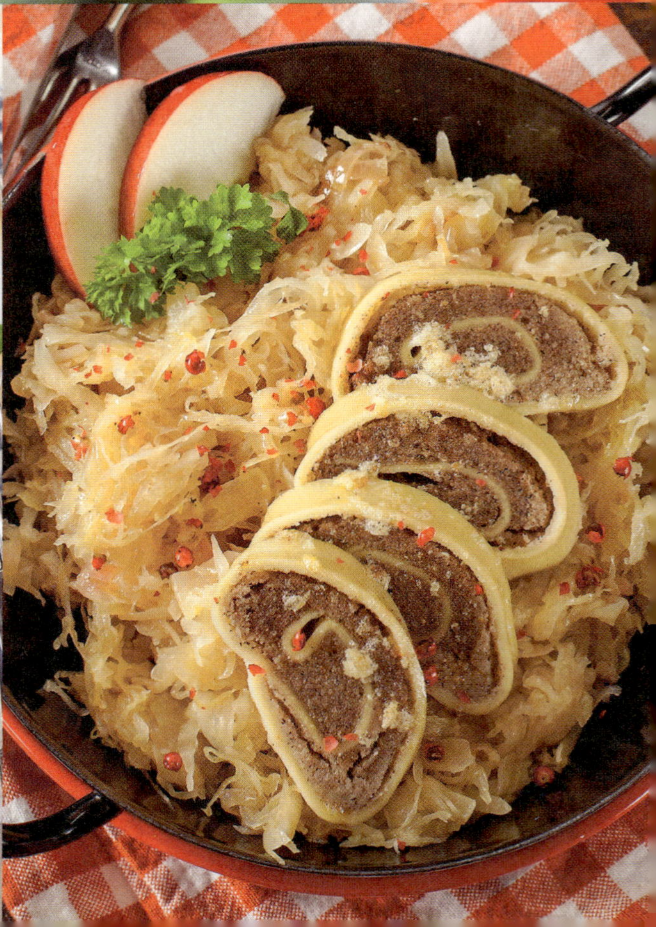

Isst man zu gut, so entsteht Begierde. Isst man zu schlecht, so entsteht Unmut. Isst man den ganzen Tag lang, ohne sich über die Herkunft der Speisen im Klaren zu sein, ist man ein Dummkopf.

Dieser chinesische Spruch bringt es für uns einfach auf den Punkt, denn er gilt auch für die frische bayerische Landküche. Im Prinzip brauchen wir nur zwei Dinge: Regionale Zutaten und kreative Rezepte, die trotzdem leicht nachzukochen sind. Wir lieben beides und es war uns eine Freude, dieses Buch umzusetzen.

Bayern bietet einfach alles, was das kulinarische Herz begehrt. Über 40 regionale Gemüsesorten, fast 20 Obst- und Beerensorten, tolles Urgetreide, über 400 Käsesorten, feine Fischsorten aus bayerischen Gewässern, Wild aus der heimischen Flur und köstliche Kartoffeln bereichern unsere heimische Küche, um nur ein paar unserer Zutaten aufzuzählen. Und eines ist gewiss: Diese zu bekommen ist kein Hexenwerk, man muss nur ein wenig die Augen offen halten oder zum Beispiel beim Gemüsehändler einfach nachfragen, ob er das eine oder andere Gemüse besorgen kann. Auch Urgetreide wie Emmer, Dinkel oder Einkorn bekommt man inzwischen im gut sortierten Supermarkt und natürlich in den Bioläden.

Für uns war es ein Anreiz, diese Lebensmittel in eine etwas neuere Art der bayerischen Küche umzusetzen. Wir lieben die Herausforderung, und alle Gerichte, die Sie in diesem Buch finden, wurden von uns kreiert, gekocht, fotografiert, und auch das Layout haben wir erstellt. Unsere Familien sind unsere besten Kritiker und nur was ihnen schmeckt, kommt auch ins Buch.

Wir wünschen Ihnen viel Spaß beim Nachkochen mit der frischen bayerischen Landküche!

Die Hauswirtschafterei
Bettina Eder, Christine Schilcher und Silvia Schlögel

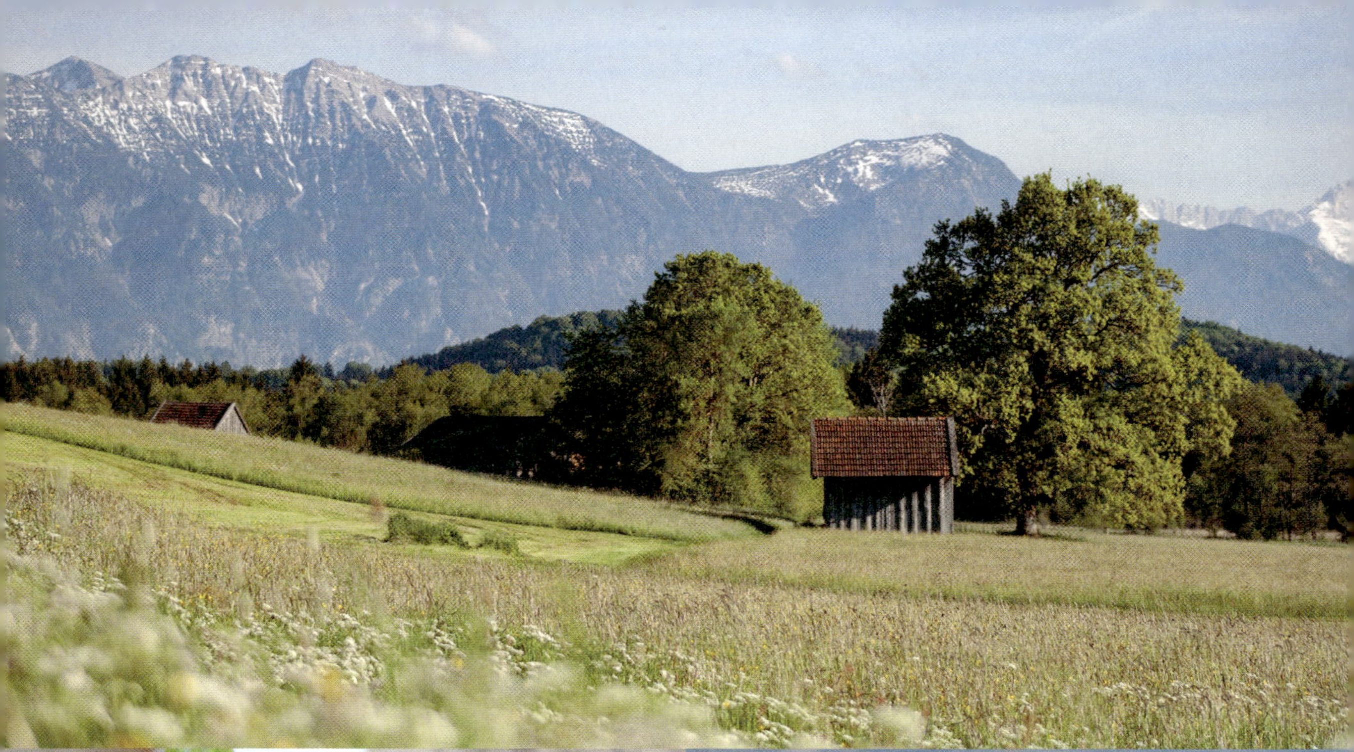
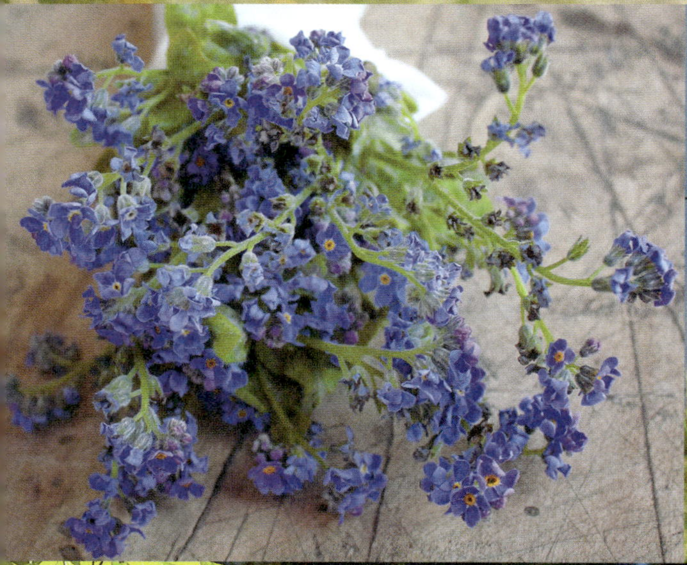
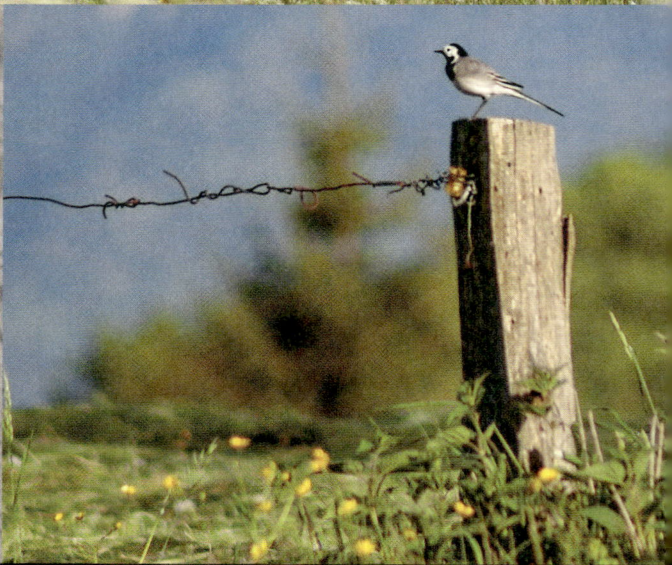
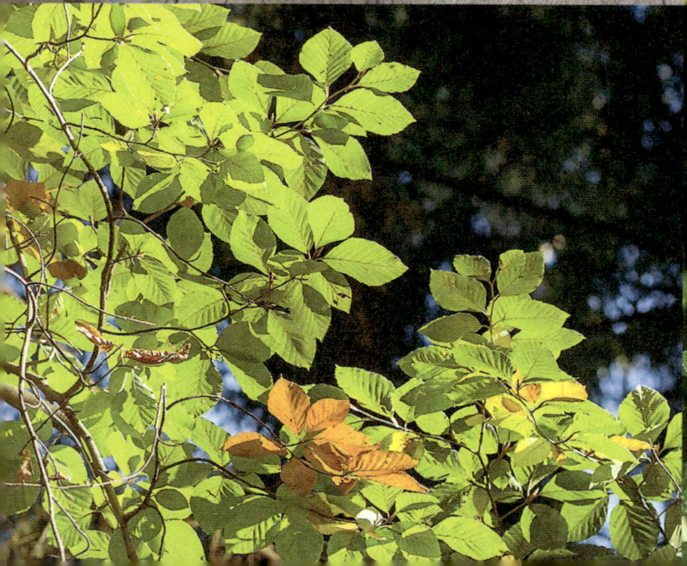
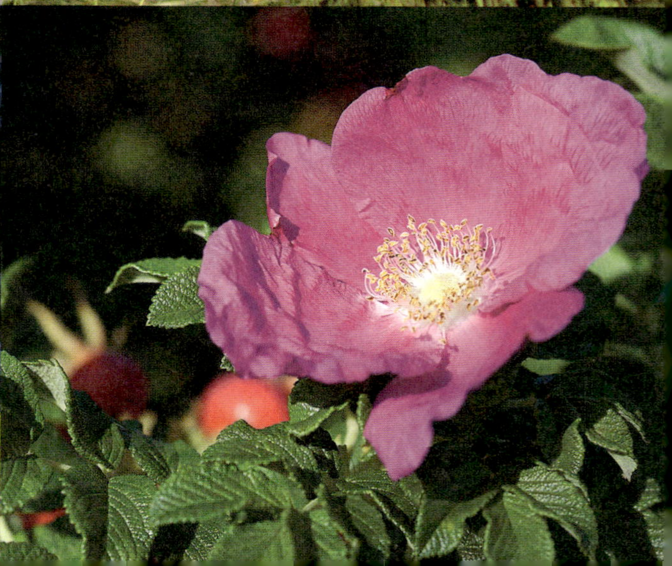

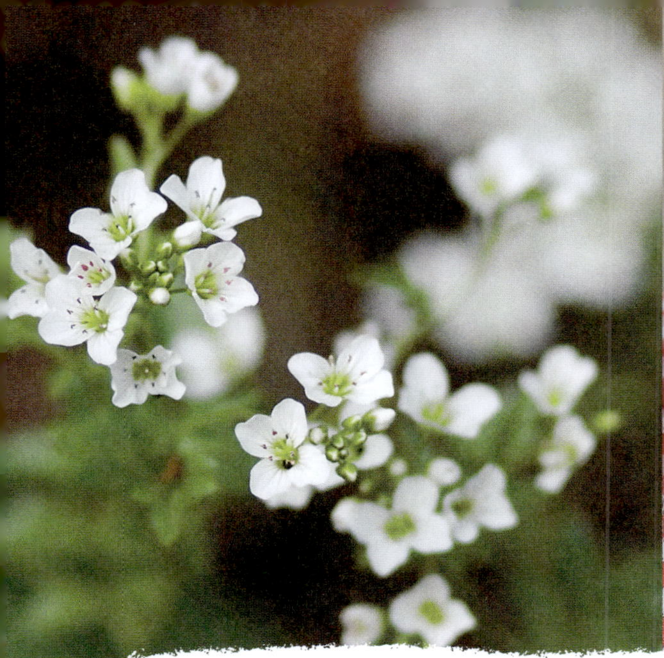

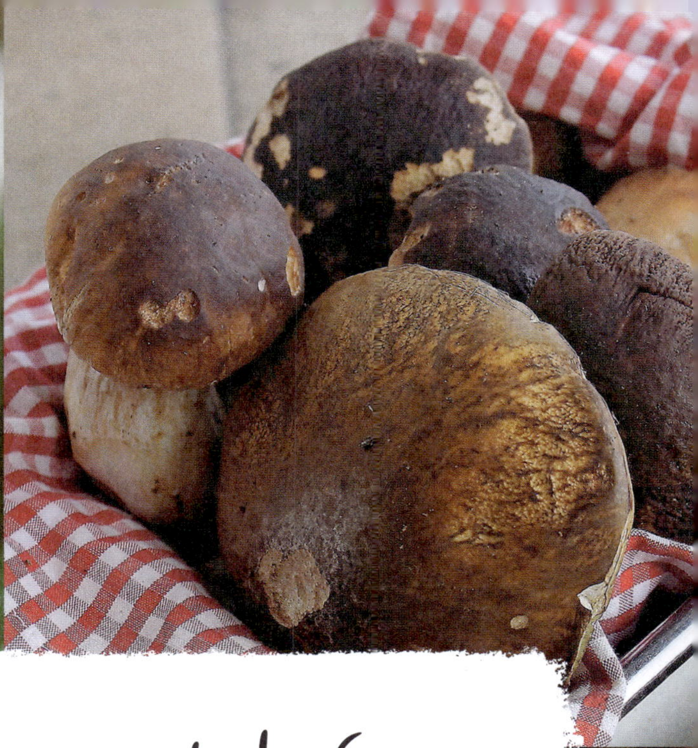

Aus Wald und Wiese

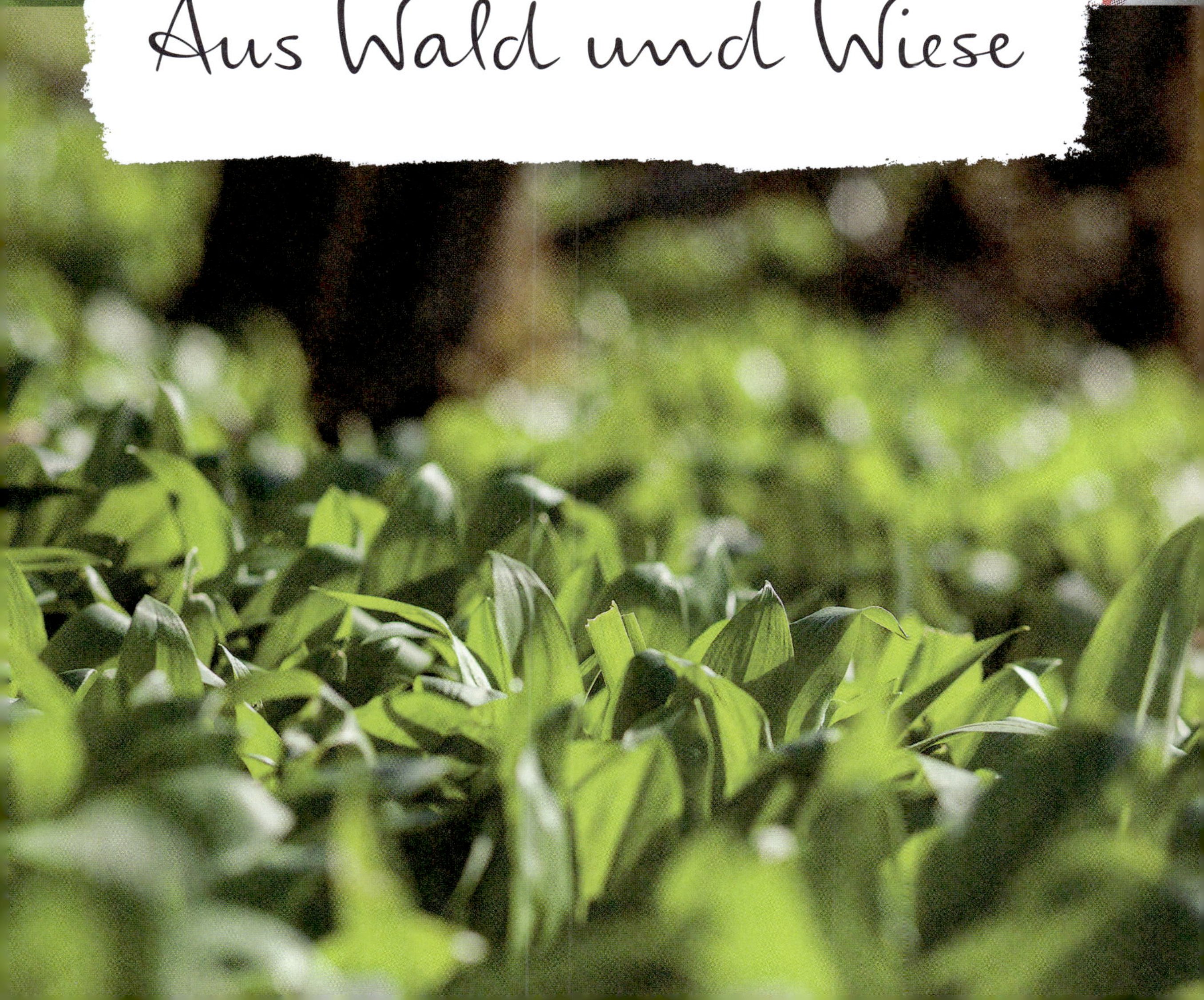

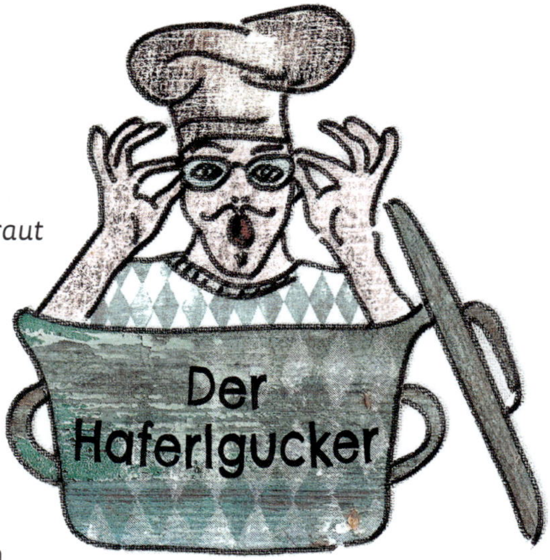

Brennnessel – das brennende Wunderkraut

Wer schon einmal mit einer Brennnessel in Berührung gekommen ist, wird sich immer daran erinnern. Denn es brennt danach einfach für einige Stunden leicht auf der Haut. Aber die Brennnessel ist ein wahres Kraftpaket, denn sie steckt voller Vitamine und Mineralstoffe. Vor allen Dingen Eisen, Magnesium und Vitamin C ist in den Blättern enthalten. Besonders im Frühjahr, wenn die frischen Blätter austreiben, sind diese besonders anregend, vitalisierend und immunstärkend.

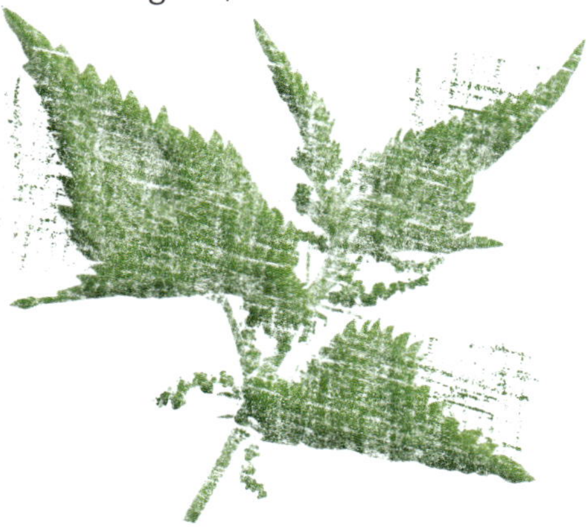

Doch kann die Brennnessel, wenn sie regelmäßig geerntet wird, bis in den Herbst ihren festen Platz in der Küche finden. Beim Ernten von Brennnesselblättern empfiehlt es sich, Handschuhe zu tragen! Junge Brennnesselblätter schmecken in Risotto, Kartoffelpüree, Suppen oder Aufläufen. Die Samen, die im Herbst geerntet werden, kann man rösten und Salate damit anreichern.

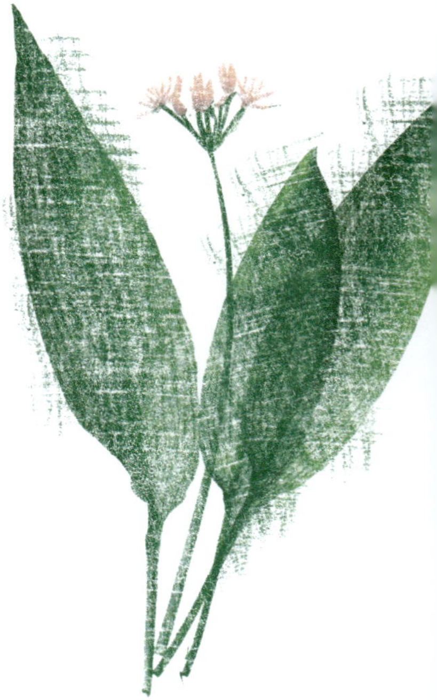

Bärlauch – der junge Wilde im Frühjahr

Bärlauch ist eines der ersten Wildkräuter, die im Frühjahr wachsen. Bei einem milden Winter sprießen bereits Ende Februar die ersten Blattspitzen aus der Erde. Schon die alten Germanen waren der Meinung, dass Bärlauch nach der kalten Jahreszeit die Bärenkräfte in einem weckt und damit hatten sie vollkommen Recht. Denn er enthält reichlich Vitamin C und Kalium, welche die Lebensgeister wecken und den Stoffwechsel ankurbeln. Außerdem reinigt Bärlauch das Blut. Um die positiven Wirkungen vollends auszunutzen, sollte man Bärlauch stets frisch verzehren. Der erste Bärlauch im Jahr, frisch geerntet auf einem Butterbrot, ist einfach ein wahrer Genuss. Ansonsten schmeckt er in Suppen, Eintöpfen, Salaten oder Aufläufen.

Giersch – *der verkannte Alleskönner aus dem Garten*

Wer einen eigenen Garten hat, kennt den Giersch als wucherndes, nicht auszurottendes Unkraut meist zur Genüge. Was schade ist, denn der mild-würzige, leicht möhrenähnliche Geschmack eignet sich hervorragend für die Küche. Von April bis August können wir das im Garten oder an Waldrändern wachsende Kraut ernten. Einmal abgeschnitten wächst es wieder nach, die jungen, glänzend grünen Blätter sind eine feine Delikatesse. Giersch lässt sich gut als Ersatz für Petersilie verwenden, schmeckt in Aufläufen, Suppen oder auch roh in Salaten. Er zeichnet sich durch einen hohen Gehalt an Vitamin C und Provitamin A aus.

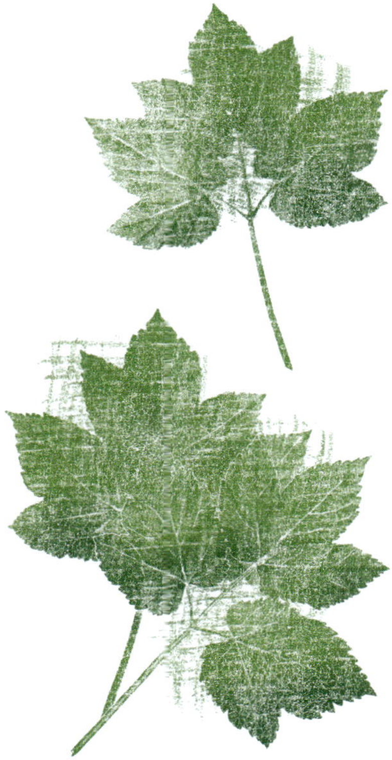

Kräuterpracht auf dem Balkon

Nicht jeder verfügt über einen Garten oder kommt schnell in die Natur, um sich mit Wildkräutern einzudecken. Doch die meisten Kräuter lassen sich ohne Probleme auf dem Balkon anbauen. Am einfachsten ist es, sich verschiedene Kräuter in Töpfen zu besorgen. Diese können gemeinsam in größere Kübel oder Balkonkästen gepflanzt werden. Idealerweise sollte man mehrjährige Kräuter zusammen in ein Gefäß geben und einjährige oder Aussaat in ein anderes. Dann ist noch zu beachten, welche Kräuter Sonne brauchen und welche es lieber schattig mögen. Erde braucht es nur eine ganz einfache, je »magerer«, sprich weniger Dünger in ihr ist, umso besser. Denn Kräuter wachsen in der Natur auf »Magerböden«.

DIESE KRÄUTER SIND DIE REINSTEN SONNENANBETER:

Basilikum, Majoran (einjährig) · Oregano, Rosmarin, Salbei, Thymian (mehrjährig)

DIESE KRÄUTER FÜHLEN SICH AUCH IM HALBSCHATTEN WOHL:

Kresse (einjährig) · Petersilie (zweijährig) · Kerbel, Minze, Schnittlauch (mehrjährig)

Bärlauch-Obatzda

FÜR 4 PERSONEN

150 g weicher Camembert
50 g weiche Butter
200 g Frischkäse
50 g Bergkäse, gerieben
3–4 EL frisch gehackter Bärlauch
Kräutersalz
frisch gemahlener schwarzer Pfeffer
Paprikapulver

Den Camembert klein schneiden und mit einer Gabel zerdrücken. Mit der Butter und dem Frischkäse verrühren.

Bergkäse und Bärlauch hinzufügen und mit Kräutersalz, Pfeffer und Paprikapulver pikant würzen.

Wenn die Bärlauchzeit vorbei ist, den Obatzden mit Schnittlauch zubereiten.

Kräutersalz

FÜR 1 GLAS À 170 G

50 g Bärlauch
50 g Brennnesseln
150 g grobes Salz

Den Bärlauch und die Brennnesseln vorsichtig ausschütteln (nicht waschen), gleichmäßig auf einem Backblech verteilen und im Backofen bei 60–70 °C Umluft 2–3 Stunden trocknen lassen.

Dabei die Backofentür mit einem Kochlöffel einen Spalt geöffnet halten, damit die Feuchtigkeit entweichen kann. Herausnehmen und abkühlen lassen.

Die getrockneten Brennnesselblätter von den Stielen streifen. Mit Bärlauch und Salz im Mixaufsatz einer Küchenmaschine fein zerkleinern. In einem Schraubglas aufbewahren.

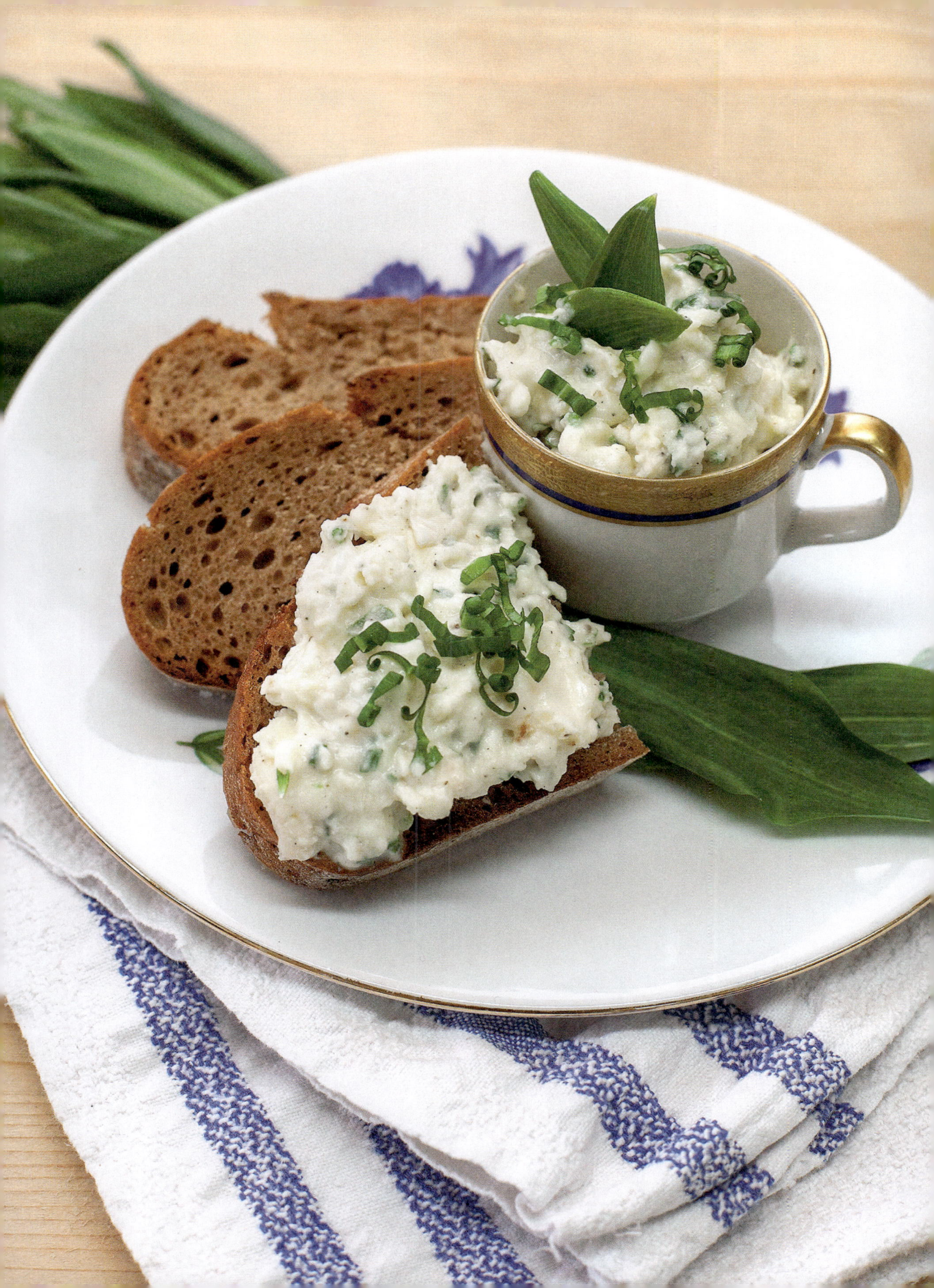

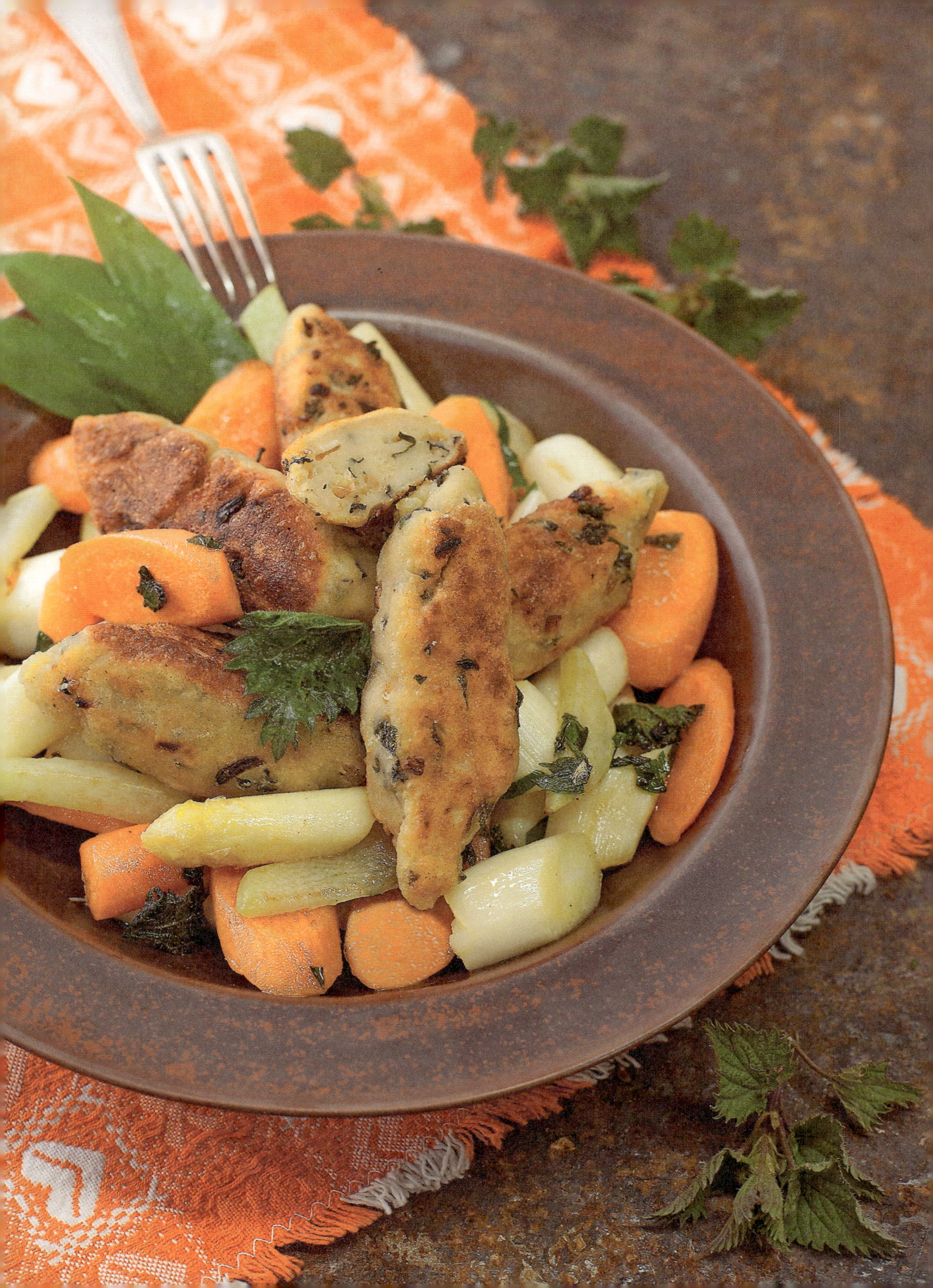

Kräuternocken auf Frühlingsgemüse

FÜR 4 PERSONEN

NOCKEN

1 Zwiebel
100 g Brennnesseln
2 EL Butter
250 g Quark (20 %)
1 Ei
200 g Dinkelmehl Type 630
½ TL Salz
1 Prise frisch gemahlener schwarzer Pfeffer
2–3 EL Butterschmalz

FRÜHLINGSGEMÜSE

500 g weißer Spargel
2–3 Karotten
1 Kohlrabi
2 EL Butter
Kräutersalz
frisch gemahlener schwarzer Pfeffer
einige Brennnessel- und Bärlauchblätter

Die Zwiebel schälen und fein würfeln. Die Brennnesseln waschen, die Blätter abzupfen und grob hacken. Die Butter in einer Pfanne bei mittlerer Hitze zerlassen und die Zwiebel darin 5 Minuten andünsten. Die Brennnesseln dazugeben und 5 Minuten mitdünsten. Abkühlen lassen.

Den Quark mit dem Ei glatt rühren. Die Brennnesseln dazugeben. Das Mehl unterrühren und mit Salz und Pfeffer würzen. Mit einem Esslöffel Nocken abstechen. Das Butterschmalz in einer Pfanne bei mittlerer Hitze zerlassen und die Nocken darin 10 Minuten rundum goldbraun ausbacken.

Für das Frühlingsgemüse Spargel, Karotten und Kohlrabi putzen und schälen. Den Spargel in Stücke, die Karotten in Scheiben und den Kohlrabi in Stifte schneiden. Die Butter in einer zweiten Pfanne bei mittlerer Hitze zerlassen und das Gemüse darin 10 Minuten bissfest braten. Mit Kräutersalz und Pfeffer würzen. Zum Schluss die Brennnessel- und Bärlauchblätter waschen, trocken schütteln und kurz mitbraten.

Die Nocken auf dem Gemüse anrichten und mit den gebratenen Kräuterblättern garniert servieren.

Die Spargelschalen in Wasser mit etwas Salz, Zucker und Butter auskochen. Abgießen und den abgekühlten Sud über den Tag verteilt trinken oder ihn für die Zubereitung einer Spargelsuppe verwenden.

Kräuterspätzle mit Käsesahnesauce

FÜR 4 PERSONEN

SPÄTZLETEIG

30 g Bärlauch
30 g Brennnesseln
6 Eier
1 TL Salz
500 g Mehl

KÄSESAHNESAUCE

300 g Sahne
100 g Bergkäse, gerieben
100 g Hirtenkäse
1 Pck. Mini-Mozzarella (à 125 g)
150 g Kirschtomaten
Salz
frisch gemahlener schwarzer Pfeffer

ZUM ANRICHTEN

1 Zwiebel
2 EL Butter
1 EL frisch gehackter Bärlauch
einige Gänseblümchen

Bärlauch und Brennnesseln waschen und die Blätter von den Brennnesseln abzupfen. Die Kräuter mit 150 ml Wasser mit einem Stabmixer pürieren. Mit Eiern und Salz zum Mehl geben und mit den Knethaken des Handrührgeräts zu einem Spätzleteig verarbeiten. Der Teig sollte zäh sein. Kurz ruhen lassen.

In einem großen Topf reichlich Salzwasser zum Kochen bringen. Den Teig mit einem Spätzlehobel portionsweise in das kochende Wasser hobeln. Wenn die Spätzle an die Wasseroberfläche steigen, sind sie fertig. Die Spätzle sofort mit einer Schaumkelle entnehmen und in einem Sieb abtropfen lassen.

Die Zwiebel zum Anrichten schälen und fein würfeln. Die Butter in einer Pfanne bei mittlerer Hitze zerlassen und die Zwiebel darin goldbraun rösten.

Für die Käsesahnesauce die Sahne in einer großen Pfanne bei mittlerer Hitze erwärmen und den Bergkäse darin schmelzen lassen. Die Spätzle unterheben.

Den Hirtenkäse in Würfel schneiden, den Mozzarella abgießen und die Kugeln halbieren Die Tomaten waschen und je nach Größe halbieren oder vierteln. Beide Käsesorten und die Tomaten unter die Spätzle heben, kurz ziehen lassen und mit Salz und Pfeffer pikant würzen.

Die gerösteten Zwiebeln über die Spätzle geben und mit Bärlauch und Gänseblümchen garniert servieren.

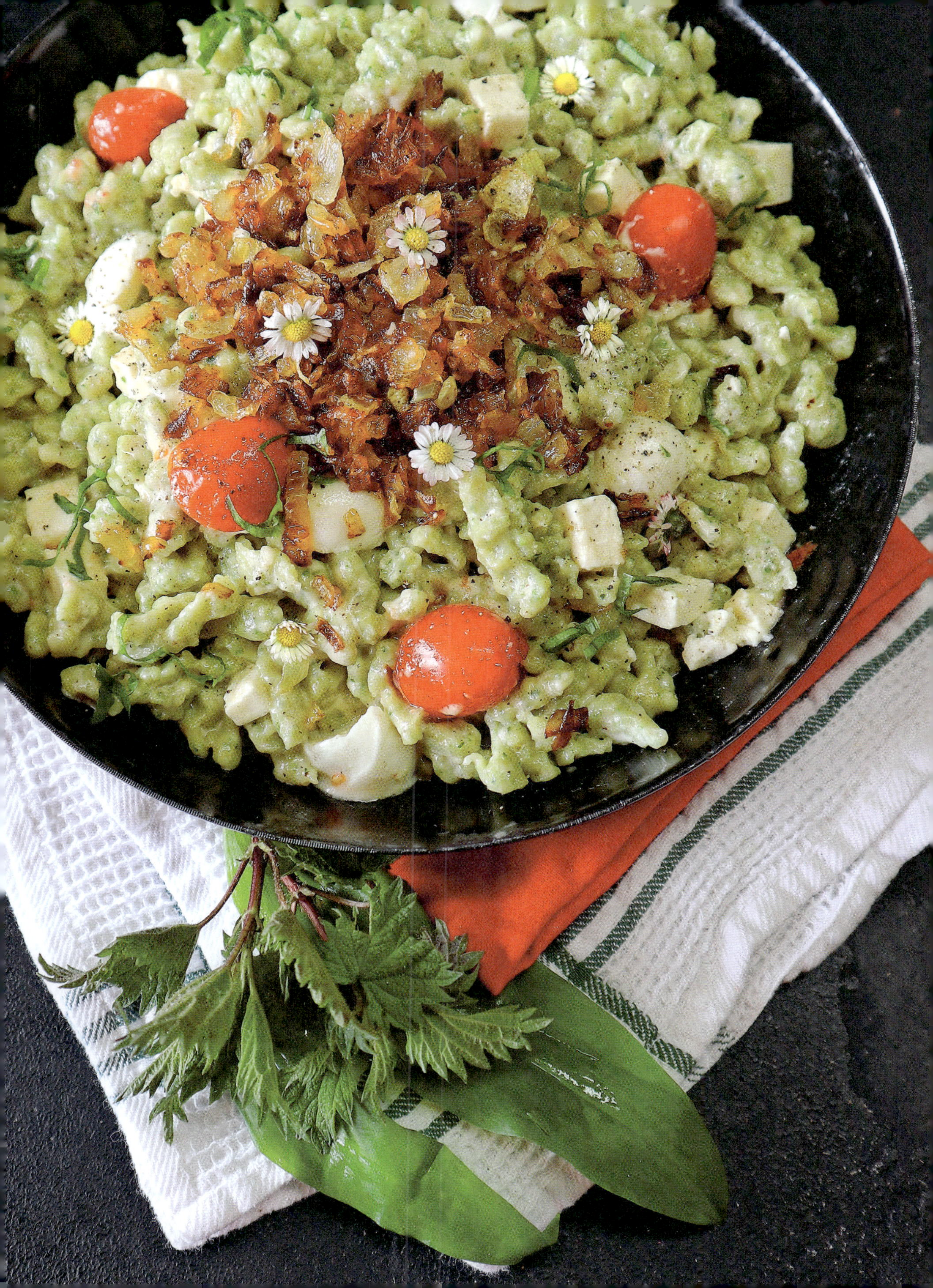

Brunnenkressesüppchen

Wir lieben Wildkräuter! Die feine Schärfe der Brunnenkresse verleiht diesem Süppchen das gewisse Extra. Ist keine Brunnenkresse zur Hand, kann man einfach Gartenkresse verwenden.

FÜR 4 PERSONEN

2 Handvoll Brunnenkresse
1 Zwiebel
2 EL Butter
2 EL Mehl
900 ml Gemüsebrühe
100 ml trockener Weißwein
2 EL grobkörniger Senf
Salz
frisch gemahlener schwarzer Pfeffer

ZUM ANRICHTEN

4 EL Croûtons
etwas Brunnenkresse

Die Brunnenkresse waschen, trocken schütteln und die groben Stiele entfernen. Die Zwiebel schälen und fein würfeln.

Die Butter in einem Topf bei mittlerer Hitze zerlassen und die Zwiebel darin 5 Minuten andünsten. Mit dem Mehl bestäuben, kurz anschwitzen und mit Brühe und Wein aufgießen. Den Senf unterrühren und bei schwacher Hitze etwa 10 Minuten kochen.

Die Brunnenkresse zur Suppe geben und bei schwacher Hitze weitere 5 Minuten köcheln lassen. Mit einem Stabmixer pürieren und mit Salz und Pfeffer würzen.

Die Suppe auf vier Teller verteilen und mit Croûtons und etwas Brunnenkresse anrichten.

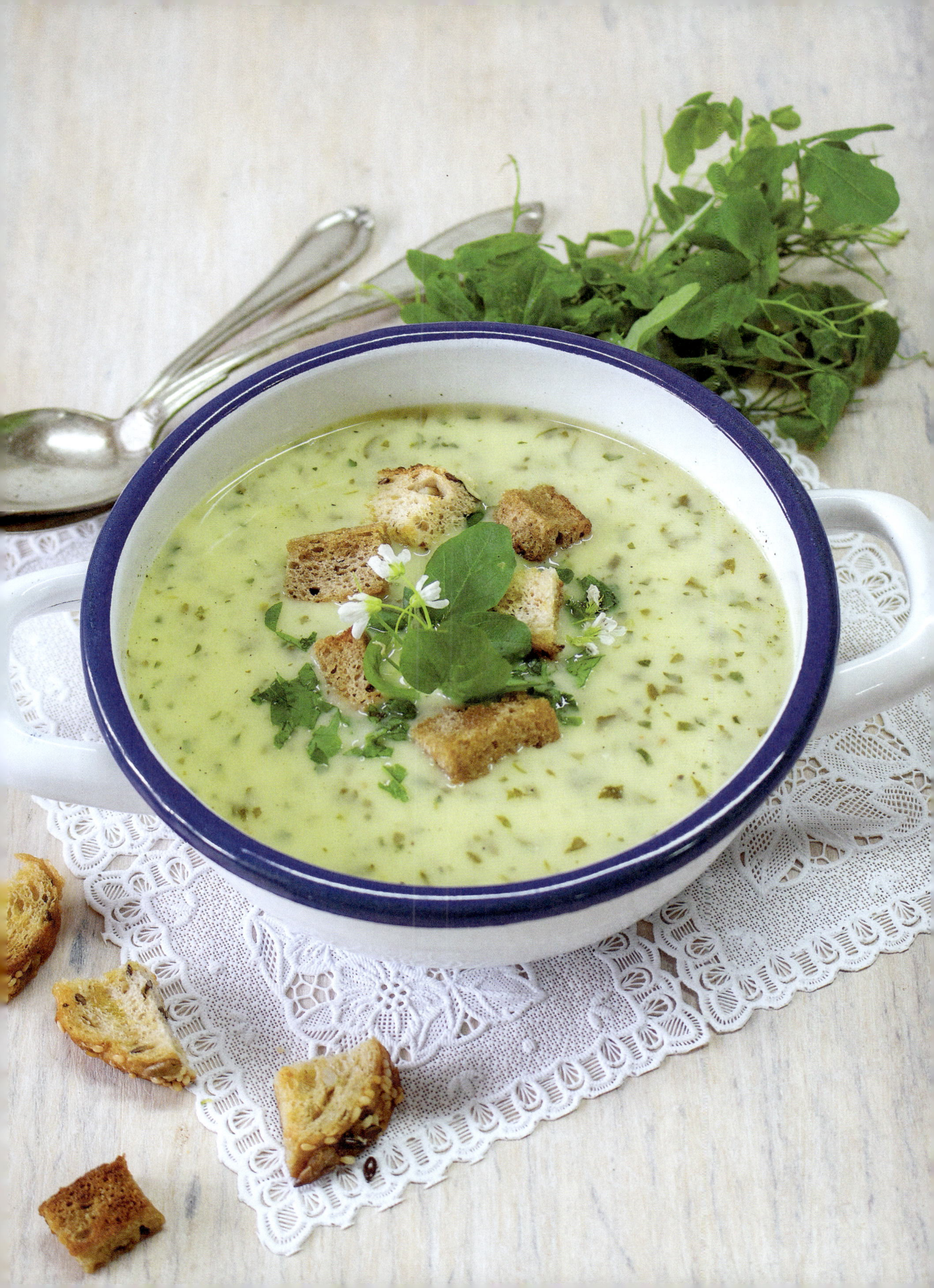

Fettuccine mit Brunnenkresse-Pesto

Unser Pesto-Rezept kann man je nach Jahreszeit natürlich auch mit Bärlauch, Rucola, Petersilie oder Feldsalat zubereiten.

FÜR 4 PERSONEN

80–100 g Brunnenkresse
50 g Bergkäse
1–2 Knoblauchzehen
5–8 EL Rapsöl
4 EL Walnusskerne
½ TL Salz
400 g Fettuccine
100 g Kirschtomaten
100 g Hirtenkäse
1 EL Rapsöl
Kräutersalz
frisch gemahlener schwarzer Pfeffer

Für das Pesto die Brunnenkresse waschen, trocken schütteln und die groben Stiele entfernen. Den Bergkäse würfeln. Den Knoblauch schälen und halbieren.

Einen Teil der Brunnenkresse mit dem Öl pürieren. Die restliche Brunnenkresse und nach und nach Käse, Knoblauch, Walnüsse und Salz dazugeben und so lange pürieren, bis eine sämige Masse entstanden ist.

Die Fettuccine in reichlich Salzwasser nach Packungsangabe bissfest kochen und abgießen. Die Tomaten waschen und halbieren. Den Hirtenkäse in kleine Würfel schneiden.

Das Öl in einer Pfanne leicht erhitzen und die Nudeln darin mit den Tomaten bei mittlerer Hitze 2–3 Minuten schwenken. Mit Kräutersalz und Pfeffer würzen. Auf vier tiefe Teller verteilen und mit dem Käse und dem Pesto anrichten.

Übriges Pesto in Schraubgläser abfüllen und mit etwas Öl bedecken. Im Kühlschrank lässt sich das Pesto so einige Wochen aufbewahren.

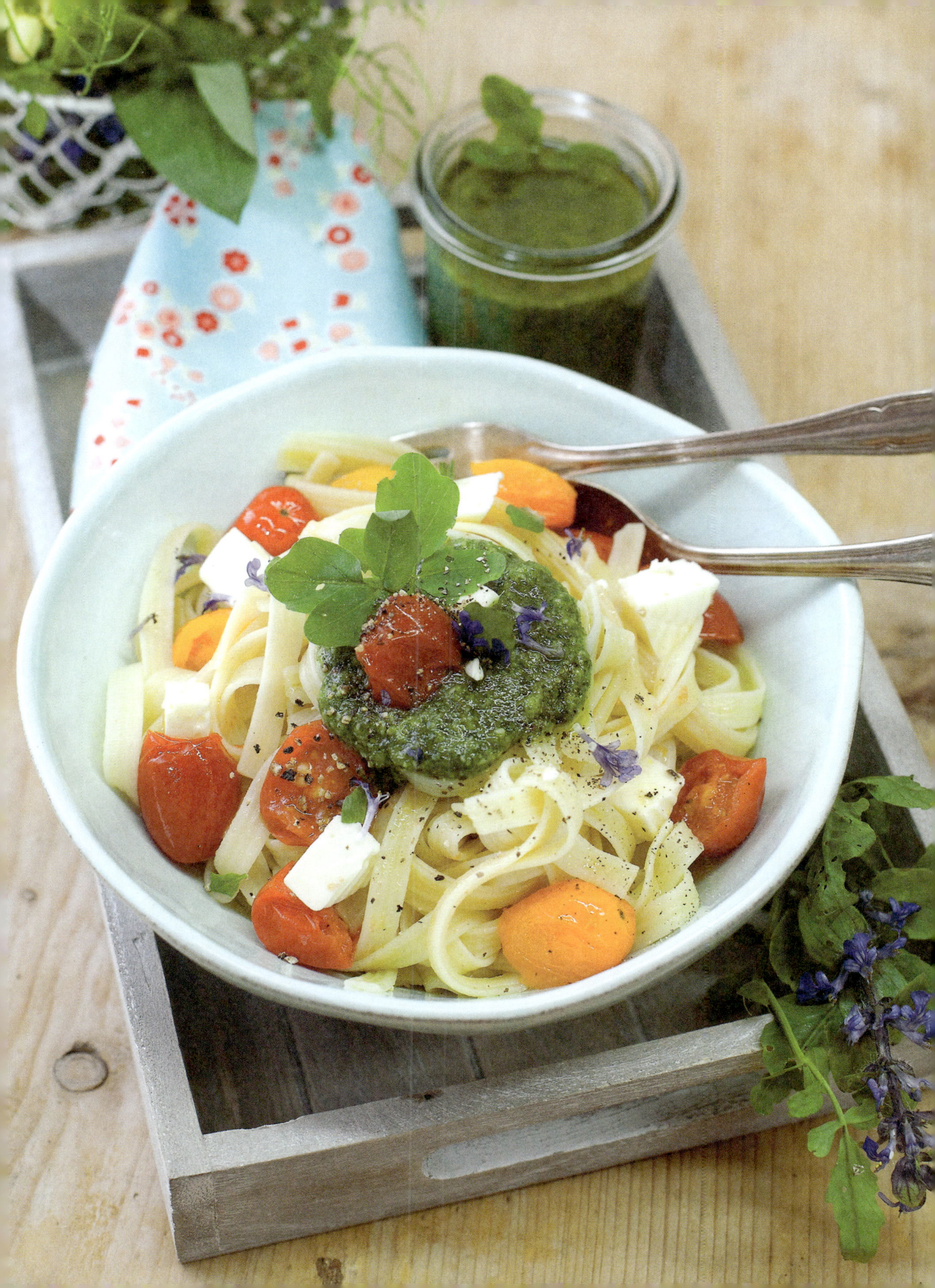

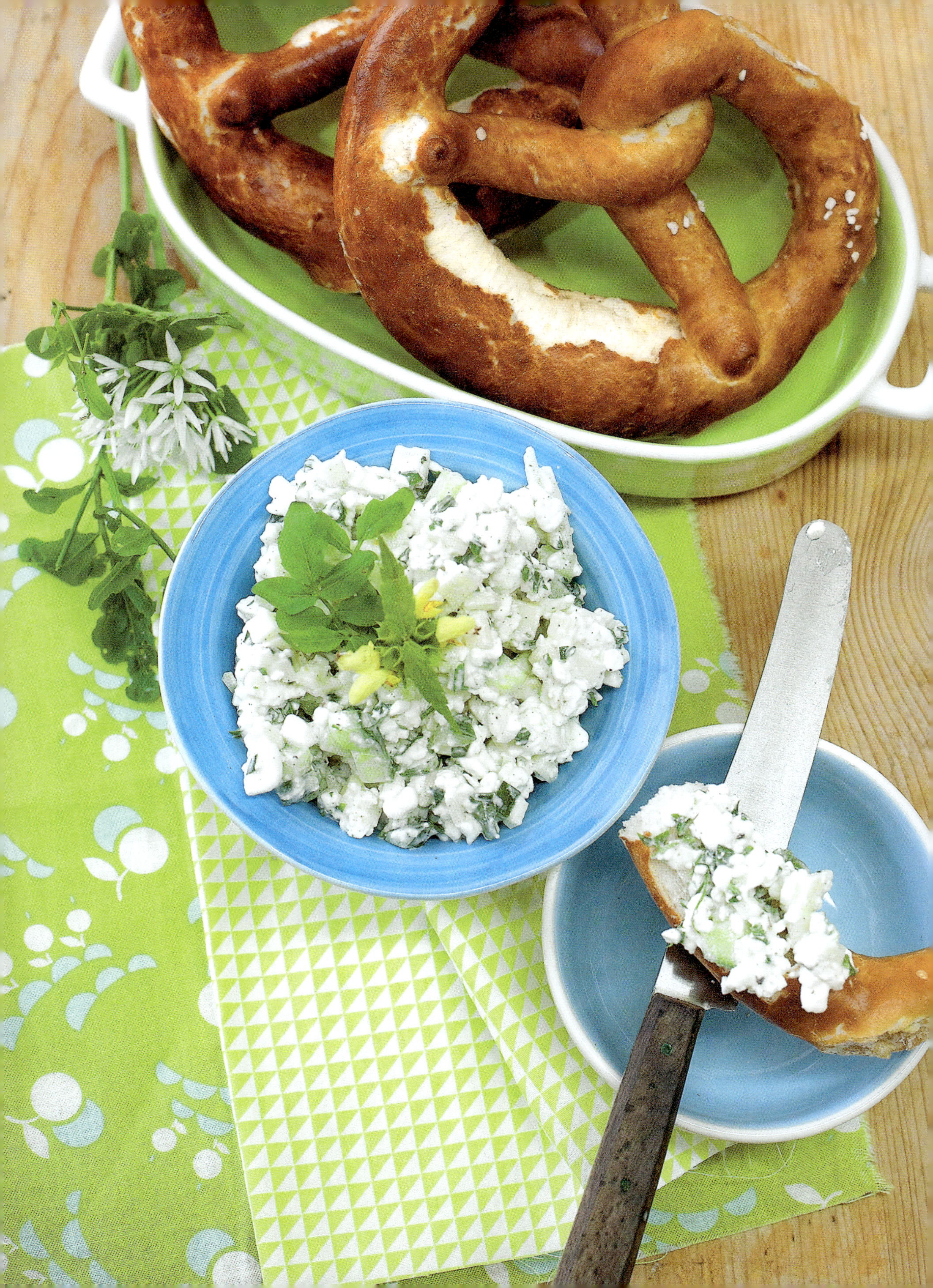

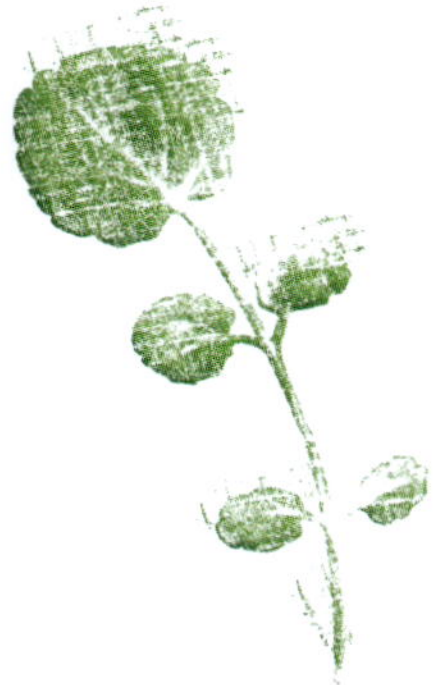

Brunnenkresseaufstrich

Die würzig-scharfe Brunnenkresse gilt aufgrund ihres hohen Vitamin-C-Gehalts als Heilpflanze. Man kann sie an feuchten Stellen im Garten anbauen.

FÜR 4 PERSONEN

1 Handvoll Brunnenkresse
1 Knoblauchzehe oder einige Blätter Bärlauch
¼ Salatgurke
50 g Butterkäse
200 g körniger Frischkäse
Kräutersalz
frisch gemahlener schwarzer Pfeffer

Die Brunnenkresse waschen und trocken schütteln. Die Blätter abzupfen und fein hacken. Den Knoblauch schälen und fein würfeln. Bei Verwendung von Bärlauch diesen ebenfalls waschen, gut abtropfen lassen und fein hacken.

Die Gurke waschen und mit dem Käse in sehr kleine Würfel schneiden.

Alles unter den Frischkäse heben und mit Kräutersalz und Pfeffer pikant würzen.

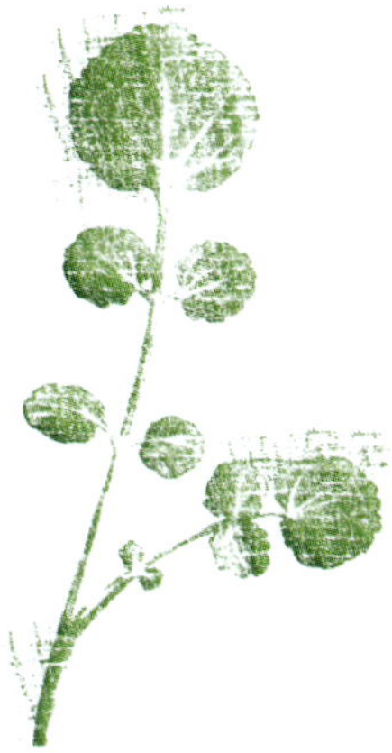

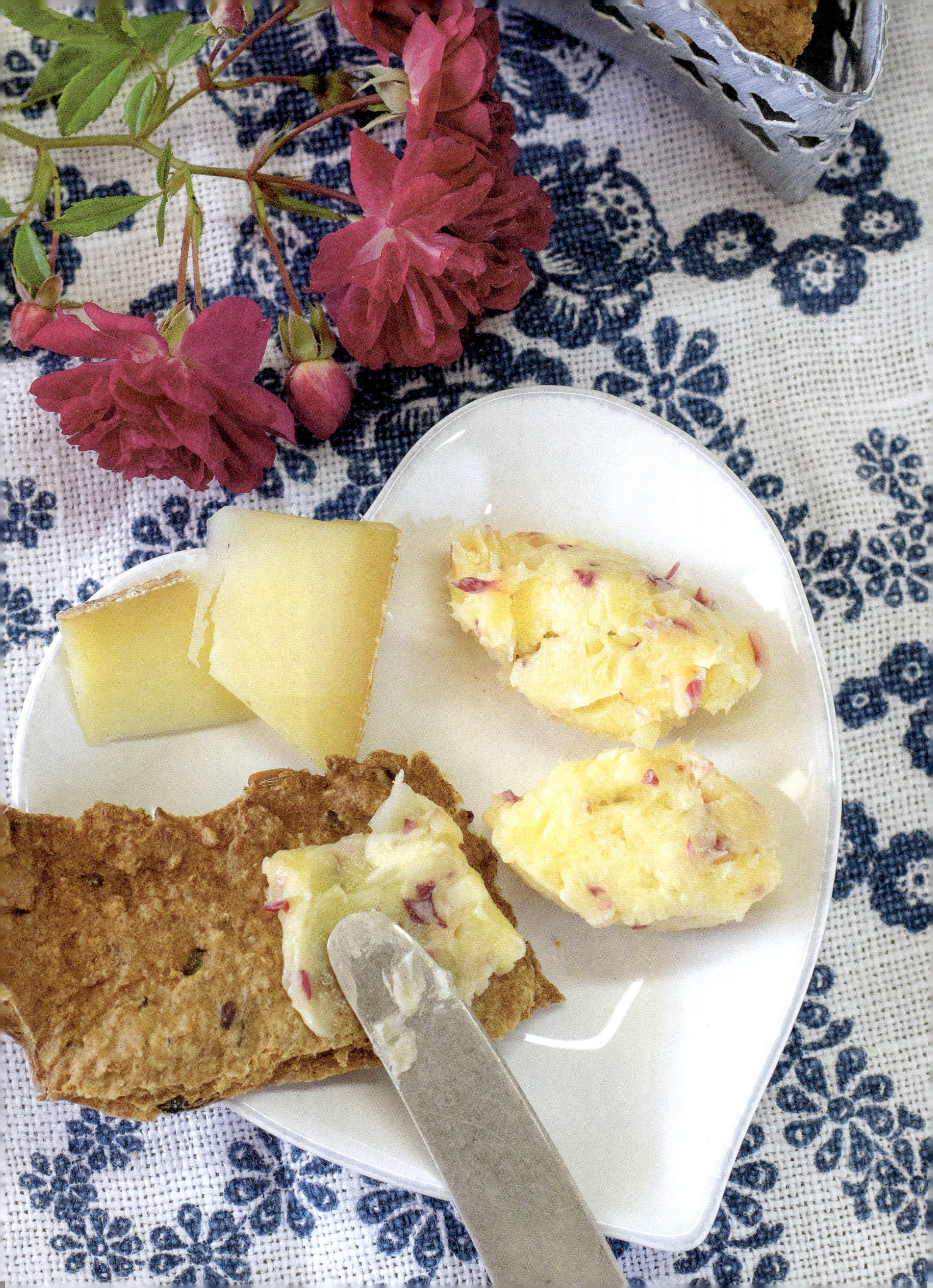

Süße Wildrosenbutter

Rosenblüten aller Sorten sind essbar. Besonders duftintensive Wildrosen wie zum Beispiel die Essigrose besitzen feine Aromastoffe und eignen sich besonders für blumige Köstlichkeiten.

FÜR 1 KLEINES GLAS

100 g Butter
1 EL Honig
1 EL Bergkäse, gerieben
1 EL frisch gehackte Rosenblütenblätter

Butter, Honig, Käse und Rosenblütenblätter bei Zimmertemperatur miteinander glatt rühren und gekühlt aufbewahren.

Wir verwenden für süße Aufstriche und zum Backen nur Süßrahmbutter, da sie milder und feiner im Geschmack ist als Sauerrahmbutter.

Käseecken im Nussmantel

FÜR 4 PERSONEN

200 g Camembert
100 g Frischkäse
1 EL frisch gehackter Bärlauch
Kräutersalz

NUSSMANTEL

3 Eier
100 g Semmelbrösel
50 g Haselnüsse, grob gemahlen
50 g Walnüsse, grob gemahlen

2–3 EL Butterschmalz

ZUM ANRICHTEN

einige Salatblätter
100 g Kirschtomaten

DRESSING

4 EL Kirschessig (siehe Seite 182)
4 EL Rapsöl
½ TL Salz
¼ TL frisch gemahlener schwarzer Pfeffer

Den Camembert in der Mitte quer durchschneiden, sodass zwei gleich große, dünnere Hälften entstehen.

Frischkäse und Bärlauch verrühren und mit etwas Kräutersalz würzen. Auf der unteren Käsehälfte verstreichen. Die andere Hälfte daraufsetzen und 30 Minuten kühl stellen.

Für den Nussmantel die Eier verquirlen, Semmelbrösel und die gemahlenen Hasel- und Walnüsse mischen.

Den gefüllten Camembert in acht Dreiecke schneiden. Die Käseecken zuerst in den Eiern, dann in den Nussbröseln wenden. Das Ganze wiederholen, um eine doppelte Panade zu erhalten.
15 Minuten kühl stellen.

Die Salatblätter waschen, putzen und trocken schleudern. Die Tomaten waschen und halbieren. Den Salat mit den Tomaten auf vier Teller verteilen.

Das Butterschmalz in einer Pfanne bei mittlerer Hitze zerlassen und die panierten Käseecken darin 5–6 Minuten rundum goldbraun ausbacken.

Die Zutaten für das Dressing glatt rühren und über den Salat verteilen. Die Käseecken darauf anrichten und sofort servieren.

Einige Bärlauchblätter in wenig Öl kurz anbraten und dazugeben. Dazu passen die »Falschen Preiselbeeren« von Seite 179.

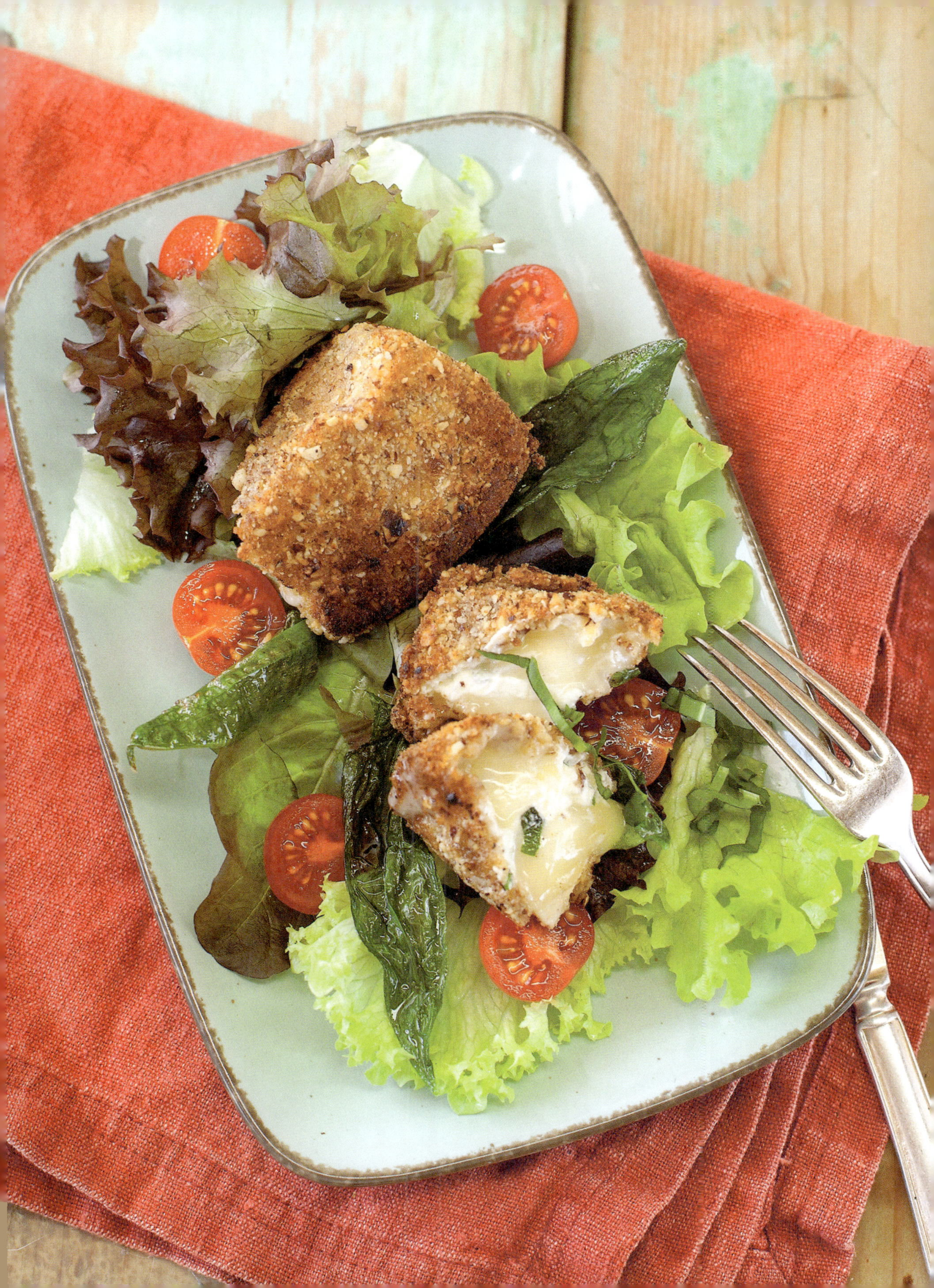

Nussbraten mit Pilzsauce

FÜR 4 PERSONEN

NUSSBRATEN

1 Zwiebel
1 Knoblauchzehe
1 Bund Frühlingszwiebeln
50 g Butter
1 EL Dinkelvollkornmehl
200 g gemahlene Walnüsse
50 g Kürbiskerne, grob gehackt
50 g zarte Haferflocken
50 g Brezenbrösel
½ TL Salz
1 Prise frisch gemahlener schwarzer Pfeffer
3 Eier
80 g Bergkäse, gerieben
Öl für das Backpapier

PILZSAUCE

1 Zwiebel
300 g gemischte Pilze
1 EL Butterschmalz
1 EL Mehl
150 ml Gemüsebrühe
250 g Sahne
Salz
frisch gemahlener schwarzer Pfeffer

Zwiebel und Knoblauch schälen und fein würfeln. Die Frühlingszwiebeln putzen, waschen und in feine Ringe schneiden. Die Butter in einer Pfanne bei mittlerer Hitze zerlassen und darin Zwiebel, Knoblauch und Frühlingszwiebeln 5 Minuten andünsten. Das Mehl einrühren. Mit 180 ml Wasser aufgießen und 3–4 Minuten bei schwacher Hitze kochen.

Nüsse, Kürbiskerne, Haferflocken und Brezenbrösel unterrühren. Mit Salz und Pfeffer würzen und abkühlen lassen.

Eier und Käse hinzufügen und 10 Minuten quellen lassen. Eine Auflaufform mit Backpapier auslegen und dieses mit wenig Öl bestreichen. Die Nussmasse in der Auflaufform verteilen und leicht andrücken. Bei 160 °C Umluft 45 Minuten backen.

Für die Pilzsauce die Zwiebel schälen und fein würfeln. Die Pilze putzen und in Scheiben schneiden. Das Butterschmalz in einem Topf bei mittlerer Hitze zerlassen und Zwiebel und Pilze darin 5 Minuten andünsten.

Mit dem Mehl bestäuben. Brühe und Sahne dazugeben und mit Salz und Pfeffer würzen. 5 Minuten bei schwacher Hitze weiterkochen.

Den Nussbraten in Scheiben schneiden. Mit der Sauce auf vier Tellern anrichten.

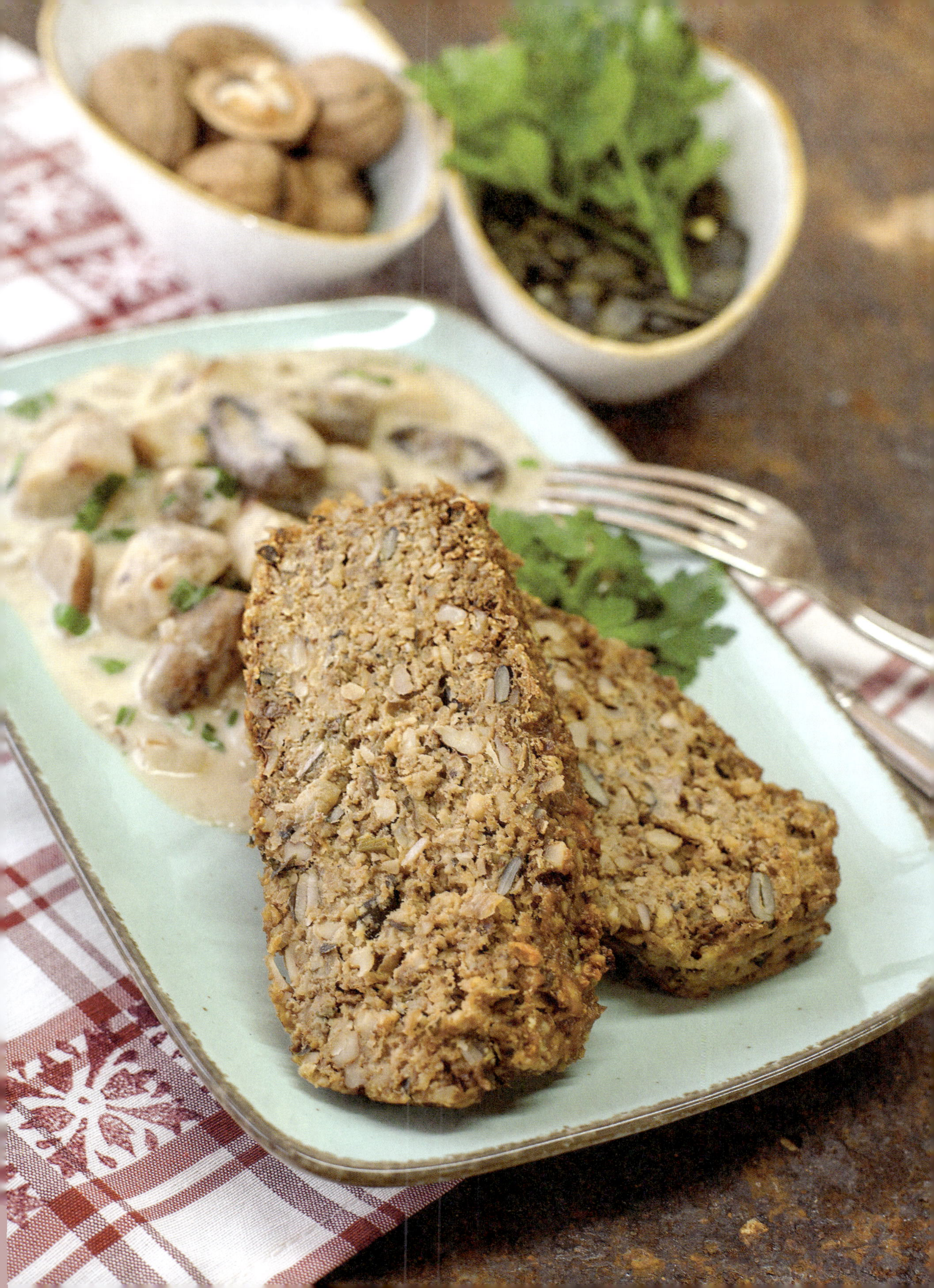

Grüne Nudeln in Pilzrahmsauce

Selbst gemachte Nudeln sind einfach unschlagbar! Ist keine Nudelmaschine zur Hand, den Nudelteig dünn ausrollen und in sehr schmale Streifen schneiden.

FÜR 4 PERSONEN

NUDELTEIG

50 g Giersch oder Rucola
2 Eier
300 g Mehl, plus mehr zum Verarbeiten
Salz

PILZRAHMSAUCE

200 g Pfifferlinge
200 g braune Champignons
1 Bund Frühlingszwiebeln
1 Knoblauchzehe
2 EL Butter
1 EL Mehl
100 ml Gemüsebrühe
300 g Sahne
Salz
frisch gemahlener schwarzer Pfeffer
5–6 orangefarbene Kirschtomaten
1 EL frisch gehackte Petersilie

Den Giersch oder Rucola waschen und putzen. 1 Ei trennen und das Eiweiß mit Giersch oder Rucola mit einem Stabmixer pürieren. Mit dem Eigelb und dem zweiten Ei zum Mehl geben. 4–5 EL kaltes Wasser dazugeben und alles zu einem Nudelteig verkneten. Bei Bedarf noch Wasser hinzufügen. Der Teig sollte elastisch und außen seidig glänzend sein. Zugedeckt 30 Minuten ruhen lassen.

Die Walzen einer Nudelmaschine auf den größtmöglichen Abstand einstellen und eine leicht bemehlte Teigportion durch die Maschine geben. Den Vorgang mehrmals wiederholen. Ist der Teig glatt und geschmeidig, die Walzen enger stellen. Anschließend zu Spaghetti verarbeiten und auf einem Baumwolltuch ausgebreitet antrocknen lassen.

Für die Sauce die Pilze putzen und klein schneiden. Die Frühlingszwiebeln putzen, waschen und in Ringe schneiden. Den Knoblauch schälen und fein würfeln. Die Butter in einer Pfanne bei mittlerer Hitze zerlassen und Pilze, Frühlingszwiebeln und Knoblauch darin 5 Minuten andünsten. Mit dem Mehl bestäuben. Brühe und Sahne dazugeben und mit Salz und Pfeffer würzen. 5 Minuten bei schwacher Hitze weiterkochen.

Die Tomaten waschen und halbieren.

In einem großen Topf reichlich Salzwasser zum Kochen bringen und die Spaghetti darin bei mittlerer Hitze 8–10 Minuten bissfest kochen. Abgießen und abtropfen lassen.

Die Spaghetti auf vier tiefe Teller verteilen, die Pilzrahmsauce darübergeben und mit Tomaten und Petersilie anrichten.

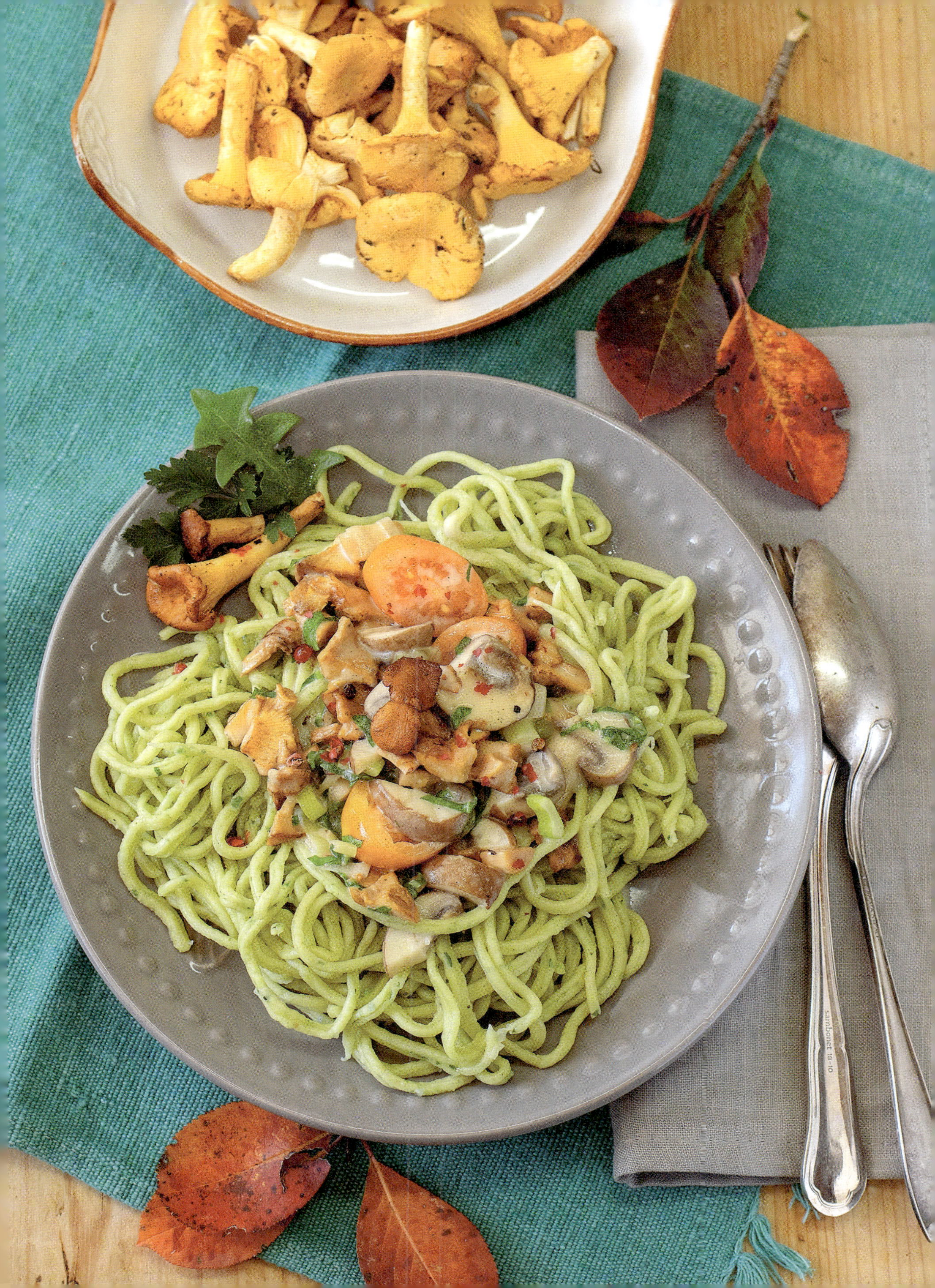

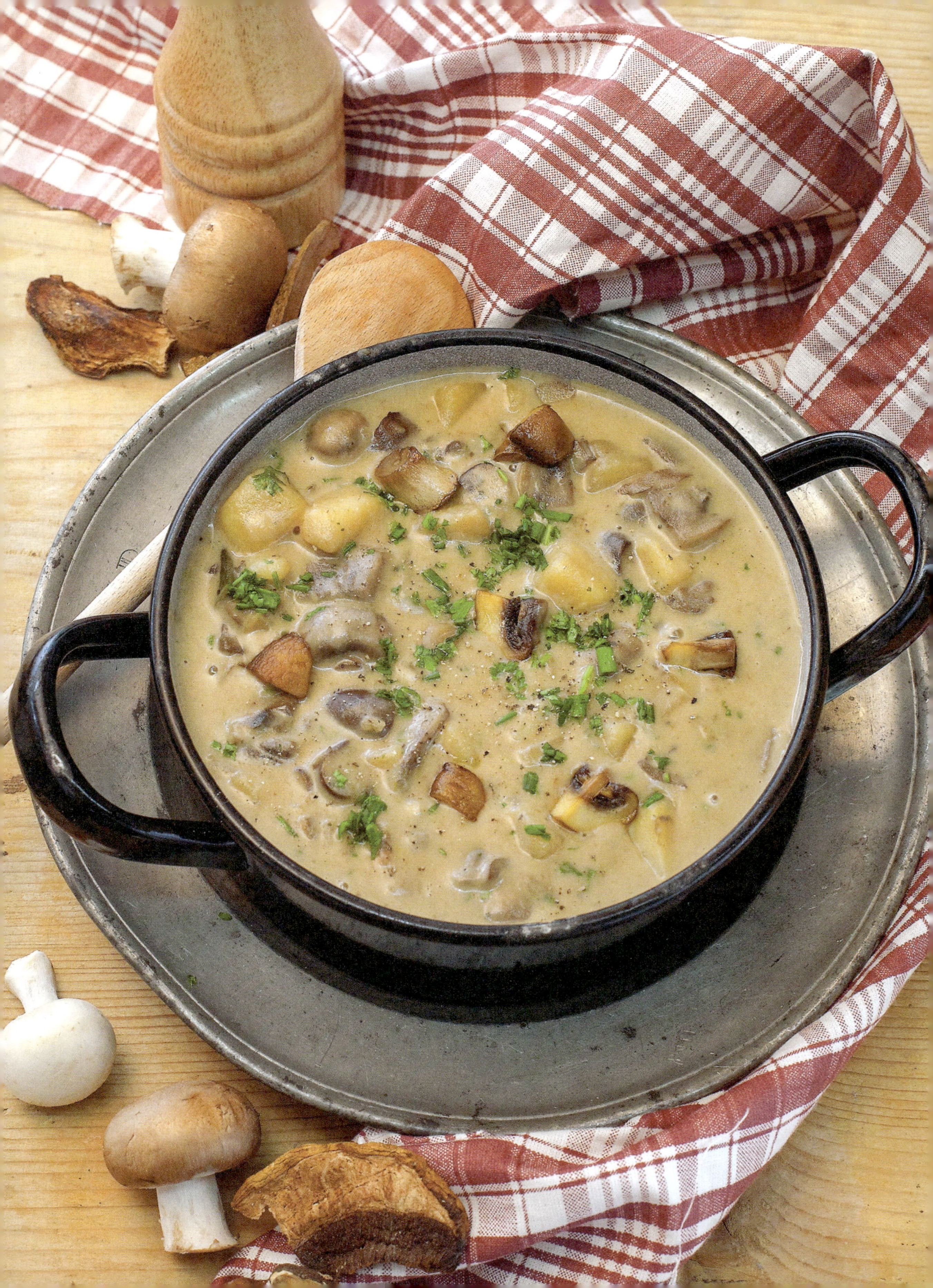

Pilzgulasch

Getrocknete Steinpilze sind besonders aromatisch! Während der Schwammerlzeit lässt sich das Gulasch natürlich auch mit frischen Steinpilzen zubereiten.

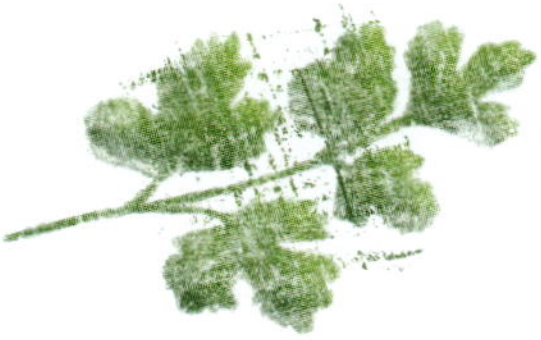

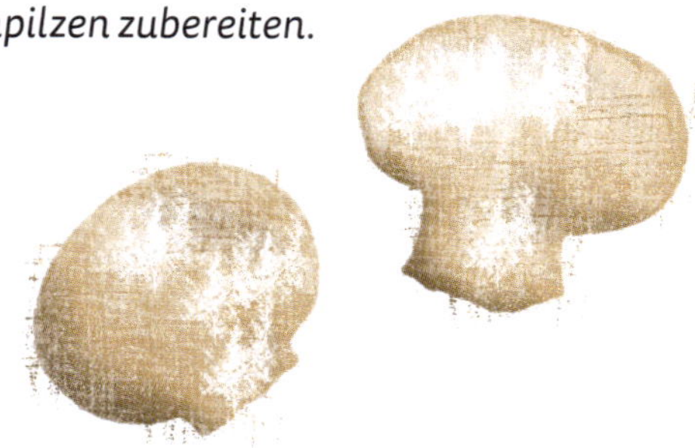

FÜR 4 PERSONEN

400 g festkochende Kartoffeln
1 EL Rapsöl
1 Bund Frühlingszwiebeln
je 200 g braune und weiße Champignons
etwa 400 ml Gemüsebrühe
½ TL Salz
1 Prise frisch gemahlener schwarzer Pfeffer
20 g getrocknete Steinpilze
1 EL Mehl
100 g Sahne
1 EL frisch gehackte Kräuter (Majoran, Petersilie, Schnittlauch)

Die Kartoffeln schälen und in kleine Würfel schneiden. Das Öl in einem Topf leicht erhitzen und die Kartoffeln darin bei mittlerer Hitze 5 Minuten anbraten. Die Frühlingszwiebeln putzen, waschen und in grobe Stücke schneiden. Zu den Kartoffeln geben und kurz mitbraten. Die Pilze putzen, je nach Größe halbieren oder vierteln, und ebenfalls zu den Kartoffeln geben. Mit der Brühe aufgießen und mit Salz und Pfeffer würzen. Zugedeckt 15 Minuten bei schwacher Hitze kochen.

Die getrockneten Pilze zum Gulasch geben und 10 Minuten weiterkochen.

Das Mehl mit etwas kaltem Wasser glatt rühren und das Gulasch damit binden. Die Sahne unterrühren. Mit den Kräutern bestreut servieren.

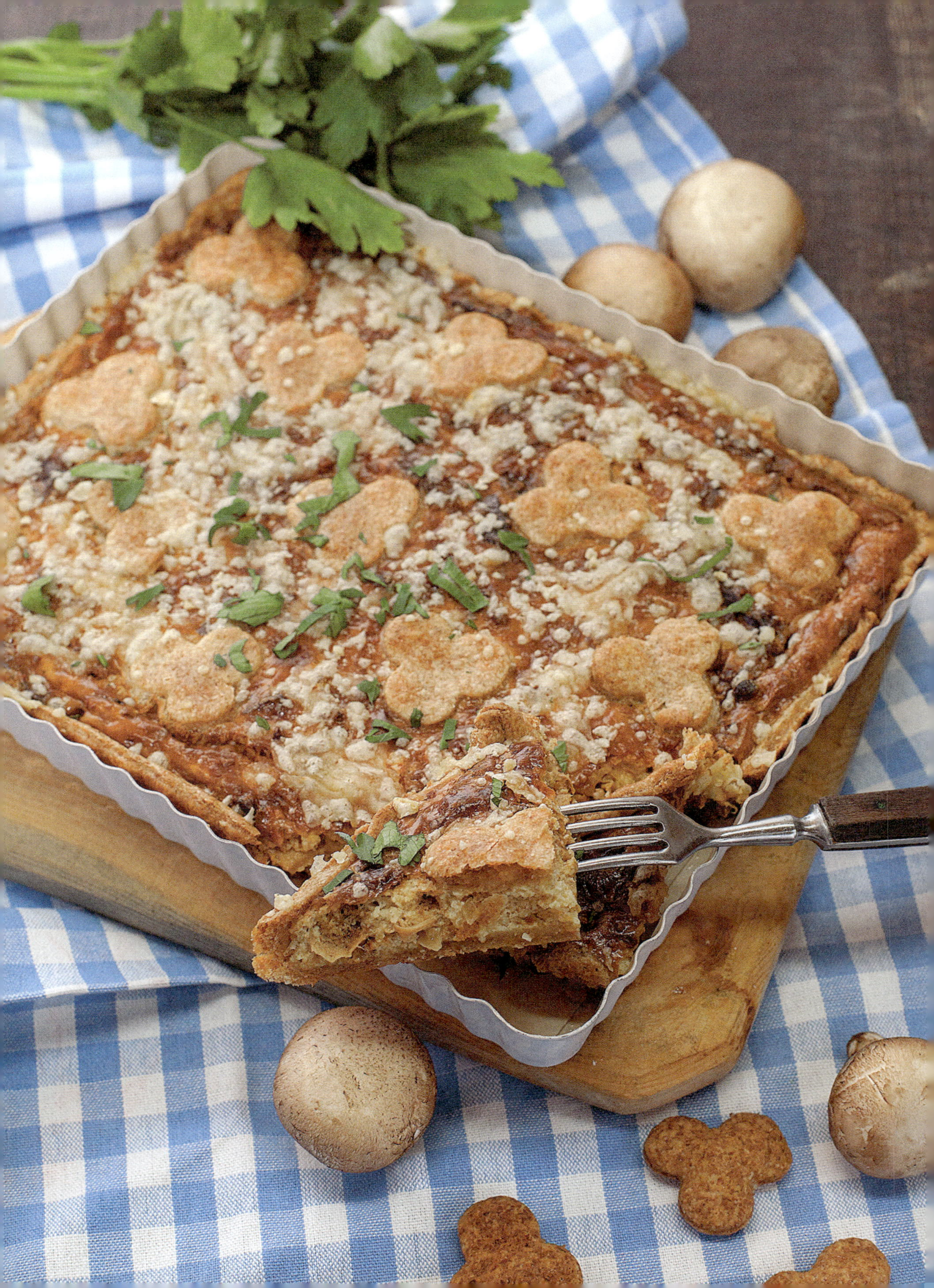

Quiche mit Pilzen

FÜR 4 PERSONEN

QUARKBLÄTTERTEIG

100 g weiche Butter
125 g Quark (20 %)
½ TL Salz
1 Prise gemahlener Kümmel
125 g Dinkelvollkornmehl, plus mehr zum Ausrollen
Butter für die Form

BELAG

1 Zwiebel
500 g Pilze (zum Beispiel braune Champignons, Pfifferlinge, Steinpilze)
1 EL Rapsöl
Salz
frisch gemahlener schwarzer Pfeffer
3 Eier
200 g Schmand
100 g Frischkäse
100 g Bergkäse, gerieben
frisch geriebene Muskatnuss
1 EL frisch gehackte Petersilie

ZUM BESTREUEN

2–3 EL Bergkäse, gerieben

Die Butter mit Quark und Salz und Kümmel gut verrühren. Das Mehl unterkneten. Den Teig 4 Stunden kühl stellen.

Die Zwiebel schälen und fein würfeln. Die Pilze putzen und klein schneiden. Das Öl in einer Pfanne leicht erhitzen und Zwiebel und Pilze darin bei mittlerer Hitze 8–10 Minuten andünsten. Mit Salz und Pfeffer würzen und abkühlen lassen.

Die Eier mit Schmand und Frischkäse glatt rühren. Den Käse unterrühren und mit ½ TL Salz und je 1 Prise Pfeffer und Muskat würzen. Pilze und Petersilie dazugeben.

Den Teig auf einer leicht bemehlten Fläche ausrollen und eine gefettete Tarteform oder ein mit Backpapier ausgelegtes Backblech (25 x 20 cm) mit drei Vierteln des Teiges auslegen. Den Belag darauf verteilen. Aus dem restlichen Teig beliebige Formen ausstechen. Auf die Quiche legen und bei 160 °C Umluft 40 Minuten backen.

5 Minuten vor Ende der Backzeit den Käse auf der Quiche verteilen. Die Quiche fertig backen.

Dazu noch einen feinen weißen Frankenwein – mehr braucht es nicht für einen schönen Abend.

Schnittlauchblüten-Essig

FÜR 1 FLASCHE À 200 ML

30 Schnittlauchblüten
500 ml Aceto balsamico bianco

Die Schnittlauchblüten bei Sonnenschein ernten und leicht ausschütteln, um eventuell vorhandene Tierchen zu entfernen. In ein verschließbares Glas geben und den Essig darübergießen.

Das Glas gut verschließen und 10–14 Tage ziehen lassen, dabei täglich einmal kurz schütteln.

Durch ein feines, mit Küchenpapier ausgelegtes Sieb abgießen und in eine Flasche füllen.

Der Essig hat ein starkes Zwiebel- und Schnittlaucharoma und kann daher bei Salaten die Zwiebel ersetzen.

Bratkartoffel-Öl

FÜR 1 FLASCHE À 750 ML

1 EL schwarze Pfefferkörner
1 EL Kümmel
2 Knoblauchzehen
1 EL gehackter Majoran
1 TL gehackter Thymian
750 ml Rapsöl

Pfefferkörner und Kümmel in einer Pfanne ohne Fett bei mittlerer Hitze 5 Minuten rösten. Abkühlen lassen. Den Knoblauch schälen und vierteln.

Knoblauch, Pfefferkörner mit Kümmel, Majoran und Thymian in eine Flasche geben und mit dem Öl auffüllen. Verschließen und 1 Woche ziehen lassen, dabei hin und wieder schütteln.

Durch ein feines Sieb abgießen und wieder in eine Flasche füllen. Das Öl zum Braten von Bratkartoffeln verwenden.

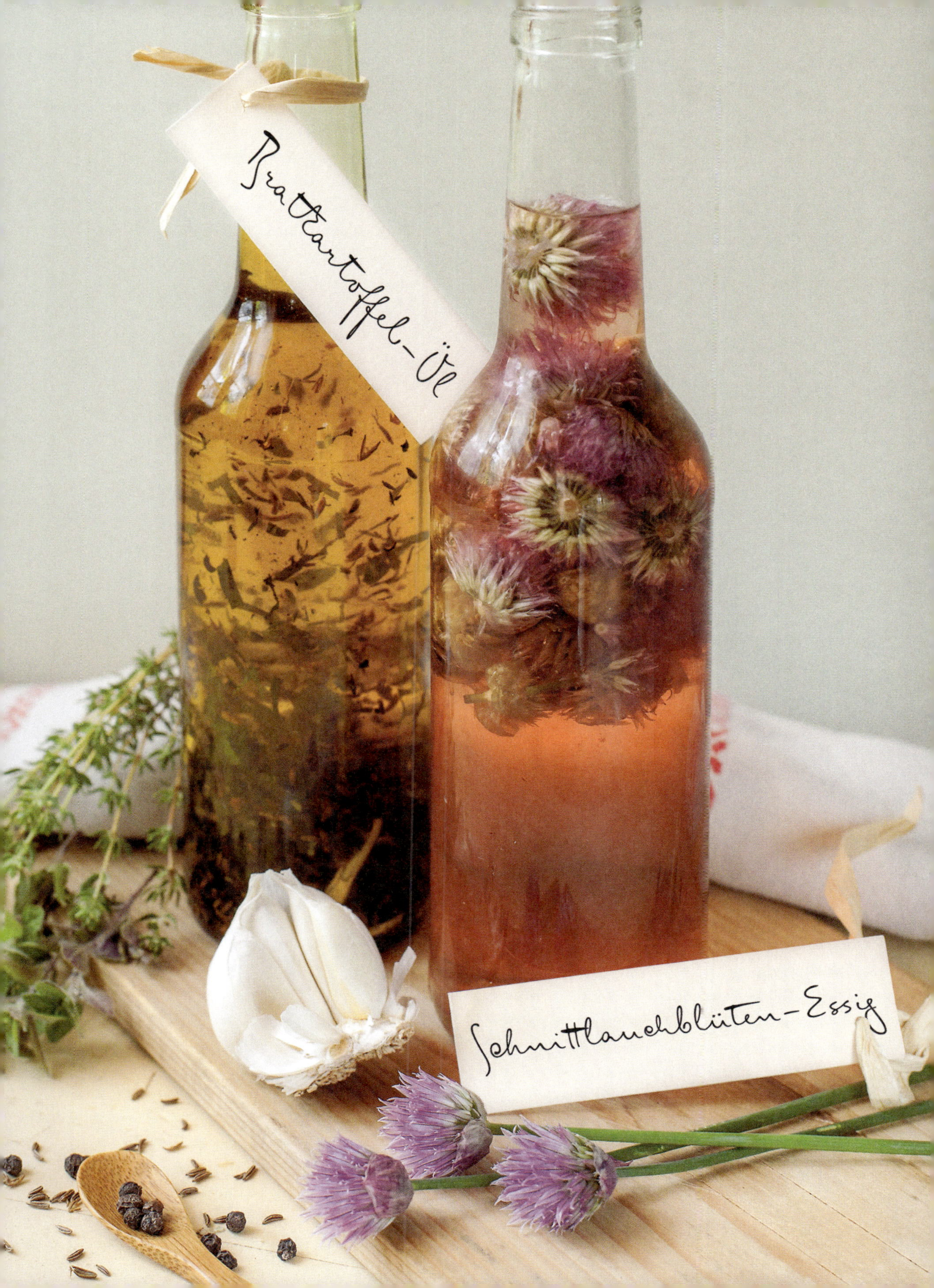
Bratkartoffel-Öl
Schnittlauchblüten-Essig

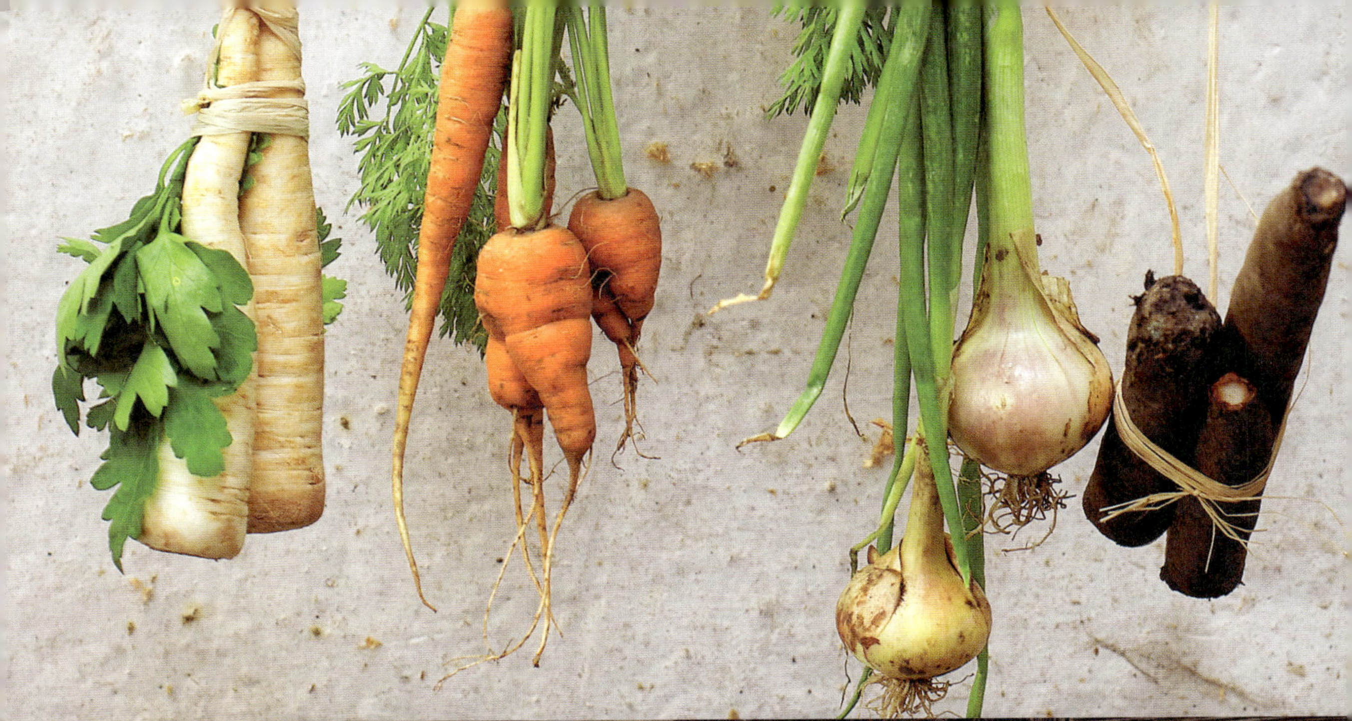

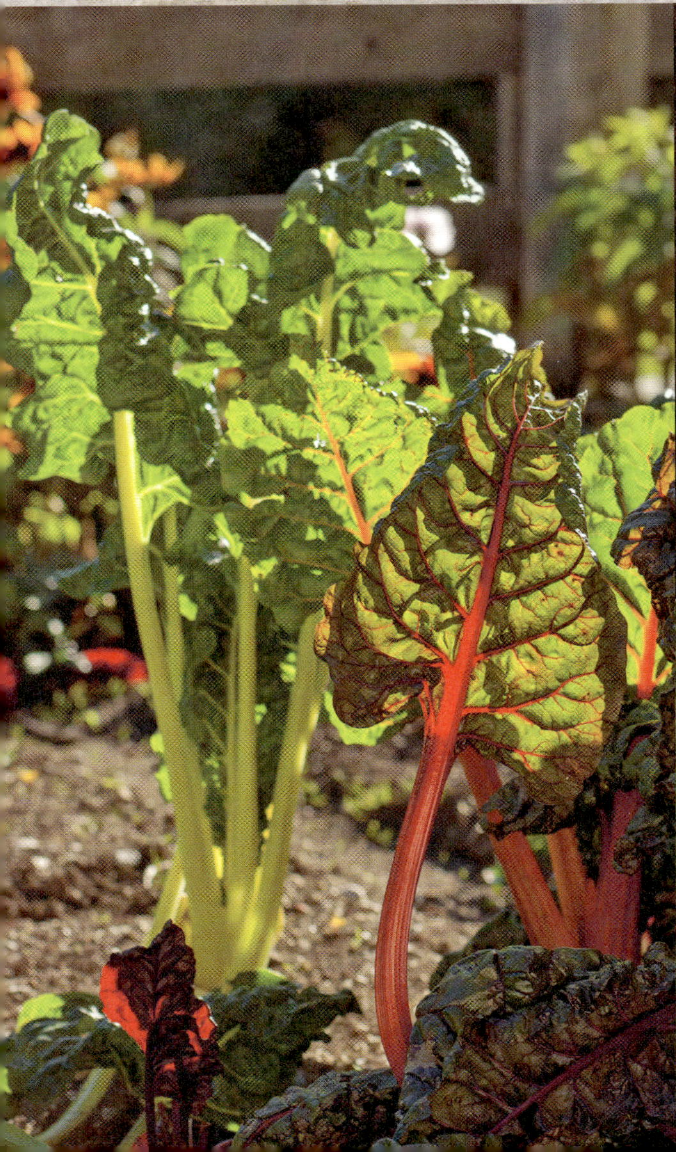

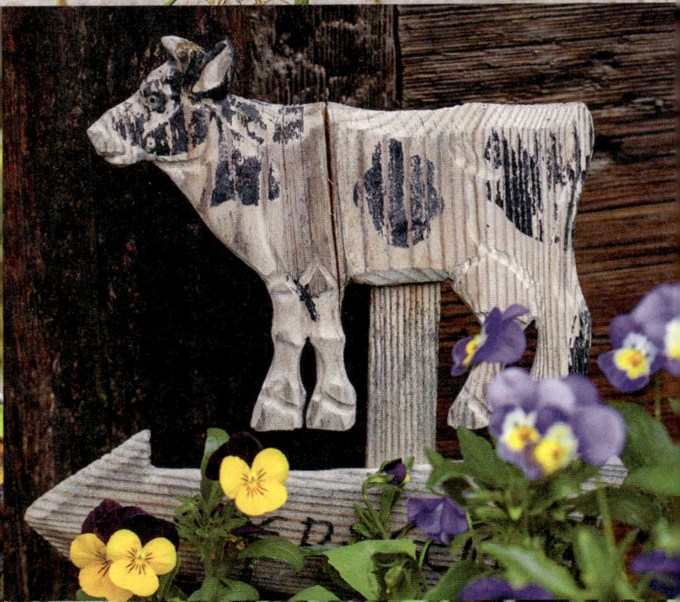

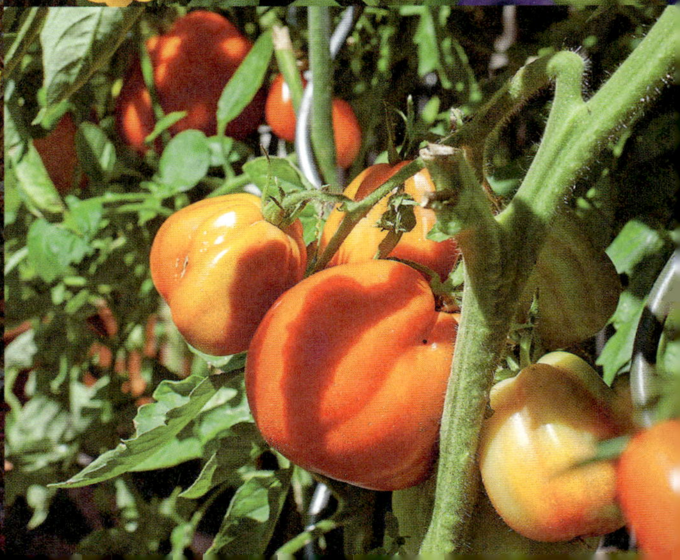

Knackiges vom Feld

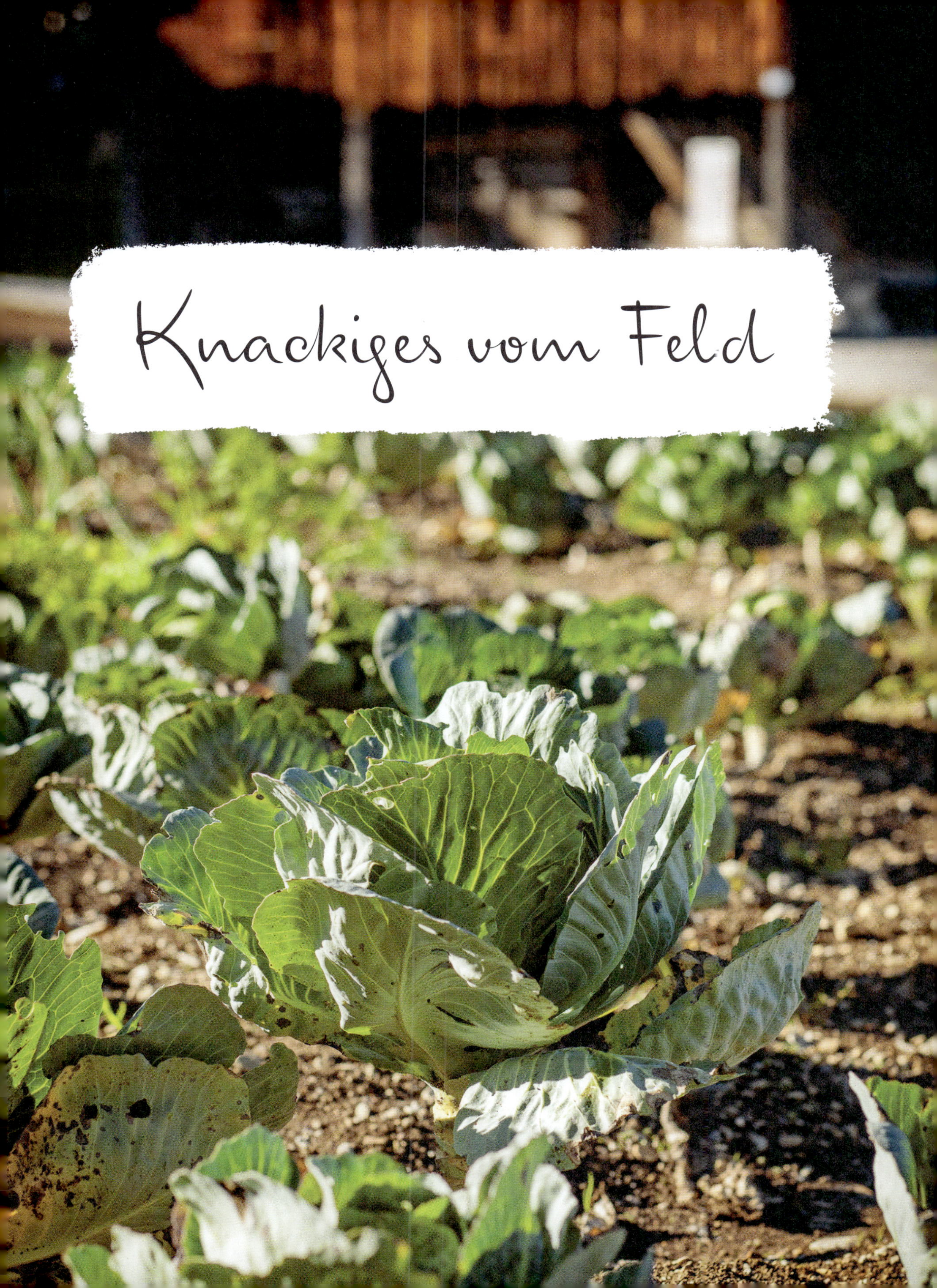

Spargelaufstrich

Ob weißer oder grüner Spargel, da scheiden sich bei uns die Geister. Aber eines ist gewiss: Grüner Spargel enthält mehr Provitamin A und Vitamin C als weißer Spargel sowie Folsäure.

FÜR 4 PERSONEN

6 Stangen grüner Spargel
1 EL Rapsöl
1 Knoblauchzehe
200 g Frischkäse
Kräutersalz
frisch gemahlener schwarzer Pfeffer

Den Spargel waschen, im unteren Drittel schälen, die Enden abschneiden. Die geschälten Stangen in kleine Stücke schneiden.

Das Öl in einer Pfanne heiß werden lassen und den Spargel darin bei mittlerer Hitze 10 Minuten weich dünsten. Den Knoblauch schälen und fein würfeln. Zum Spargel geben und kurz mitdünsten. Abkühlen lassen.

Den Spargel mit dem Frischkäse mischen. Mit einem Stabmixer pürieren und mit Kräutersalz und Pfeffer würzen.

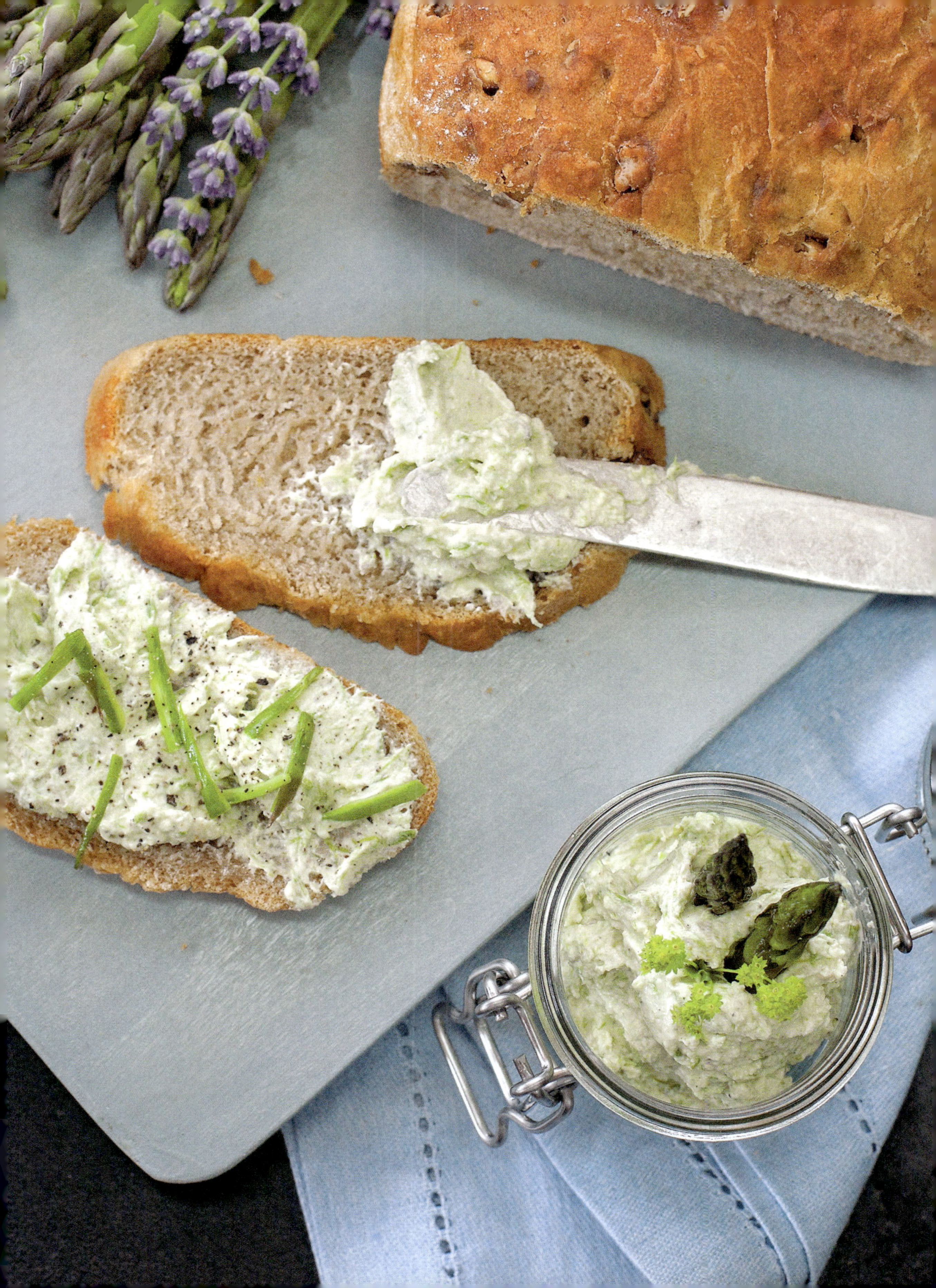

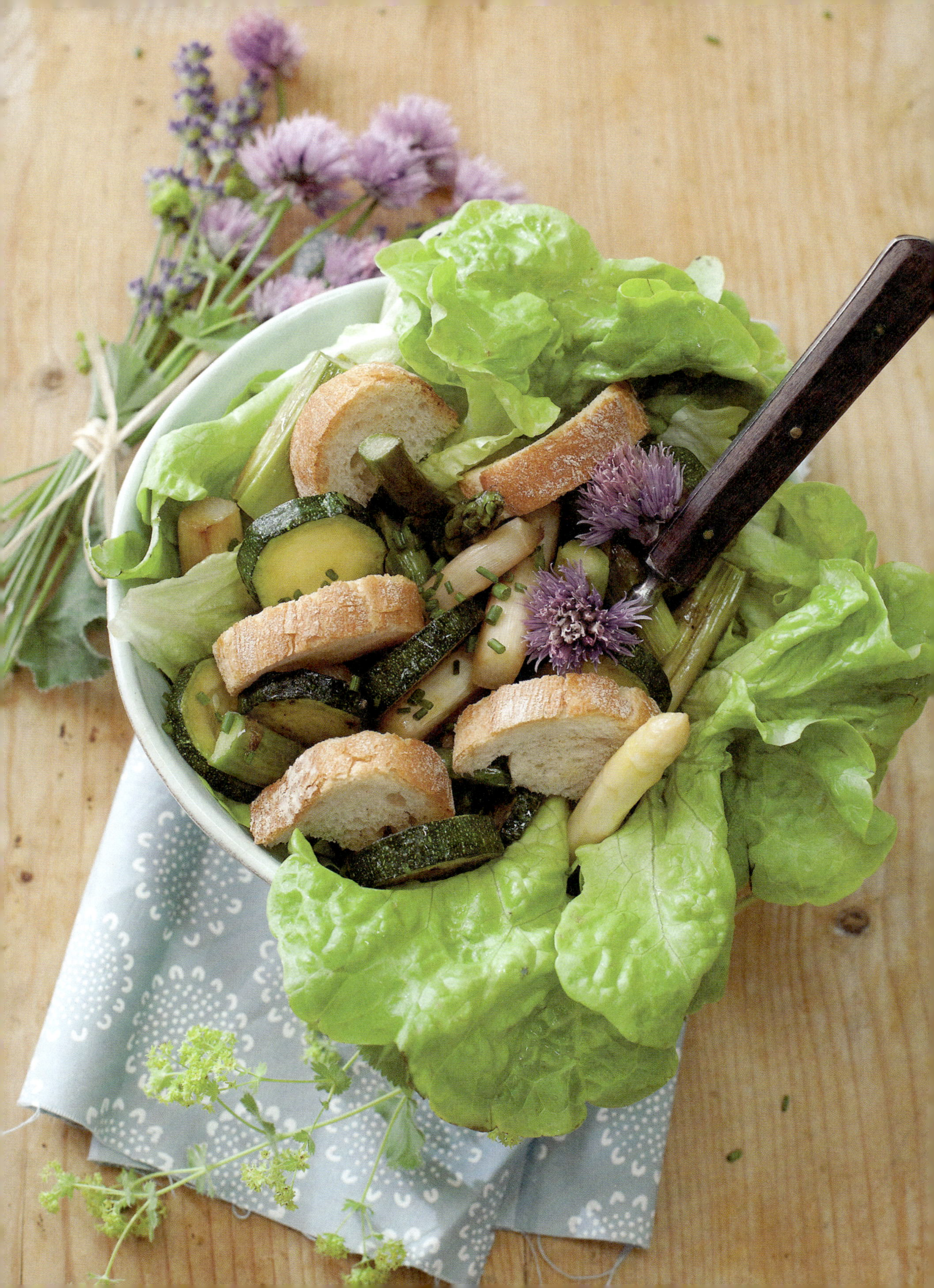

Brotsalat mit Spargel

Wie lange wird Spargel in Deutschland geerntet?
Regionalen Spargel gibt es in der Regel ab Mitte bis Ende April. Eine Bauernregel sagt: »Kirschen rot, Spargel tot.« Das bedeutet, dass zu Johanni, also nach dem 24. Juni, die Spargelernte beendet wird und ab diesem Tag deutsche Kirschen angeboten werden.

FÜR 4 PERSONEN

1 kleines Dinkelbaguette vom Vortag
400 g weißer Spargel
400 g grüner Spargel
2–3 EL Rapsöl
1 Zucchini
Salz
frisch gemahlener schwarzer Pfeffer
5 EL Weißweinessig

ZUM ANRICHTEN

einige Salatblätter
1 EL Schnittlauch, in feine Röllchen geschnitten

Das Baguette in dünne Scheiben schneiden und im Backofen bei 160 °C Umluft 15 Minuten trocknen lassen. Zum Abkühlen auf einen Gitterrost legen.

Den Spargel waschen. Den weißen Spargel ganz, den grünen im unteren Drittel schälen, die Enden abschneiden. Spargelstangen in Stücke schneiden. Das Öl in einer Pfanne leicht erhitzen und die Spargelstücke darin bei mittlerer Hitze 5 Minuten andünsten.

Die Zucchini waschen, putzen und in Scheiben schneiden. Zum Spargel geben und bei mittlerer Hitze 10 Minuten mitdünsten. Mit Salz und Pfeffer würzen, den Essig dazugeben und 20 Minuten ziehen lassen.

Die Salatblätter waschen, putzen und trocken schleudern.

Eine Schüssel oder vier Teller mit den Salatblättern auslegen. Gemüse und Brot darauf anrichten und mit dem Schnittlauch bestreut servieren.

Grünes Omelett

Rucola hat ein würziges Aroma und einen leicht scharfen Geschmack. Schon bei den alten Römern war Rucola wegen seiner aphrodisierenden Wirkung sehr geschätzt.

FÜR 4 PERSONEN

- 50 g Bärlauch oder Rucola
- 8 Eier
- ½ TL Kräutersalz
- 1 Prise frisch gemahlener schwarzer Pfeffer
- 100 g Kirschtomaten
- 1–2 EL Butterschmalz
- 100 g Erbsen (TK oder frisch)

ZUM ANRICHTEN

- 1 EL frisch gehackter Bärlauch oder Rucola

Den Bärlauch oder Rucola waschen und grob schneiden. Mit den Eiern mit einem Stabmixer pürieren und mit Kräutersalz und Pfeffer würzen. Die Tomaten waschen und halbieren.

Etwas Butterschmalz in einer Pfanne bei mittlerer Hitze zerlassen. Von der Eiermasse, je nach Größe der Pfanne, 1–2 Portionen in das heiße Fett geben und etwa 1 Minute stocken lassen.

Tomaten und Erbsen anteilig darüber verteilen und die Unterseite 5 Minuten goldbraun ausbacken. Das Omelett wenden und etwa 3 Minuten fertig backen. Mit einem Teller bedeckt im Backofen warm halten, bis alle Omeletts fertig sind.

Mit Bärlauch oder Rucola bestreut servieren.

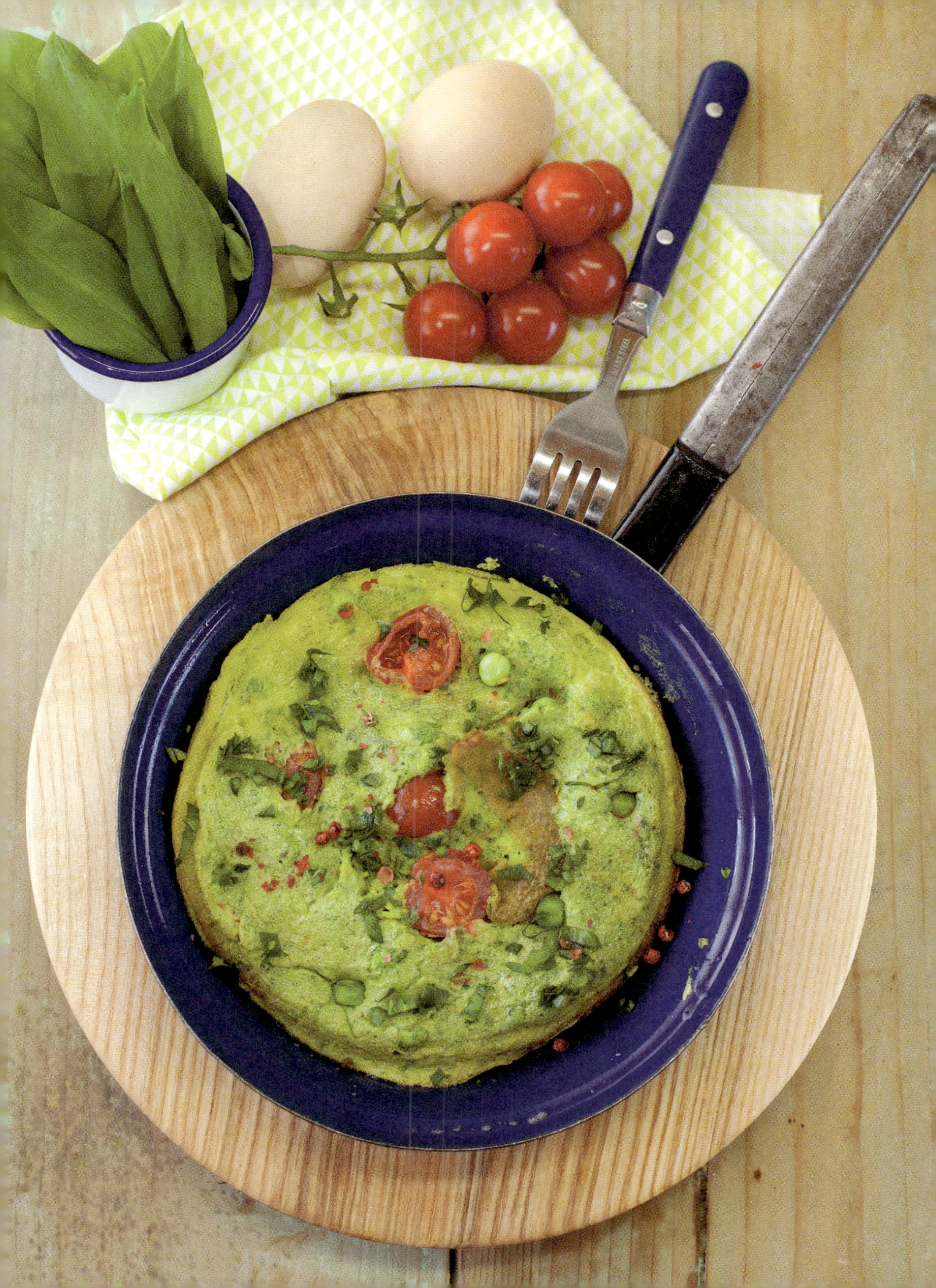

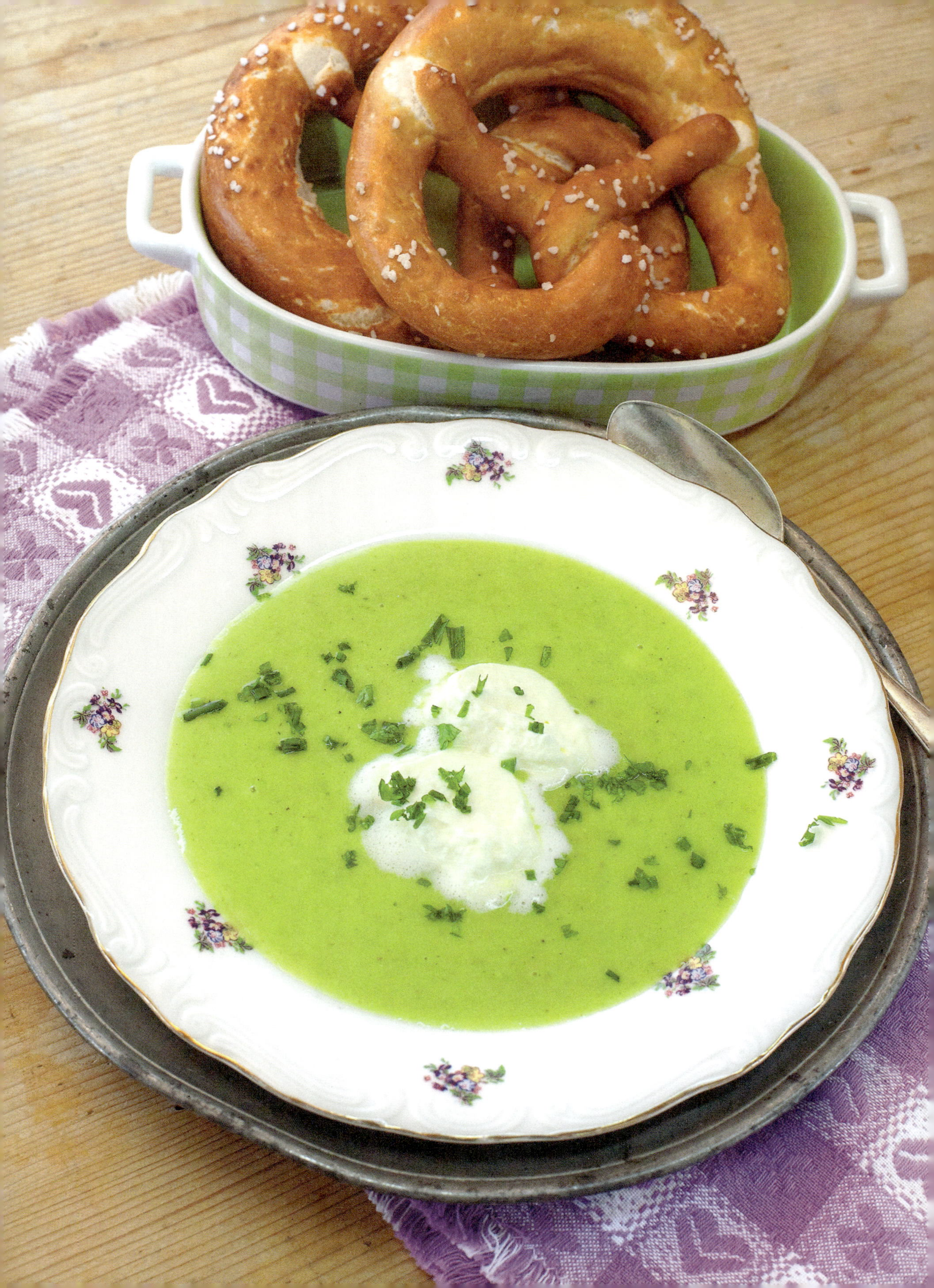

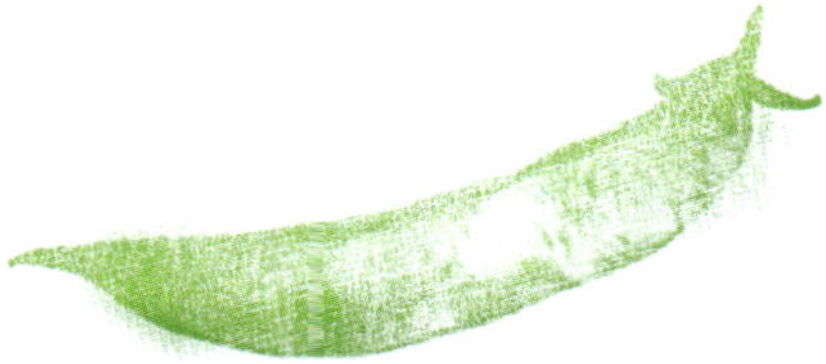

Erbsensuppe

Zart und süß – kleine, grüne Erbsen! Am besten schmecken sie frisch von der Staude. Raus aus der Schale und ab in den Mund!

FÜR 4 PERSONEN

1 weiße Zwiebel
1 EL Butter
200 g Erbsen (TK oder frisch)
500 ml Gemüsebrühe
100 g Crème fraîche
1 TL Zitronensaft
Salz
frisch gemahlener schwarzer Pfeffer
geriebene Muskatnuss
1 EL Mehl

ZUM ANRICHTEN

100 g Sahne
1 EL frisch gehackte Petersilie

Die Zwiebel schälen und fein würfeln. Die Butter in einem Topf bei mittlerer Hitze zerlassen und die Zwiebel darin 5 Minuten andünsten. Die Erbsen dazugeben und 2 Minuten mitdünsten. Mit der Brühe aufgießen und 5 Minuten bei mittlerer Hitze kochen.

Crème fraîche und Zitronensaft unterrühren. Die Suppe mit Salz, Pfeffer und Muskat würzen und einmal aufkochen. Mit einem Stabmixer pürieren. Das Mehl mit etwas kaltem Wasser glatt rühren und die Suppe damit binden.

Die Sahne steif schlagen. Die Suppe auf vier Tellern verteilen und mit einem Klecks Sahne und der Petersilie anrichten.

Kohlrabi mit Kürbiskernfüllung

Kohlrabi ist ein ureuropäisches Gemüse und wird seit dem Mittelalter vor allem im deutschsprachigen Raum angebaut. Uns macht das feinwürzige Senfaroma von Kohlrabi richtig süchtig. Wir müssen immer ein paar Stücke beim Aufschneiden sofort in den Mund schieben und genießen.

FÜR 4 PERSONEN

4 Kohlrabis
1 l Gemüsebrühe

FÜLLUNG

1–2 Scheiben Brot
2 EL Butter
2 EL Kürbiskerne
50 g Crème fraîche
50 g Bergkäse, gerieben
Salz
frisch gemahlener schwarzer Pfeffer
Butter für die Form

Die Kohlrabis schälen, dabei einige kleinere Blätter als Garnitur aufbewahren. Die Kohlrabis mit einem spitzen Messer oder einem Kugelausstecher aushöhlen. Die Brühe in einem Topf erhitzen und die ausgehöhlten Kohlrabis darin bei mittlerer Hitze etwa 10 Minuten bissfest kochen. Entnehmen und gut abtropfen lassen.

Das Innere der Kohlrabis in kleine Würfel schneiden. Das Brot ebenfalls würfeln. Die Butter in einer Pfanne bei mittlerer Hitze zerlassen und die Brot- und Kohlrabiwürfel darin 8 Minuten anbraten. Etwas abkühlen lassen. Kürbiskerne, Crème fraîche und Käse dazugeben und mit Salz und Pfeffer würzen.

Die Füllung in die ausgehöhlten Kohlrabis geben und diese in eine gefettete Auflaufform setzen. Die restliche Füllung um die Kohlrabis verteilen und bei 190 °C Umluft 10 Minuten überbacken.

Mit den aufbewahrten Kohlrabiblättern garniert servieren.

Kohlrabi ist, wie die meisten Kohlsorten, sehr Vitamin-C-reich. Besonders die Blätter sind gehaltvoll und sollten daher unbedingt mitverwendet werden.

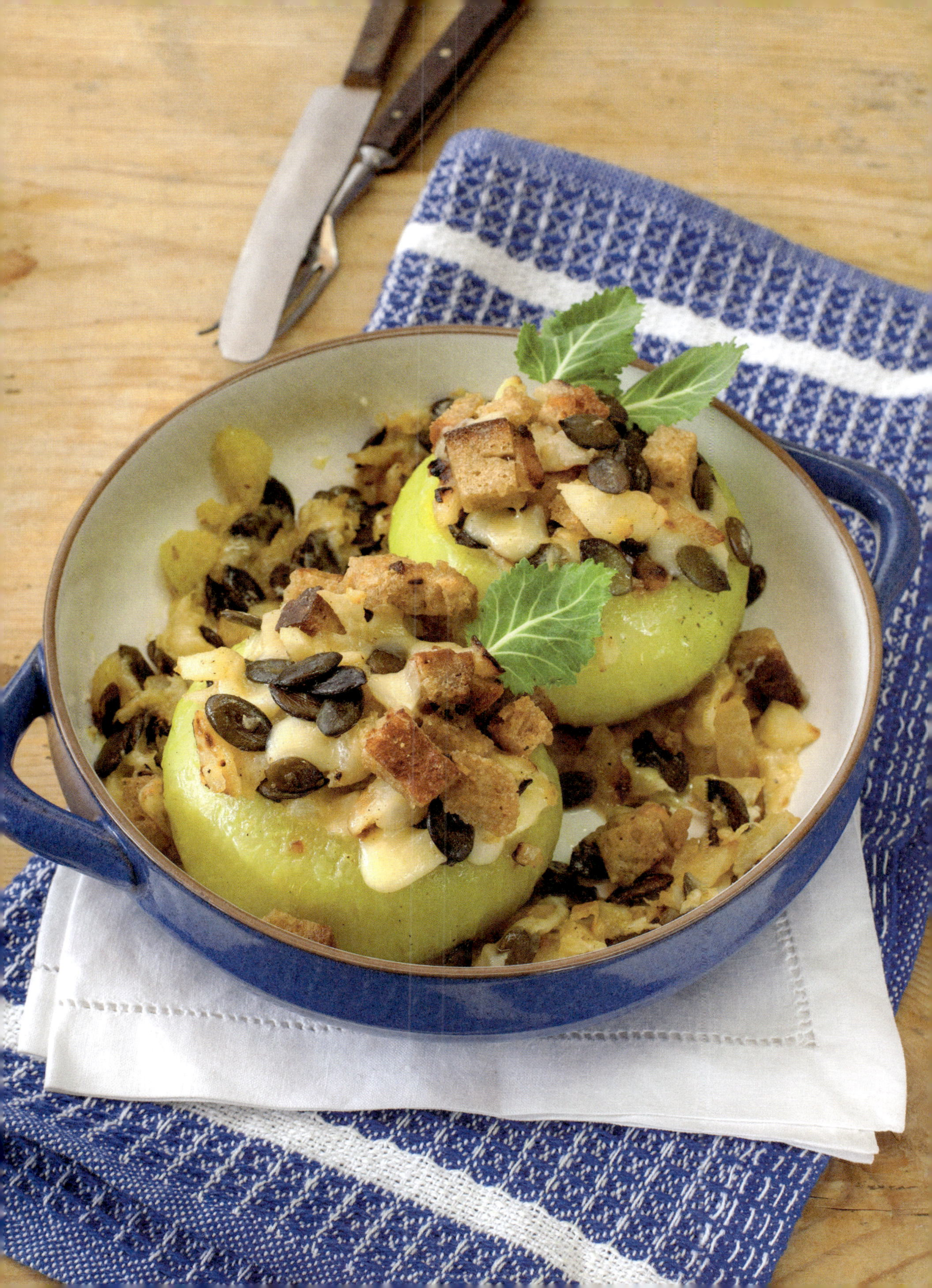

Beeren & Käse auf Blattsalat

Bayerische Rotschmierkäse sind Romadur, Limburger und Münsterkäse. Während Romadur und Limburger eher ein kräftiges Aroma besitzen, zeichnet sich der Münsterkäse durch eine milde, feine Note aus.

FÜR 4 PERSONEN

1 Kopf grüner Eichblattsalat
200 g gemischte Beeren (Blaubeeren, Himbeeren, Johannisbeeren)
200 g Rotschmierkäse

DRESSING

4 EL Johannisbeeressig (Seite 181)
4 EL Rapsöl
1–2 TL Kräutersenf
½ TL Salz
¼ TL frisch gemahlener schwarzer Pfeffer

ZUM ANRICHTEN

Ringelblumen

Den Salat waschen, putzen und trocken schleudern. Auf vier Tellern anrichten.

Die Beeren verlesen, vorsichtig waschen, trocken tupfen und über den Salat streuen. Den Käse in Ecken schneiden und gleichmäßig auf dem Salat verteilen.

Essig, Öl, Senf, Salz und Pfeffer zu einer cremigen Vinaigrette rühren und über den Salat träufeln.

Die Blütenblätter der Ringelblumen abzupfen und vor dem Servieren darüberstreuen.

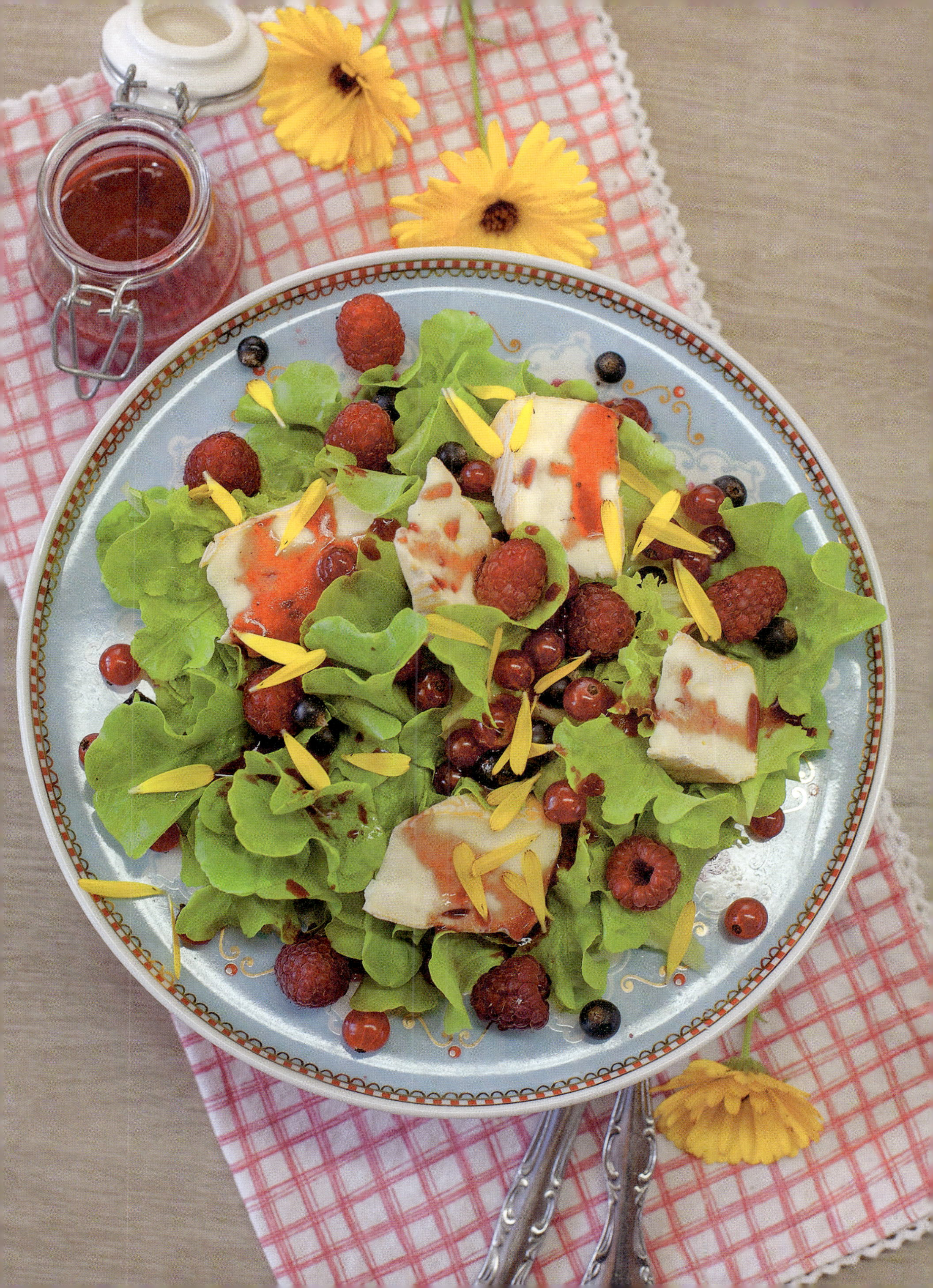

Gefüllte Ochsenherztomaten

Ochsenherztomaten sind eine ganz besondere Tomatensorte. Ihr Aussehen, dem sie ihren Namen verdanken, fällt sofort ins Auge und ist ein richtiger Hingucker.

FÜR 4 PERSONEN

100 g kleine Nudeln (zum Beispiel Gabelspaghetti)
Salz
4 Ochsenherztomaten
1 Landgurke
1 Bund Frühlingszwiebeln

DRESSING

3 EL Weißweinessig
4 EL Rapsöl
1 TL Salz
1 Prise frisch gemahlener schwarzer Pfeffer
1–2 EL Schnittlauch, in feine Röllchen geschnitten

ZUM ANRICHTEN

einige Salatblätter

Die Nudeln in reichlich Salzwasser nach Packungsangabe bissfest kochen und abgießen.

Die Ochsenherztomaten waschen und einen Deckel abschneiden. Mit einem kleinen spitzen Messer das Fruchtfleisch herauslösen und klein schneiden.

Die Gurke waschen, längs vierteln und in kleine Stücke schneiden. Die Frühlingszwiebeln putzen, waschen und in Ringe schneiden. Beides mit den Tomatenstücken und den Nudeln mischen.

Die Zutaten für das Dressing glatt rühren. Unter den Salat mischen und 15 Minuten ziehen lassen.

Die Salatblätter waschen, putzen und trocken schleudern. Auf vier Tellern auslegen.

Den Nudelsalat in die Tomaten füllen. Den Deckel jeweils darauflegen und die gefüllten Ochsenherzen auf die Salatblätter setzen.

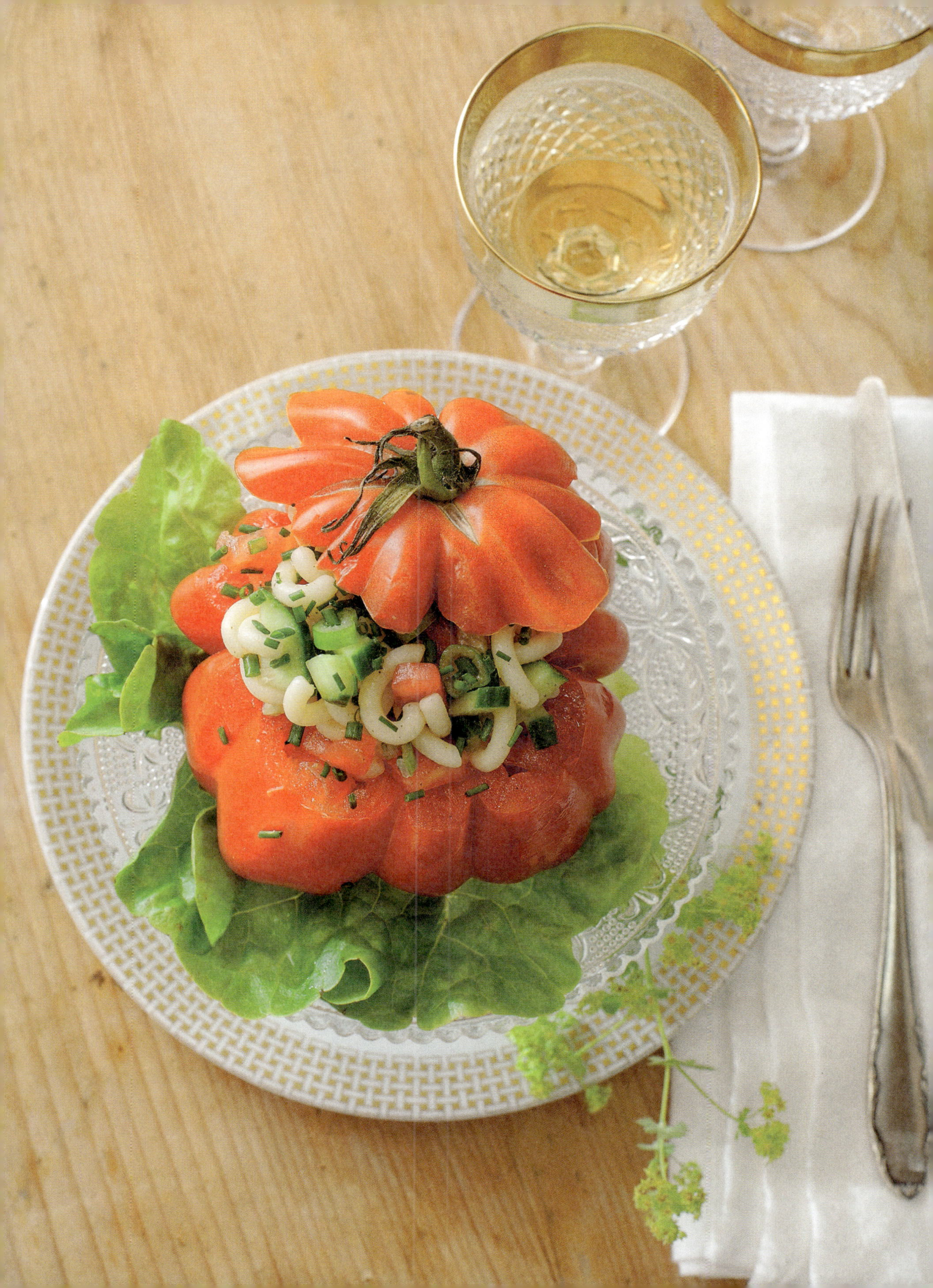

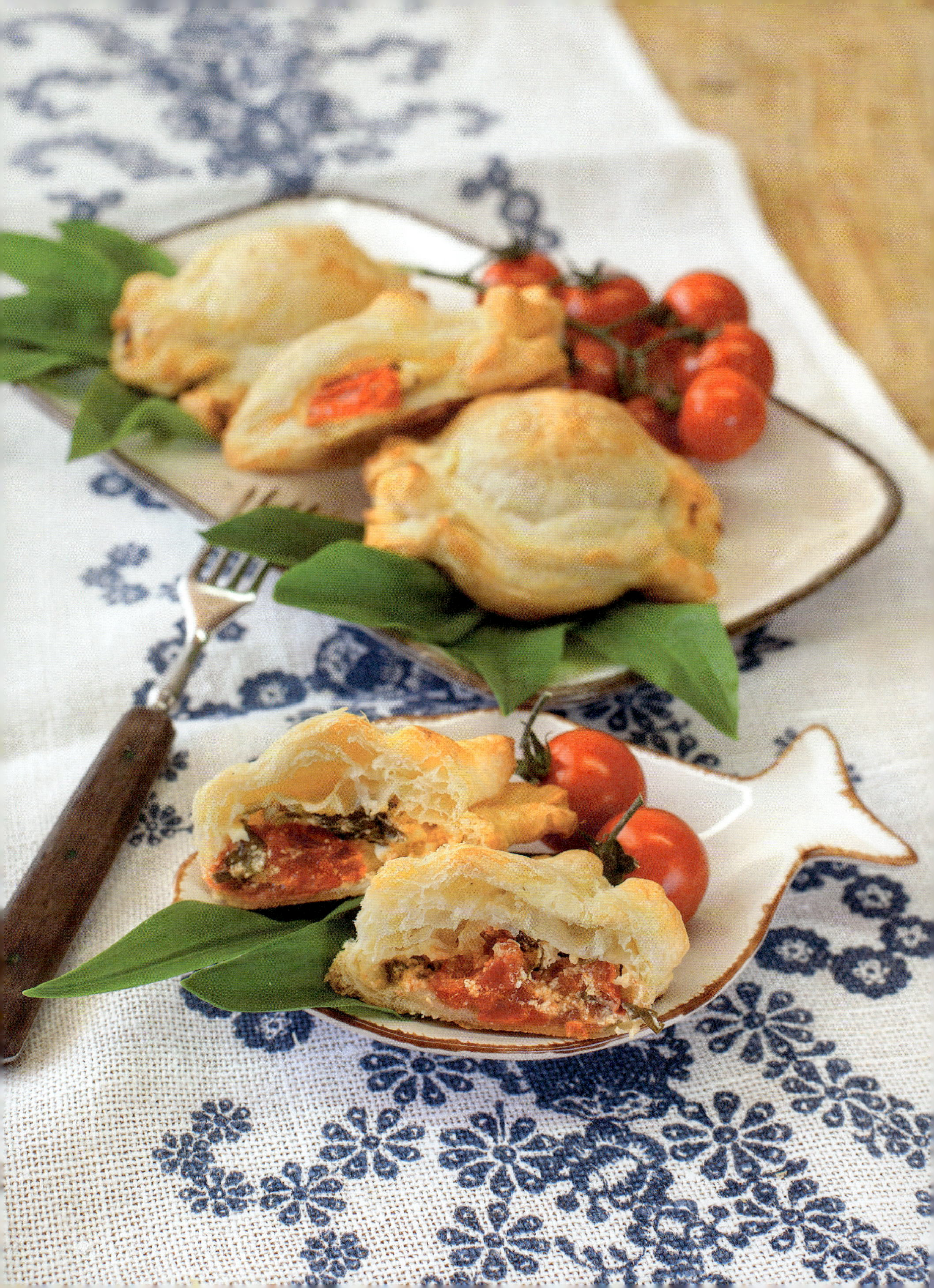

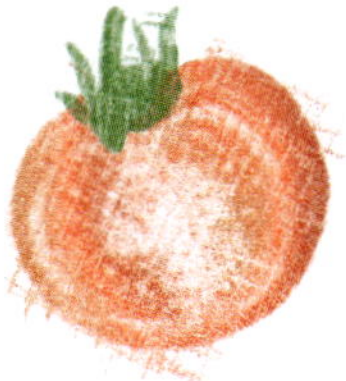

Tomatenbonbons

FÜR 4 PERSONEN

1 Rolle Blätterteig (275 g; aus dem Kühlregal)

FÜLLUNG

100 g Kirschtomaten
100 g Hirtenkäse
100 g Schmand
Salz
frisch gemahlener schwarzer Pfeffer
1 EL frisch gehackte Wildkräuter (zum Beispiel Bärlauch, Giersch, Spitzwegerich)

Für die Füllung die Tomaten waschen und klein schneiden. Den Hirtenkäse mit einer Gabel zerdrücken und mit dem Schmand verrühren. Mit Salz, Pfeffer und Kräutern würzen und die Tomatenstücke unterheben.

Den Blätterteig entrollen und noch etwas ausrollen. In zehn Rechtecke schneiden. Die Füllung auf die untere Hälfte der Rechtecke verteilen und die andere Teighälfte längs darüberklappen. Die Teigenden wie Bonbons zusammendrücken und jeweils drei Mal einschneiden. Die Tomatenbonbons auf ein mit Backpapier ausgelegtes Backblech legen und 20 Minuten bei 180 °C Umluft backen.

Lauwarm servieren.

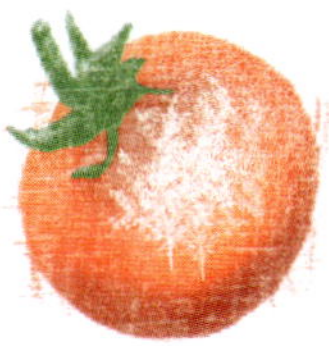

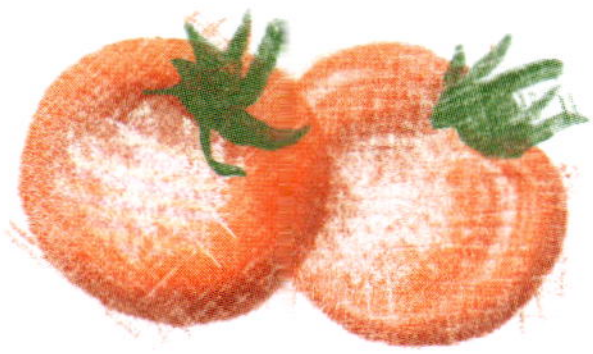

Gemüsegröstl mit Spiegelei

Wir geben es ja zu, früher wurden beim Thema Fenchel eher unschöne Kindheitserinnerungen an Bauchweh und Tee wach. Inzwischen wissen wir das knackige Gemüse aber durchaus zu schätzen. Die Kombination mit den Kartoffeln hier ist für uns ein wahrer Genuss.

FÜR 4 PERSONEN

300 g grüne Bohnen
200 ml Gemüsebrühe
600 g festkochende Kartoffeln
3 EL Rapsöl
½ TL Salz
1 Prise frisch gemahlener schwarzer Pfeffer
4 Stangen Staudensellerie
2 Fenchelknollen
2 EL Butter
4 Eier
Kräutersalz
frisch gemahlener schwarzer Pfeffer

ZUM ANRICHTEN

1 EL Schnittlauch, in feine Röllchen geschnitten
etwas roter Pfeffer

Die Bohnen waschen und putzen. Die Gemüsebrühe in einem Topf erhitzen und die Bohnen darin bei mittlerer Hitze 10–15 Minuten bissfest kochen. Abgießen.

Die Kartoffeln schälen und grob würfeln. Das Öl in einer Pfanne leicht erhitzen und die Kartoffeln darin bei starker Hitze 5 Minuten kräftig anbraten. Mit Salz und Pfeffer würzen und zugedeckt bei mittlerer Hitze 10 Minuten weiterbraten.

Sellerie und Fenchel waschen und putzen. Selleriestangen in Scheiben, Fenchelknollen in Spalten schneiden. Das Gemüse zu den Kartoffeln geben und 10 Minuten bei mittlerer Hitze mitbraten. Die Bohnen unterheben und alles warm halten.

Die Butter in einer zweiten Pfanne bei mittlerer Hitze zerlassen und vier Spiegeleier darin braten. Mit Kräutersalz und Pfeffer würzen.

Das Gemüsegröstl mit den Spiegeleiern anrichten und mit Schnittlauch und rotem Pfeffer bestreut servieren.

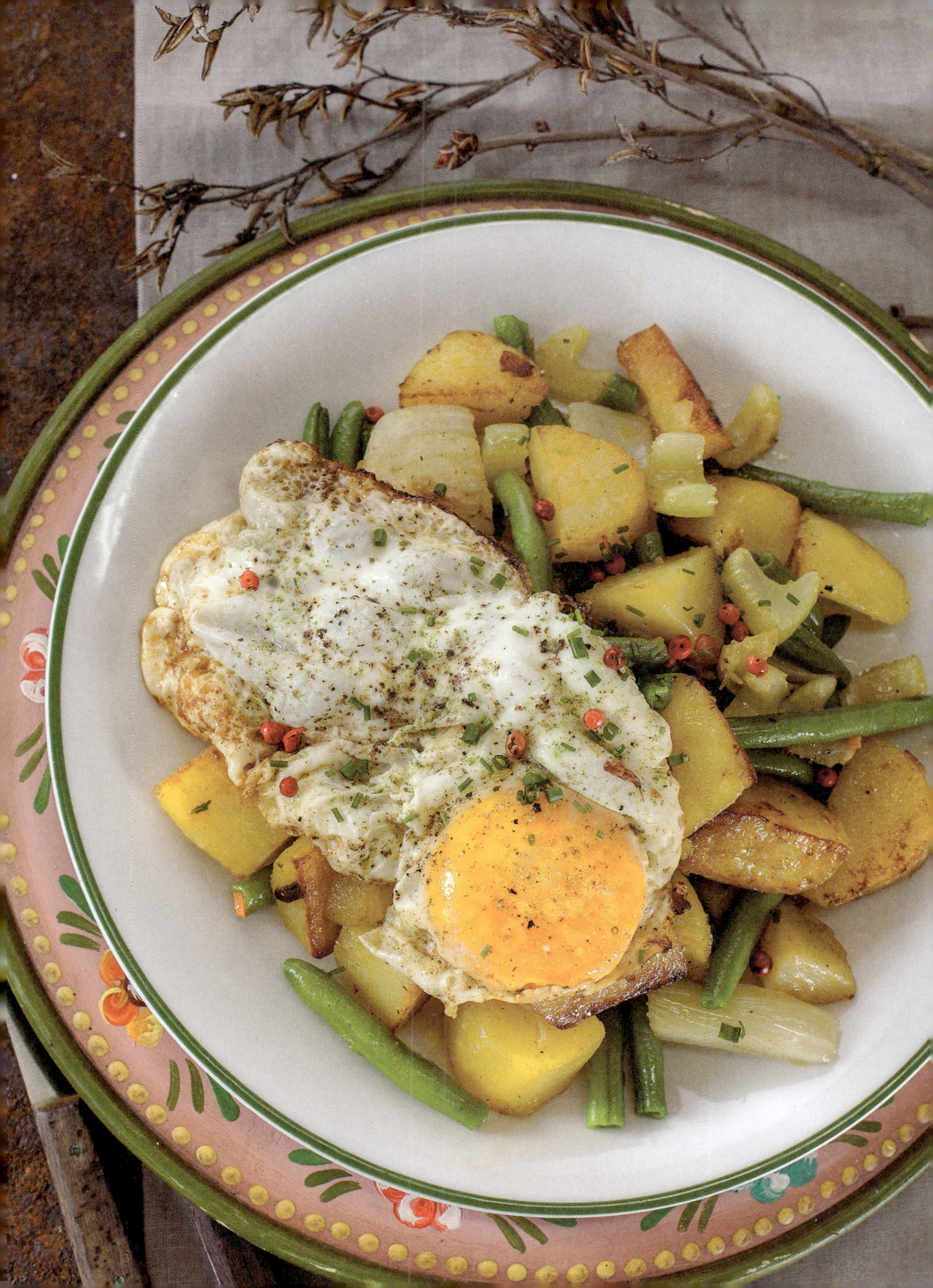

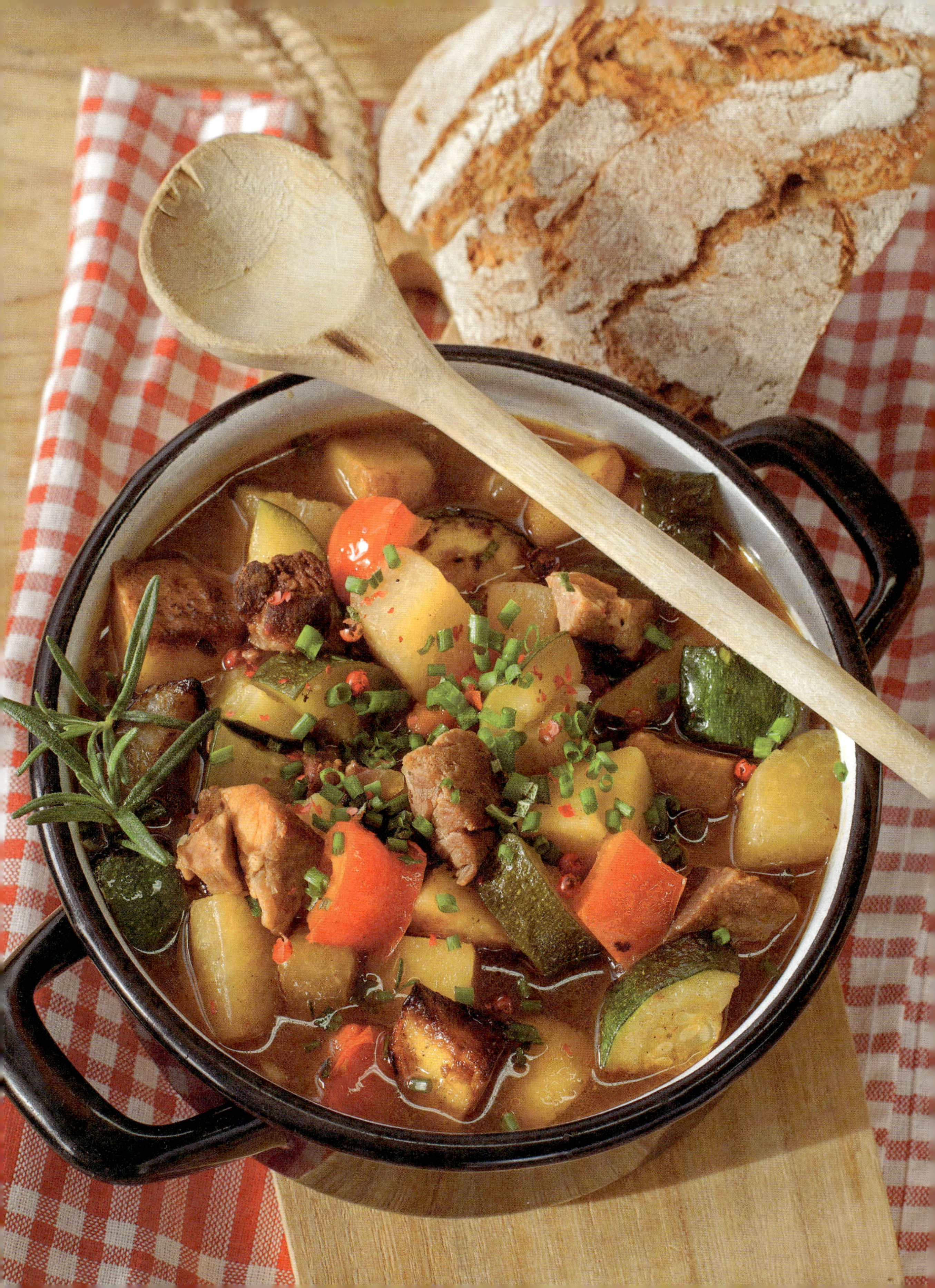

Pichelsteiner mit Sommergemüse

FÜR 4 PERSONEN

2 Scheiben mariniertes Halsgrat oder Schweinelende
2 EL Rapsöl
600 g festkochende Kartoffeln
500 ml Gemüsebrühe
1 Zweig Rosmarin
1 Kohlrabi
1 Zucchini
1 rote Paprikaschote
Salz
frisch gemahlener schwarzer Pfeffer

ZUM ANRICHTEN

1 EL Schnittlauch, in feine Röllchen geschnitten

Das Fleisch in grobe Würfel schneiden. Das Öl in einem großen Topf erhitzen und das Fleisch darin bei starker Hitze 5 Minuten kräftig anbraten.

Die Kartoffeln schälen und ebenfalls würfeln. Zum Fleisch geben und kurz mitbraten. Mit der Brühe aufgießen, den Rosmarin dazugeben und zugedeckt 30 Minuten bei mittlerer Hitze kochen.

Den Kohlrabi schälen, die Zucchini waschen und beides grob würfeln. Zum Eintopf geben und 5 Minuten bei mittlerer Hitze weiterkochen.

Die Paprika waschen und putzen. In Stücke schneiden, zum Eintopf geben und weitere 5 Minuten bei schwacher Hitze kochen.

Den Eintopf mit Salz und Pfeffer würzen, den Rosmarinzweig entfernen. Pichelsteiner mit Schnittlauch bestreut servieren.

Fleisch lässt sich ganz einfach selbst marinieren. Dazu 1 TL Salz, ½ TL Pfeffer, 1 TL Paprikapulver und 4 EL Öl glatt rühren. Nach Belieben Kräuter und gehackten Knoblauch dazugeben und das Fleisch damit bestreichen. Einige Stunden ziehen lassen.

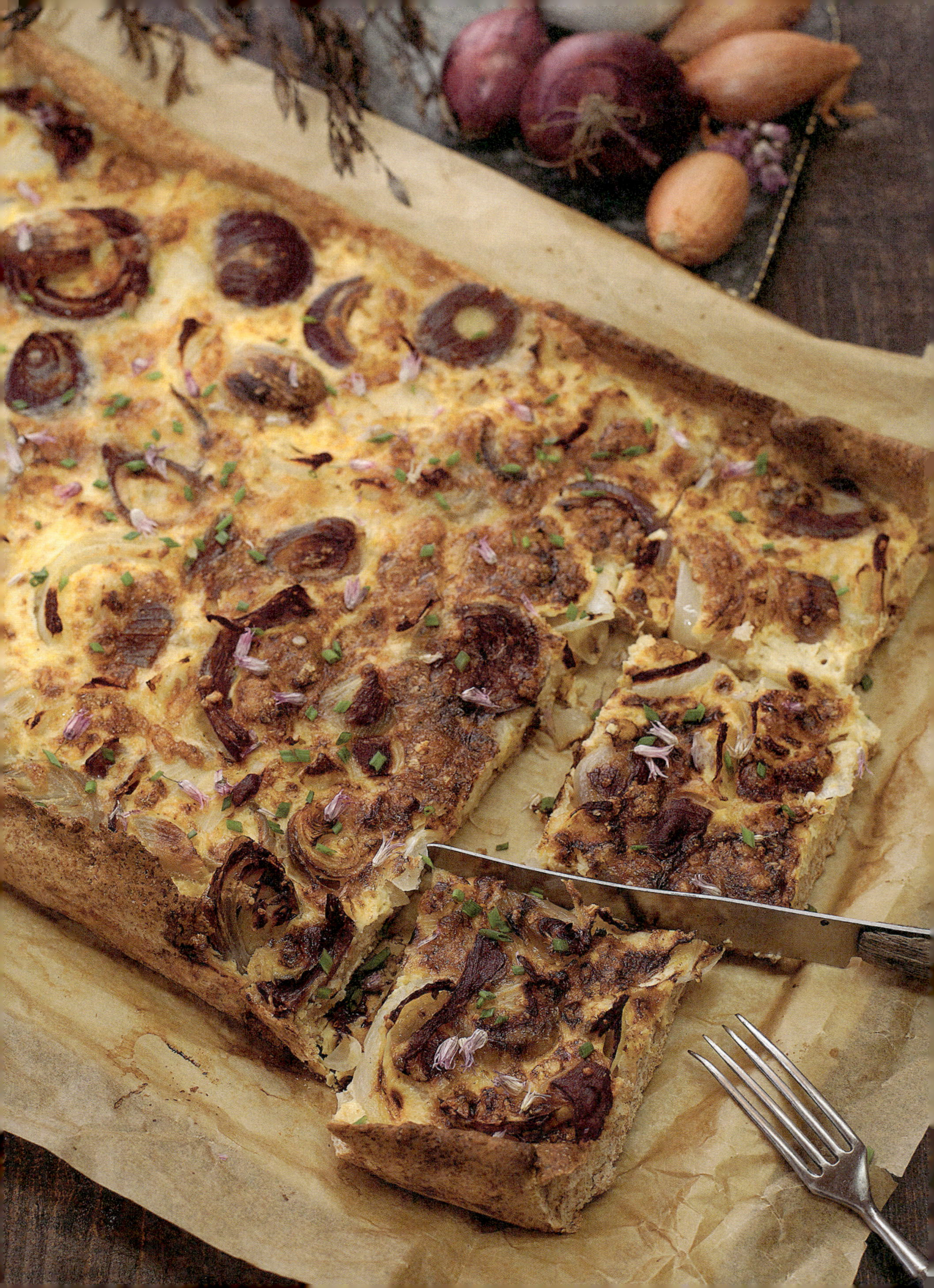

Dreierlei-Zwiebel-Kuchen

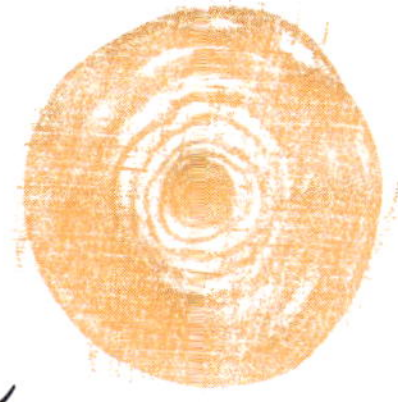

Wir verwenden zum Kochen natürlich immer einen hochwertigen Wein. Für dieses Rezept passt ein Riesling hervorragend. Den Rest genießen wir dann gut gekühlt zum Zwiebelkuchen.

FÜR 4 PERSONEN

HEFETEIG

300 g Dinkelvollkornmehl
½ TL Salz
15 g Hefe
1 EL flüssige Butter

BELAG

2 rote Zwiebeln
2 weiße Zwiebeln
2 Schalotten
2 Eier
250 ml Weißwein
250 g Bergkäse, gerieben
½ TL Salz
¼ TL frisch gemahlener schwarzer Pfeffer

ZUM ANRICHTEN

1 EL Schnittlauch, in feine Röllchen geschnitten

Für den Hefeteig das Mehl mit dem Salz mischen. Die Hefe darüberbröseln. Mit der Butter und 250 ml lauwarmem Wasser zu einem glatten Teig verkneten. Zugedeckt an einem warmen Ort 45 Minuten gehen lassen.

Für den Belag Zwiebeln und Schalotten schälen und in grobe Stücke schneiden. Die Eier mit dem Wein verquirlen. Käse, Zwiebeln und Schalotten dazugeben und mit Salz und Pfeffer würzen.

Den Teig noch mal kurz durchkneten und auf einem mit Backpapier ausgelegten Backblech (35 x 25 cm) ausrollen. Dabei einen kleinen Rand hochziehen. Den Belag darauf verteilen und bei 160 °C Umluft 35–40 Minuten backen.

Mit Schnittlauch bestreut servieren.

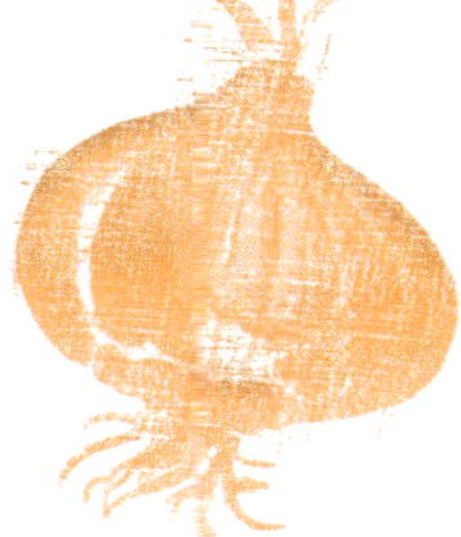

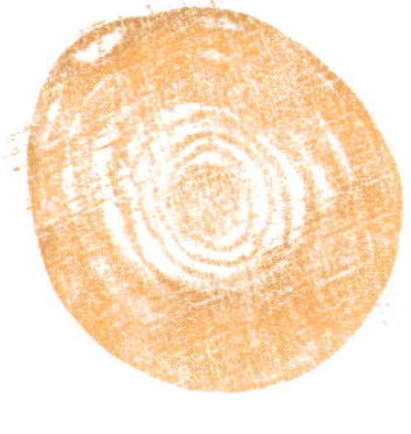

Marinierte Rote Bete mit gebackenem Ziegenkäse

Kürbiskerne sind ein super Zinklieferant, besonders für Vegetarier. Das Spurenelement kommt nämlich ansonsten höher dosiert nur in Fleisch und Innereien vor. Und natürlich in Austern, aber die stehen nicht auf unserem Speiseplan.

FÜR 4 PERSONEN

3 Knollen Rote Bete
2–3 EL Rapsöl
2–3 rote Zwiebeln
1 EL Honig
50 ml Himbeeressig
Salz
frisch gemahlener schwarzer Pfeffer
1 EL gehackter Thymian

GEBACKENER ZIEGENKÄSE

3 EL Kürbiskerne
3 EL Brezenbrösel
1–2 Eier
1 Ziegenkäserolle
2 EL Rapsöl

Die Roten Bete schälen und in Spalten schneiden. Das Öl in einer Pfanne leicht erhitzen und die Roten Beten darin bei mittlerer Hitze 5 Minuten anbraten. Die Zwiebeln schälen, ebenfalls in Spalten schneiden und zu den Roten Beten geben. 10–15 Minuten bei mittlerer Hitze weiterbraten, bis die Roten Beten bissfest sind.

Den Honig darübergeben und das Gemüse damit karamellisieren. Mit dem Essig ablöschen und mit Salz, Pfeffer und Thymian würzen. Über Nacht ziehen lassen.

Die Kürbiskerne grob mahlen und mit den Brezenbröseln mischen. Die Eier verquirlen. Die Käserolle in acht Scheiben schneiden und jede Scheibe zuerst in den Eiern und danach in den Bröseln wälzen. 15 Minuten kühl stellen.

Das Öl in einer Pfanne leicht erhitzen und die panierten Käsescheiben darin bei mittlerer Hitze von beiden Seiten 5–6 Minuten goldbraun braten. Die Roten Beten auf vier Teller verteilen und die Käsescheiben darauf anrichten.

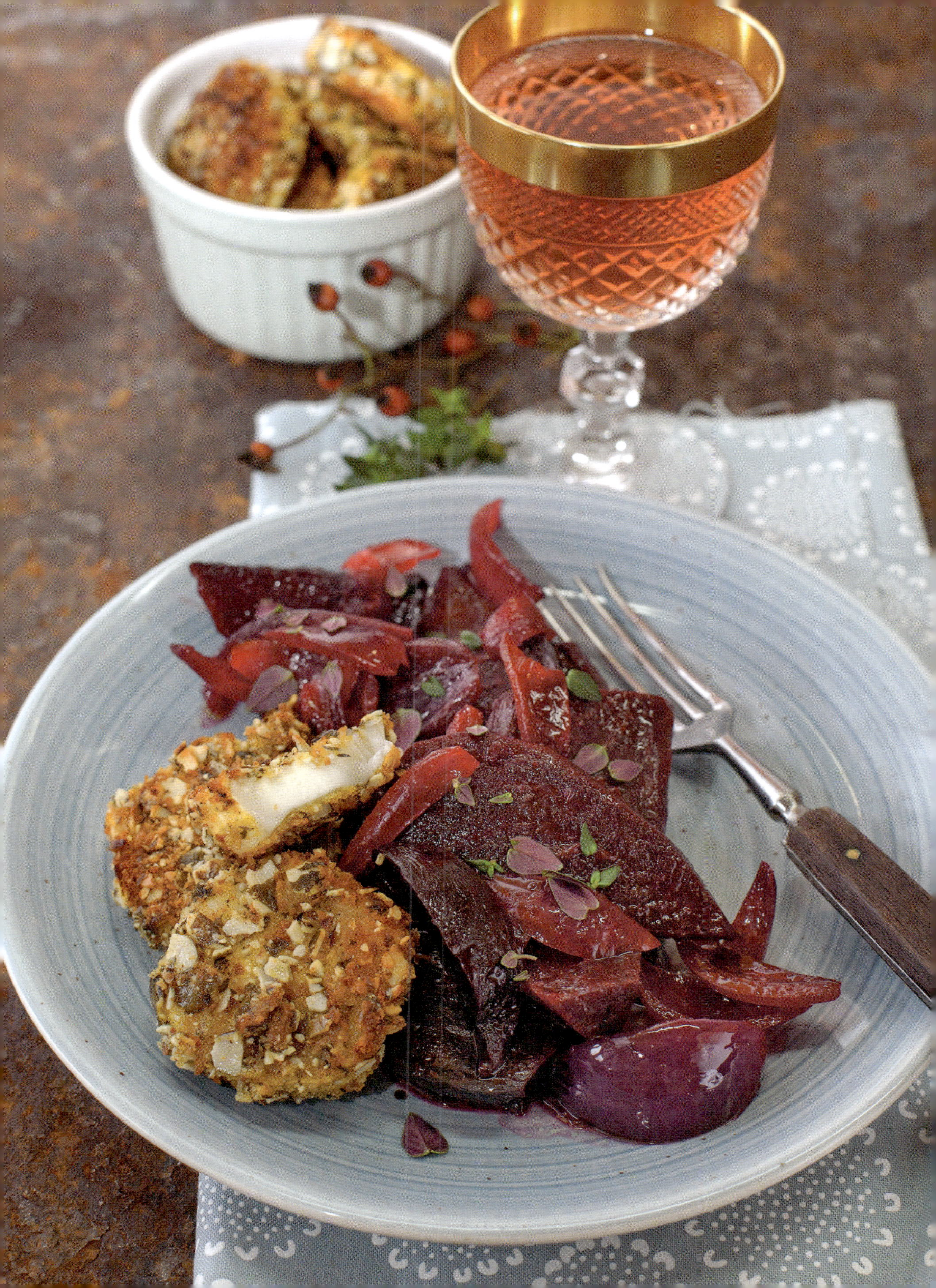

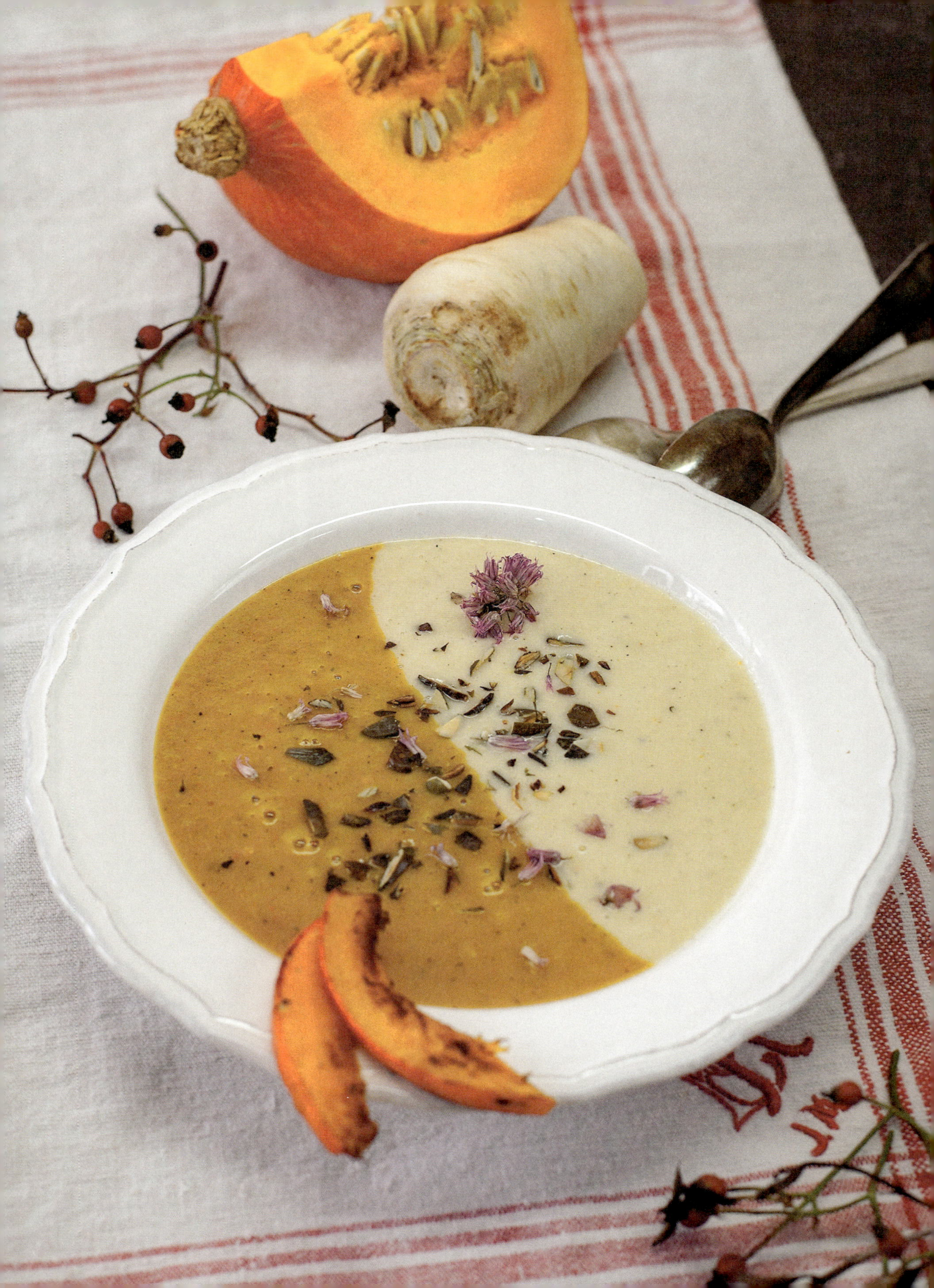

Cremesuppenduett

FÜR 8 PERSONEN

KÜRBISCREMESUPPE

- 1 kleiner Hokkaidokürbis (500 g)
- 300 g mehligkochende Kartoffeln
- 1 Zwiebel
- 2 EL Rapsöl
- 1 l Gemüsebrühe
- ½ TL Salz
- ¼ TL frisch gemahlener schwarzer Pfeffer
- 1 EL frisch geriebener Meerrettich

PETERSILIENWURZELSUPPE

- 3 Petersilienwurzeln (600 g)
- 1 Lauchstange
- 2 EL Rapsöl
- 2 EL Mehl
- 200 ml Weißwein
- 800 ml Gemüsebrühe
- ½ TL Salz
- ¼ TL frisch gemahlener schwarzer Pfeffer

ZUM ANRICHTEN

- 1 EL Kürbiskerne
- 1 EL Rapsöl
- 2–3 Schnittlauchblüten

Für die Kürbiscremesuppe den Kürbis waschen, halbieren und mit einem Löffel Kerne und Fasern entfernen. Einige dünne Spalten rausschneiden, das restliche Kürbisfleisch mit der Schale in Würfel schneiden. Die Spalten beiseitestellen. Die Kartoffeln schälen und ebenfalls würfeln. Die Zwiebel schälen und klein schneiden.

Das Öl in einem großen Topf leicht erhitzen und die Zwiebeln darin bei mittlerer Hitze 5 Minuten andünsten. Kürbis- und Kartoffelwürfel dazugeben und kurz mitdünsten. Mit der Brühe aufgießen, mit Salz und Pfeffer würzen und bei mittlerer Hitze 20 Minuten weich kochen. Die Suppe mit einem Stabmixer pürieren und den Meerrettich dazugeben.

Für die Petersilienwurzelsuppe die Petersilienwurzeln schälen und in Würfel schneiden. Den Lauch putzen, waschen und in Ringe schneiden.

Das Öl in einem großen Topf leicht erhitzen und das Gemüse darin bei mittlerer Hitze 5 Minuten anbraten. Mit dem Mehl bestäuben und kurz anschwitzen. Wein und Brühe dazugeben und mit Salz und Pfeffer würzen. Das Gemüse bei mittlerer Hitze 15–20 Minuten weich kochen und mit einem Stabmixer pürieren.

Die Kürbiskerne hacken und in einer Pfanne ohne Fett bei mittlerer Hitze etwa 5 Minuten knusprig rösten. Sofort entnehmen und abkühlen lassen. Das Öl in der Pfanne leicht erhitzen und die beiseitegestellten Kürbisspalten darin bei mittlerer Hitze von beiden Seiten 5 Minuten braten.

Beide Suppen sollten die gleiche Konsistenz haben. Dann füllt man sie gleichzeitig – eine von links, die andere von rechts – vorsichtig in Teller. Mit Kürbisspalten, Kürbiskernen und Schnittlauchblüten anrichten.

Knuspriges Wintergemüse mit Kürbiskerndip

Ein Gericht zum Dahinschmelzen: Der Kontrast zwischen knackigem Wintergemüse, knuspriger Panande und cremigem Dip ist köstlich.

FÜR 4 PERSONEN

1 Karotte
2 Urmöhren
1 Pastinake oder Petersilienwurzel
1 Knolle Rote Bete
Salz

PANADE

2 Eier
100 ml Milch
1 Prise Salz
3–4 EL Mehl
150–200 g Brezenbrösel
200 ml Rapsöl

DIP

200 g Quark (20 %)
1–2 TL Kürbiskernöl
2 EL gehackte Kürbiskerne
Kräutersalz
frisch gemahlener schwarzer Pfeffer

Das Gemüse schälen und jeweils in fingerdicke Stifte schneiden. In kochendem Salzwasser 2 Minuten blanchieren. Abgießen und ausdampfen lassen.

Die Eier mit Milch und Salz verquirlen. Das Gemüse zuerst mit etwas Mehl bestäuben. Dann in den Eiern und danach in den Brezenbröseln wenden. Das Öl in einer tiefen Pfanne erhitzen und die Gemüsestreifen darin bei mittlerer Hitze rundum 2–3 Minuten goldbraun ausbacken. Auf Küchenpapier abtropfen lassen.

Die Zutaten für den Dip glatt rühren und mit Kräutersalz und Pfeffer würzen. Zu den Gemüsestreifen servieren.

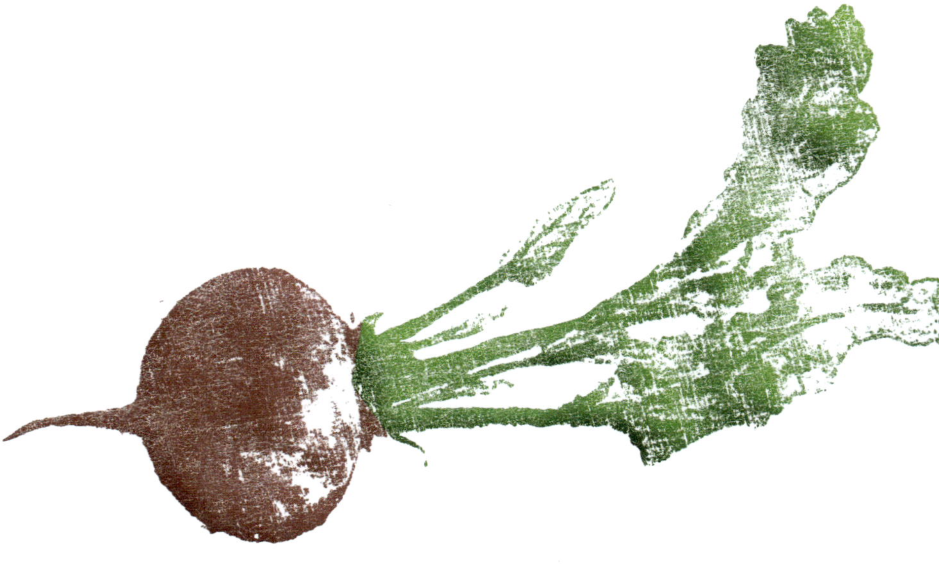

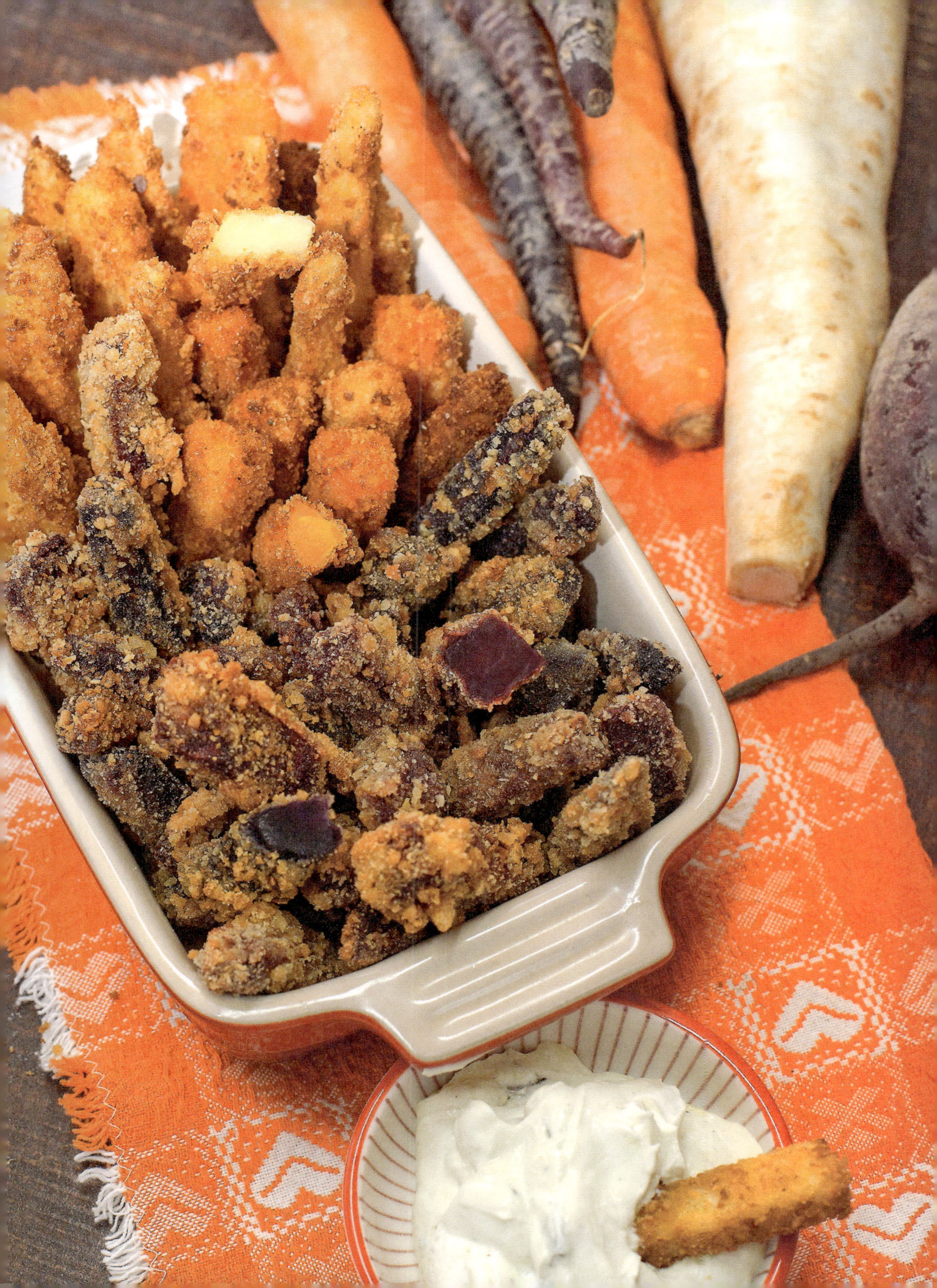

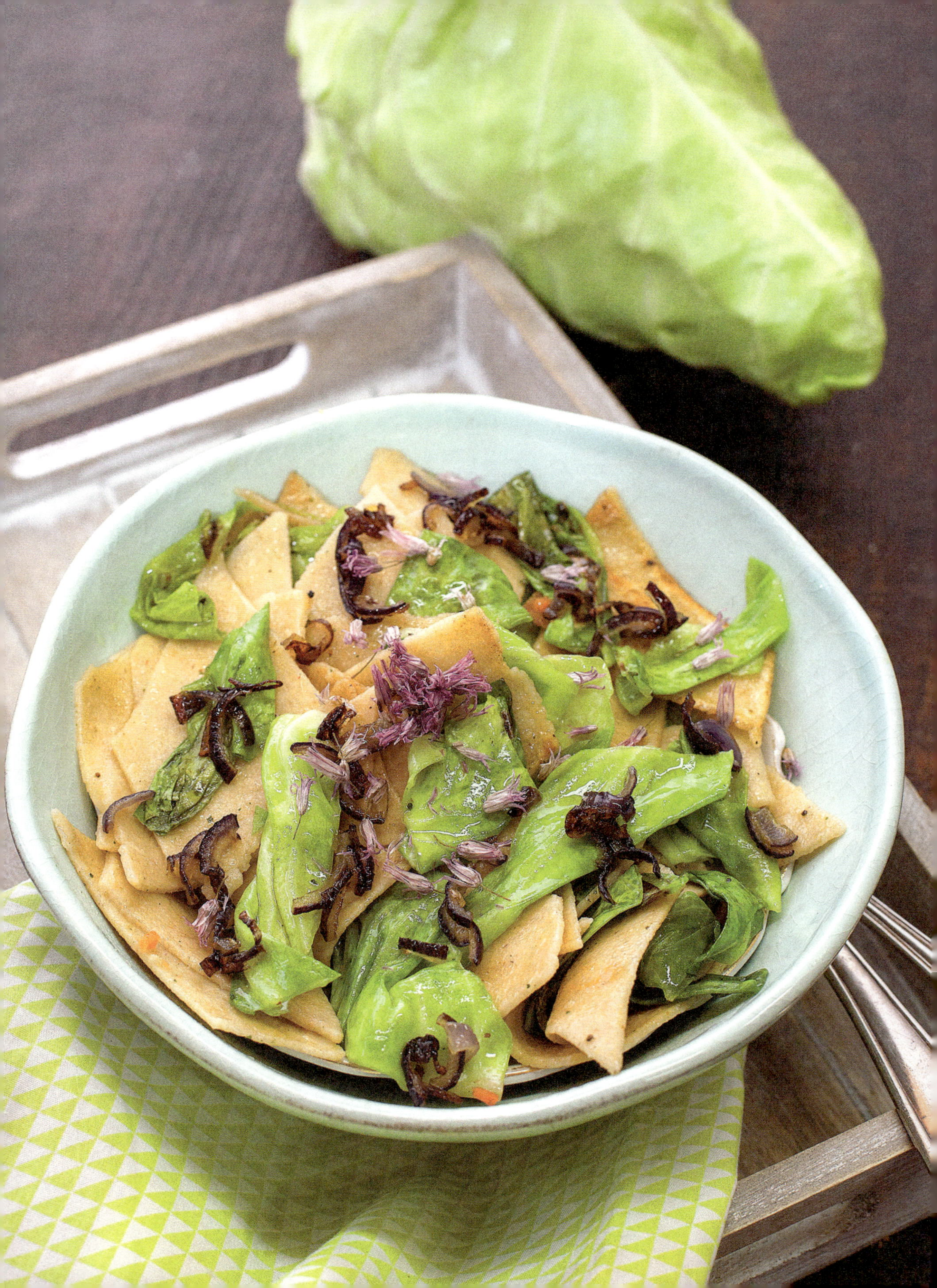

Krautfleckerl

Krautfleckerl sind ein gesundes Gericht aus Omas Küche, von uns ein wenig modernisiert.

FÜR 4 PERSONEN

NUDELTEIG

150 g Kamutmehl, plus mehr zum Ausrollen
150 g Kamutvollkornmehl
2 Eier
Salz

SPITZKOHL

600 g Spitzkohl
1 rote Zwiebel
2 EL Butter
150 ml Gemüsebrühe
Salz
frisch gemahlener schwarzer Pfeffer

ZUM ANRICHTEN

2–3 Schnittlauchblüten

Die beiden Mehlsorten mischen. Die Eier und 5–6 EL kaltes Wasser dazugeben und zu einem Nudelteig verkneten. Bei Bedarf noch Wasser zufügen. Der Teig sollte elastisch und außen seidig glänzend sein. Zugedeckt 30 Minuten ruhen lassen.

Den Nudelteig mit einer Nudelmaschine oder auf einer leicht bemehlten Fläche mit einem Nudelholz etwa 2 mm dünn ausrollen. In Rauten schneiden und antrocknen lassen. In reichlich Salzwasser bei mittlerer Hitze 8–10 Minuten bissfest kochen und abgießen.

Vom Spitzkohl den Strunk und die dicken Blattrippen entfernen. Die Blätter in grobe Stücke schneiden. Die Zwiebel schälen und fein würfeln.

Die Butter in einer Pfanne bei mittlerer Hitze zerlassen und die Zwiebel darin 5 Minuten andünsten. Den Spitzkohl dazugeben und kurz mitdünsten. Mit der Brühe aufgießen. Mit Salz und Pfeffer würzen und bei schwacher Hitze 8 Minuten knapp bissfest kochen.

Die Nudeln unter das Gemüse heben und noch mal kurz erhitzen. Auf vier Schüsseln oder Teller verteilen und mit abgezupften Schnittlauchblüten bestreut servieren.

Wurzelfleisch

Frisch geriebener Meerrettich ist ein wahres Wundermittel bei Erkältungen. Wir schneiden ein paar Scheiben ohne Schale ab und gießen heißes Wasser darüber. Dies trinken wir dann schluckweise über den Tag verteilt.

FÜR 4 PERSONEN

1 Zwiebel
2 EL Rapsöl
600 g Schlegelbraten vom Schwein
300 g Wammerl
50 ml Weißweinessig
1 TL Salz
½ TL frisch gemahlener schwarzer Pfeffer
1 Petersilienwurzel
2 Karotten
1 Lauchstange
800 g festkochende Kartoffeln
Salz
½ TL gemahlener Kümmel

ZUM ANRICHTEN

2 EL frisch geriebener Meerrettich
1 EL Schnittlauch, in feine Röllchen geschnitten

Die Zwiebel schälen und halbieren. Das Öl in einem großen Topf erhitzen und die Zwiebel darin bei starker Hitze 10 Minuten kräftig anbraten. Braten und Wammerl dazugeben und kurz mitbraten. Mit dem Essig und so viel Wasser aufgießen, bis das Fleisch ganz bedeckt ist. Mit Salz und Pfeffer würzen und zugedeckt 1 Stunden 30 Minuten bei schwacher Hitze kochen.

Petersilienwurzel und Karotten schälen, den Lauch putzen und waschen. Das Gemüse in Streifen schneiden. Etwas Brühe vom Fleisch abschöpfen und das Gemüse darin bei mittlerer Hitze 10 Minuten bissfest garen.

Die Kartoffeln schälen und grob würfeln. Reichlich Salzwasser mit Kümmel zum Kochen bringen und die Kartoffeln darin bei mittlerer Hitze 20 Minuten weich kochen und abgießen.

Das Fleisch in grobe Stücke schneiden. Mit Kartoffeln, Gemüse und etwas Brühe auf vier tiefe Teller verteilen. Mit Meerrettich und Schnittlauch bestreut servieren.

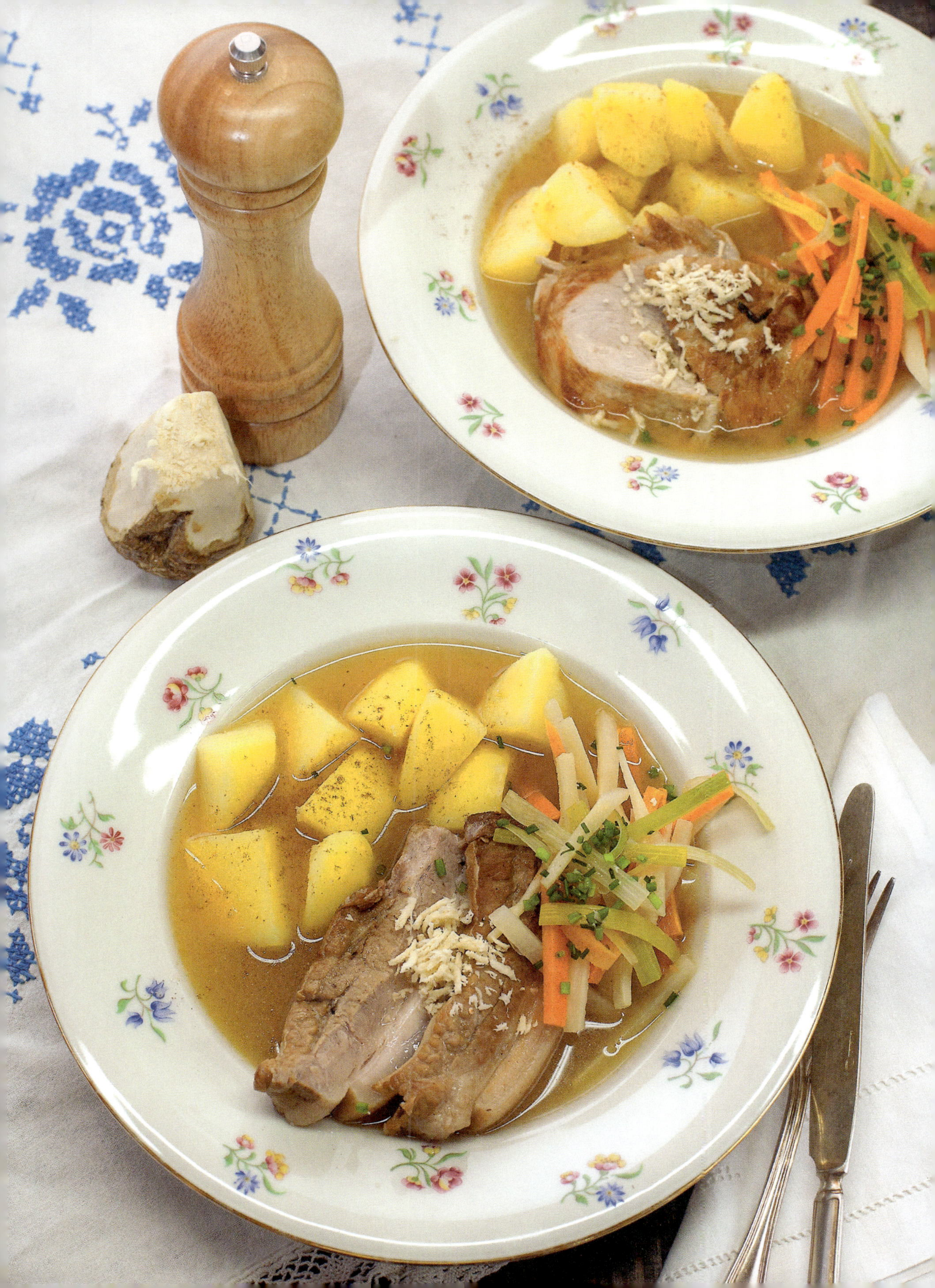

Suppenstock

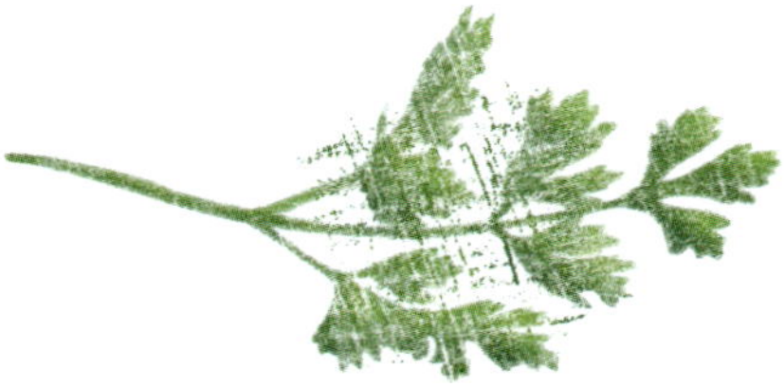

FÜR 8–9 GLÄSER À 400 G

3 kg Suppengemüse gemischt (Karotten, Lauchstangen, Sellerieknolle, Petersilienwurzeln, Knoblauch, Zwiebeln, Liebstöckel, Petersilie)
500 g Salz

Das Gemüse je nach Sorte schälen, putzen und waschen. Sehr fein hacken oder durch einen Fleischwolf drehen. Mit dem Salz mischen und 1 Stunde ziehen lassen.

Das angesammelte Wasser abgießen und den Suppenstock in Schraubgläser abfüllen.

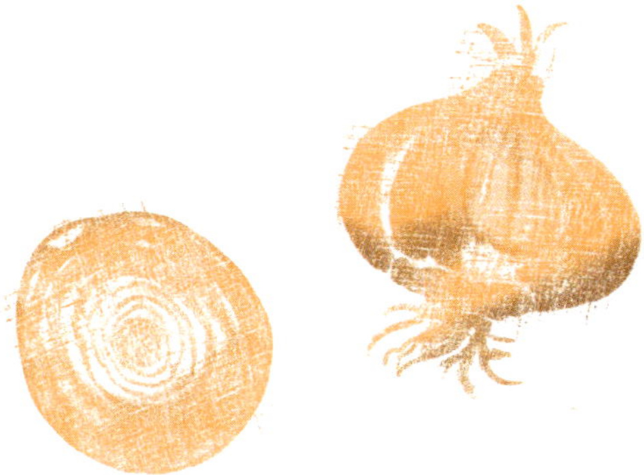

Der Suppenstock lässt sich durch den hohen Salzgehalt wochenlang aufbewahren. Er eignet sich hervorragend zum Würzen von Suppen, Eintöpfen und Soßen.

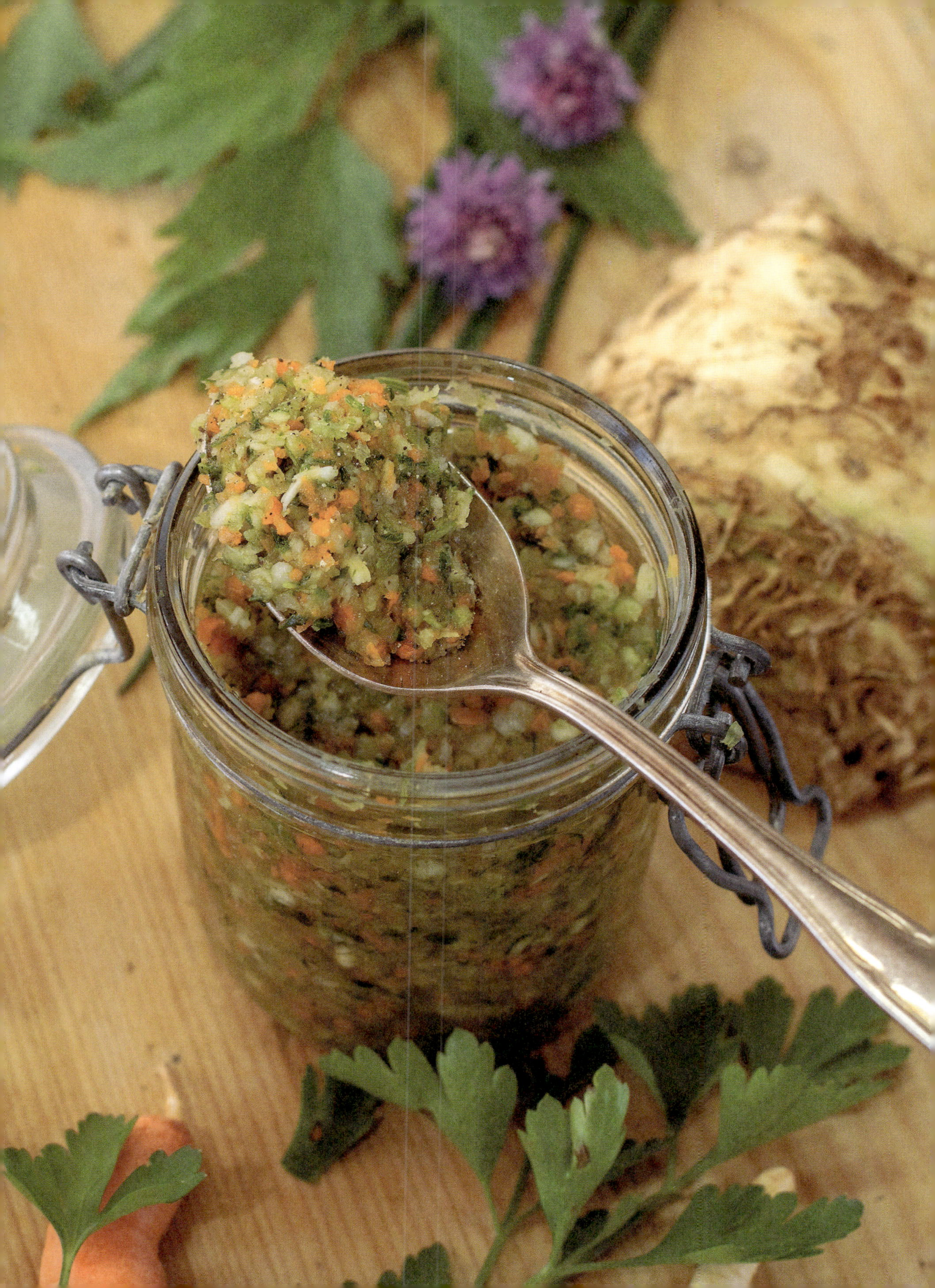

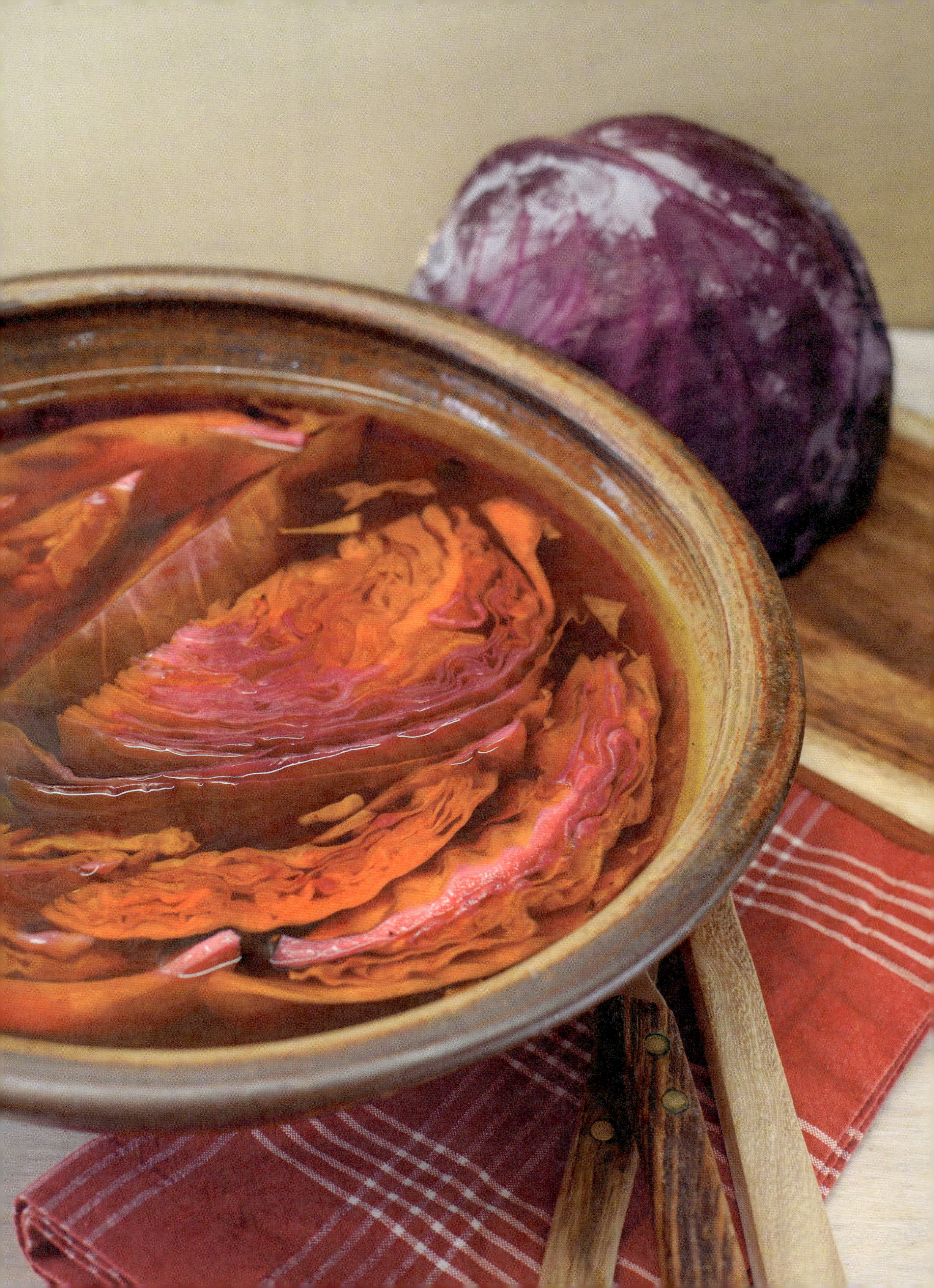

Eingelegtes Blaukraut

Blaukraut gehört in der Winterzeit zu uns wie der Deckel zum Topf. Seine blaurote Farbe wird durch Anthocyane hervorgerufen, die zu den Flavonoiden zählen. Sie wirken antioxidativ und entzündungshemmend und unterstützen so die Immunabwehr. Darum sollte dieses gesunde Gemüse regelmäßig auf den Tisch kommen.

FÜR 4 PERSONEN

1 kleiner Kopf Blaukraut

MARINADE

250 ml Rapsöl
150 ml Essig
1 TL Salz
½ TL frisch gemahlener schwarzer Pfeffer
2 geschälte Knoblauchzehen
3 Lorbeerblätter

Das Blaukraut je nach Größe vierteln oder achteln. Jedes Krautstück mit einem Spieß mehrfach einstechen. In eine tiefe Schale geben.

Für die Marinade Öl, Essig, Salz, Pfeffer, Knoblauch und Lorbeer in einen Topf geben und mit 400 ml Wasser aufkochen. Die heiße Marinade über das Blaukraut gießen. Sofort zudecken und mindestens 24 Stunden bei Zimmertemperatur ziehen lassen.

Anschließend im Kühlschrank aufbewahren. Die Haltbarkeit beträgt etwa 2 Wochen.

Das eingelegte Blaukraut ist eine knackige Beilage zu Fleischgerichten.

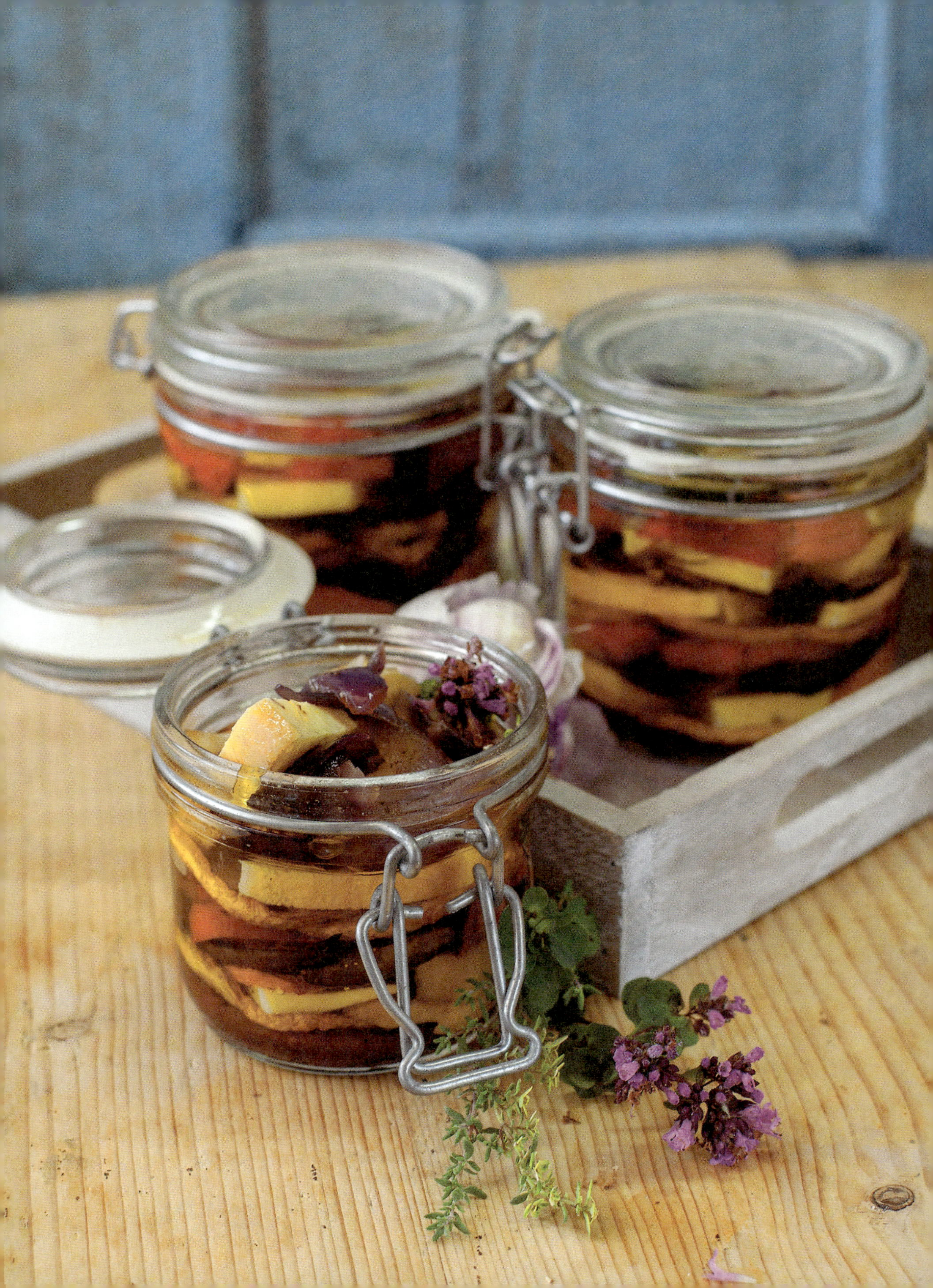

Eingelegter Käse mit Sommergemüse

FÜR 5–6 GLÄSER À 250 ML

1 kleine gelbe Zucchini
1 kleine grüne Zucchini
1 Aubergine
1 rote Paprikaschote
2 Karotten
1 rote Zwiebel
2 Knoblauchzehen
Rapsöl zum Braten
Salz
frisch gemahlener schwarzer Pfeffer
100 g Romadur
100 g Bergkäse
etwa 500 ml Rapsöl zum Einlegen

Zucchini, Aubergine und Paprika waschen, putzen und in Scheiben beziehungsweise die Paprika in grobe Stücke schneiden. Karotten, Zwiebel und Knoblauch schälen. Die Karotten in Scheiben, die Zwiebel in Ringe schneiden. Den Knoblauch fein hacken.

Das Gemüse sortenweise in einer Pfanne mit jeweils 1–2 EL Öl bei mittlerer Hitze etwa 10 Minuten goldbraun braten. Kurz vor Ende der Garzeit jeweils etwas Knoblauch dazugeben und mit je 1 Prise Salz und Pfeffer würzen. Abkühlen lassen.

Den Romadur in Scheiben, den Bergkäse in Streifen schneiden.

Etwas Öl in verschließbare Gläser geben. Das Gemüse und den Käse abwechselnd in die Gläser schichten. Dabei fest nach unten drücken, damit die Gläser gut befüllt werden und das Öl nach oben steigt. Eventuell Öl nachfüllen, damit am Schluss alles mit einer Ölschicht bedeckt ist. Die Gläser gut verschließen und gekühlt aufbewahren.

Gut gekühlt etwa 2 Wochen haltbar.

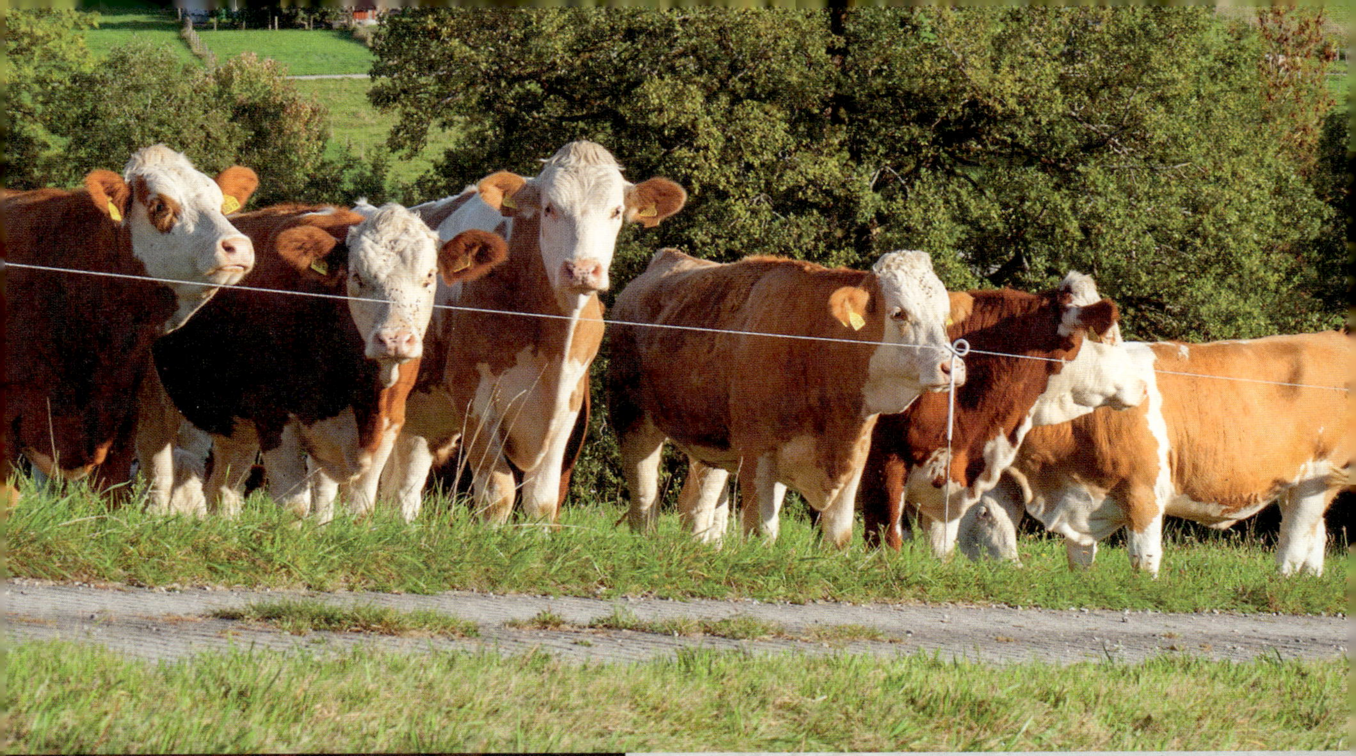
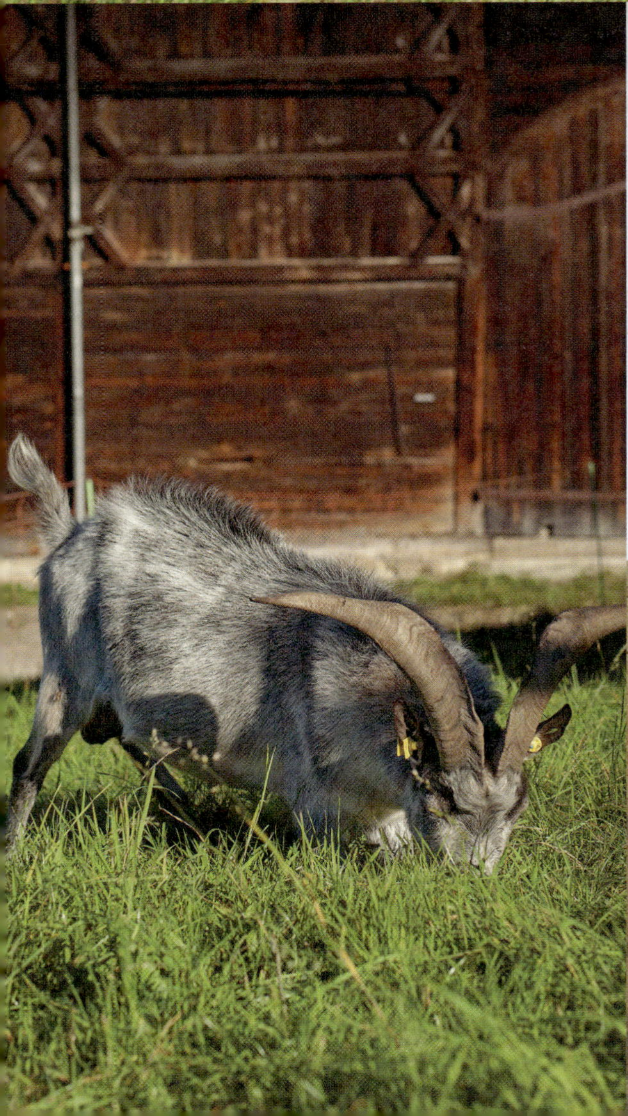
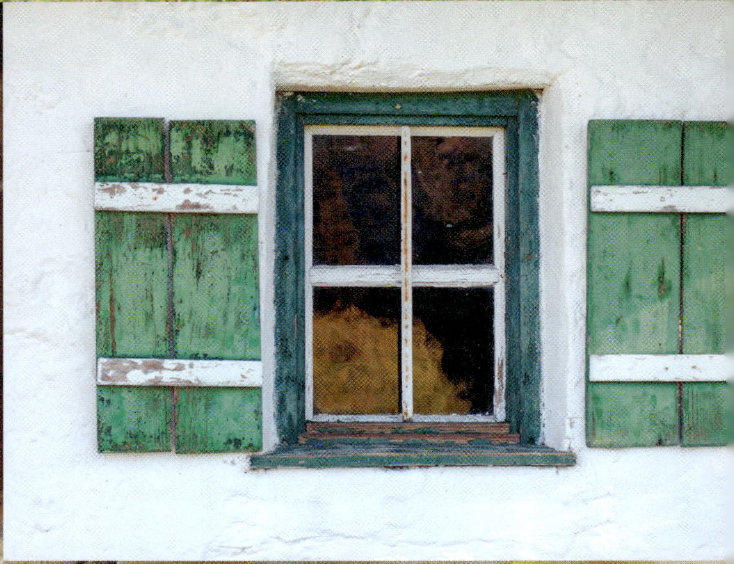
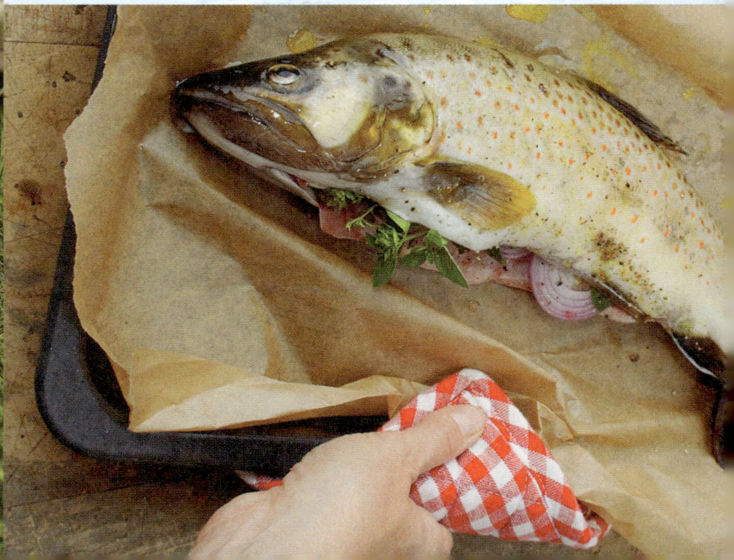

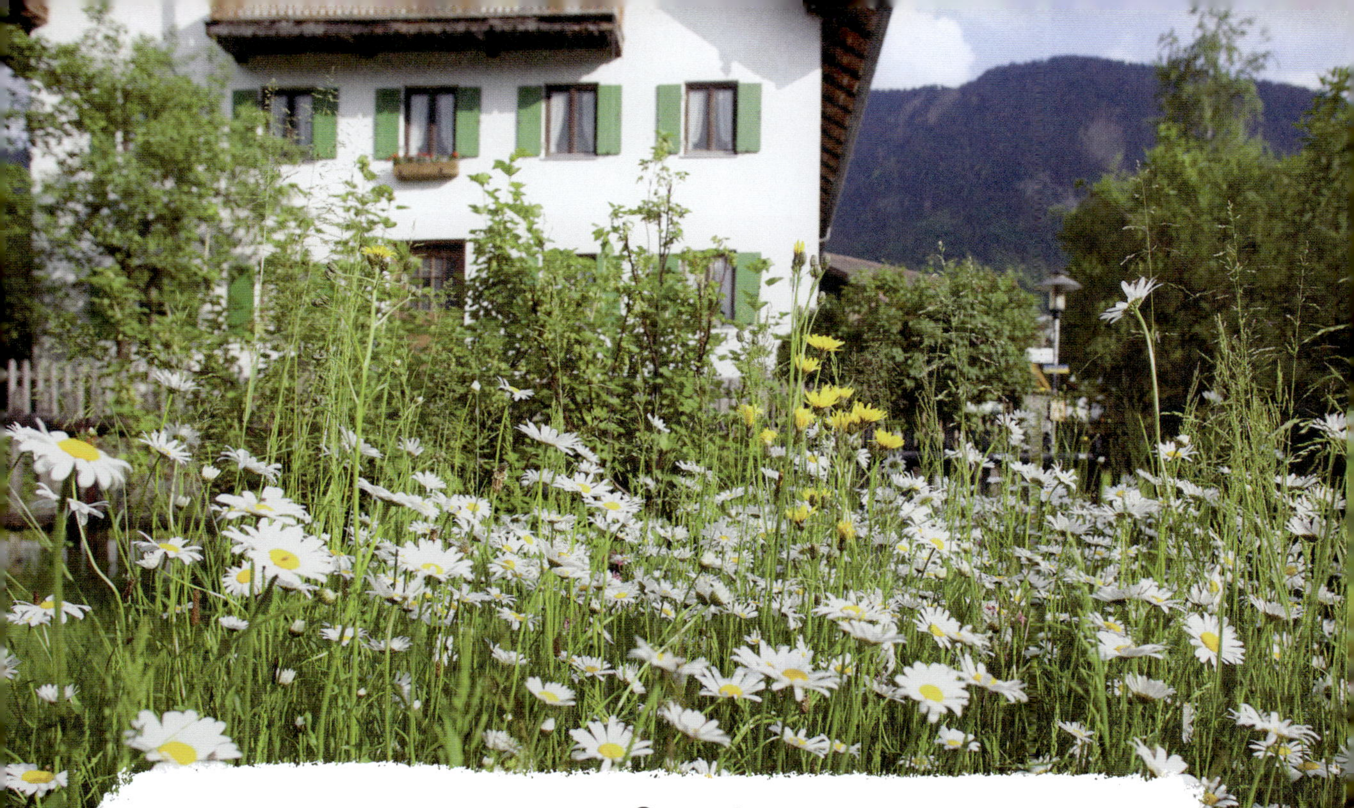

Vom Hof und frisch aus dem Netz

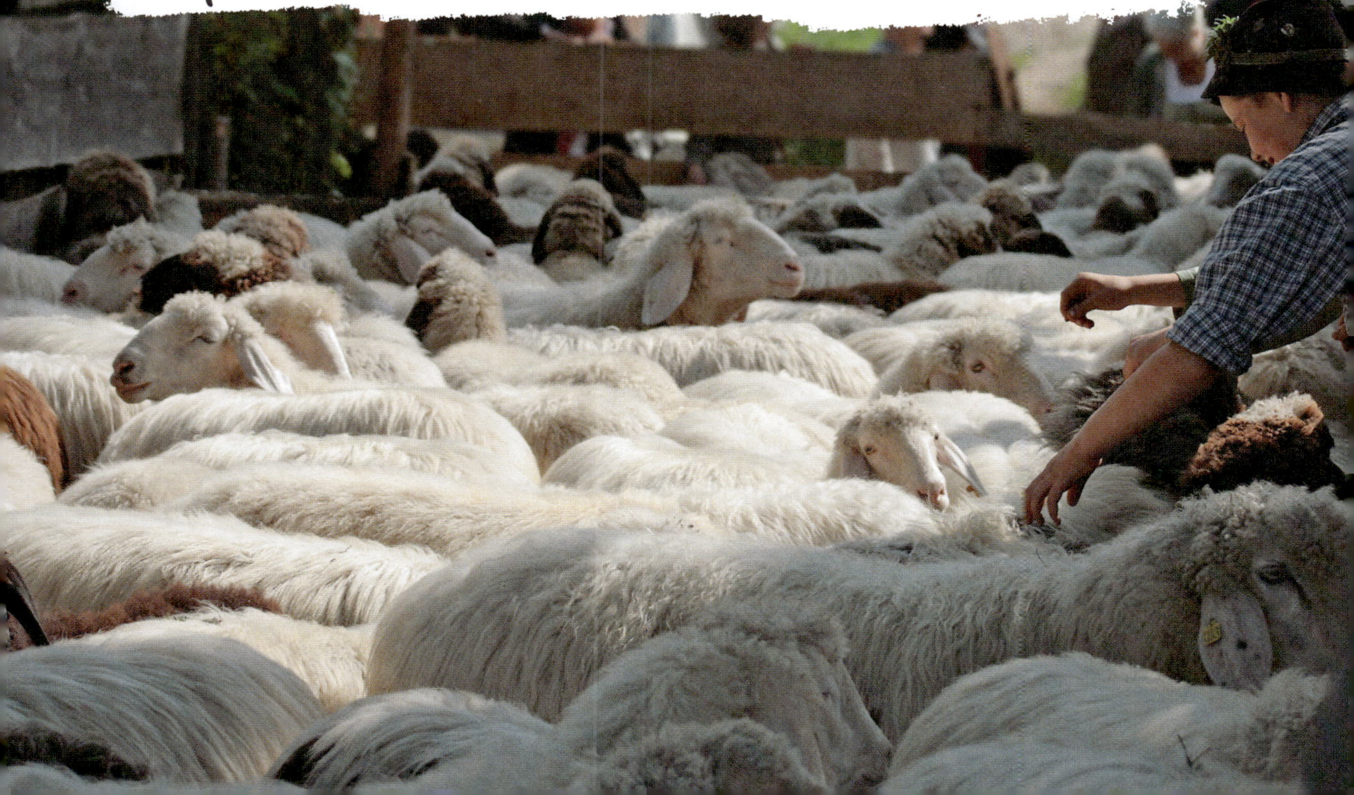

Gefüllte Rindsrouladen

FÜR 4 PERSONEN

4 Rindsrouladen
Salz
frisch gemahlener schwarzer Pfeffer
2–3 EL Kräutersenf
80 g roher Schinken, in 4 Scheiben geschnitten
1 Karotte
2 kleine Petersilienwurzeln
2 kleine lila Urmöhren
2 Frühlingszwiebeln
1 EL Rapsöl
400 ml Gemüsebrühe
1 EL Mehl

Die Rouladen von beiden Seiten mit je 1 Prise Salz und Pfeffer würzen und jeweils eine Seite mit Senf bestreichen. Den rohen Schinken darauflegen.

Das Gemüse schälen beziehungsweise waschen und putzen. Je nach Größe ein bis zwei Mal längs durchschneiden, eventuell halbieren und quer auf den Rouladen verteilen.

Die Rouladen aufrollen und mit Zahnstochern feststecken. Das Öl in einem weiten Topf erhitzen und die Rouladen darin bei starker Hitze 5–8 Minuten rundum kräftig anbraten. Mit der Brühe aufgießen und zugedeckt bei mittlerer Hitze 1 Stunde schmoren.

Die Rouladen entnehmen. Das Mehl mit etwas kaltem Wasser anrühren und die Sauce damit binden. Mit Salz und Pfeffer würzen und die Rouladen kurz in der heißen Sauce ziehen lassen.

Mit etwas Sauce auf vier Tellern servieren.

Dazu passen die Weißbier-Spätzle (ohne Käse) von Seite 131.

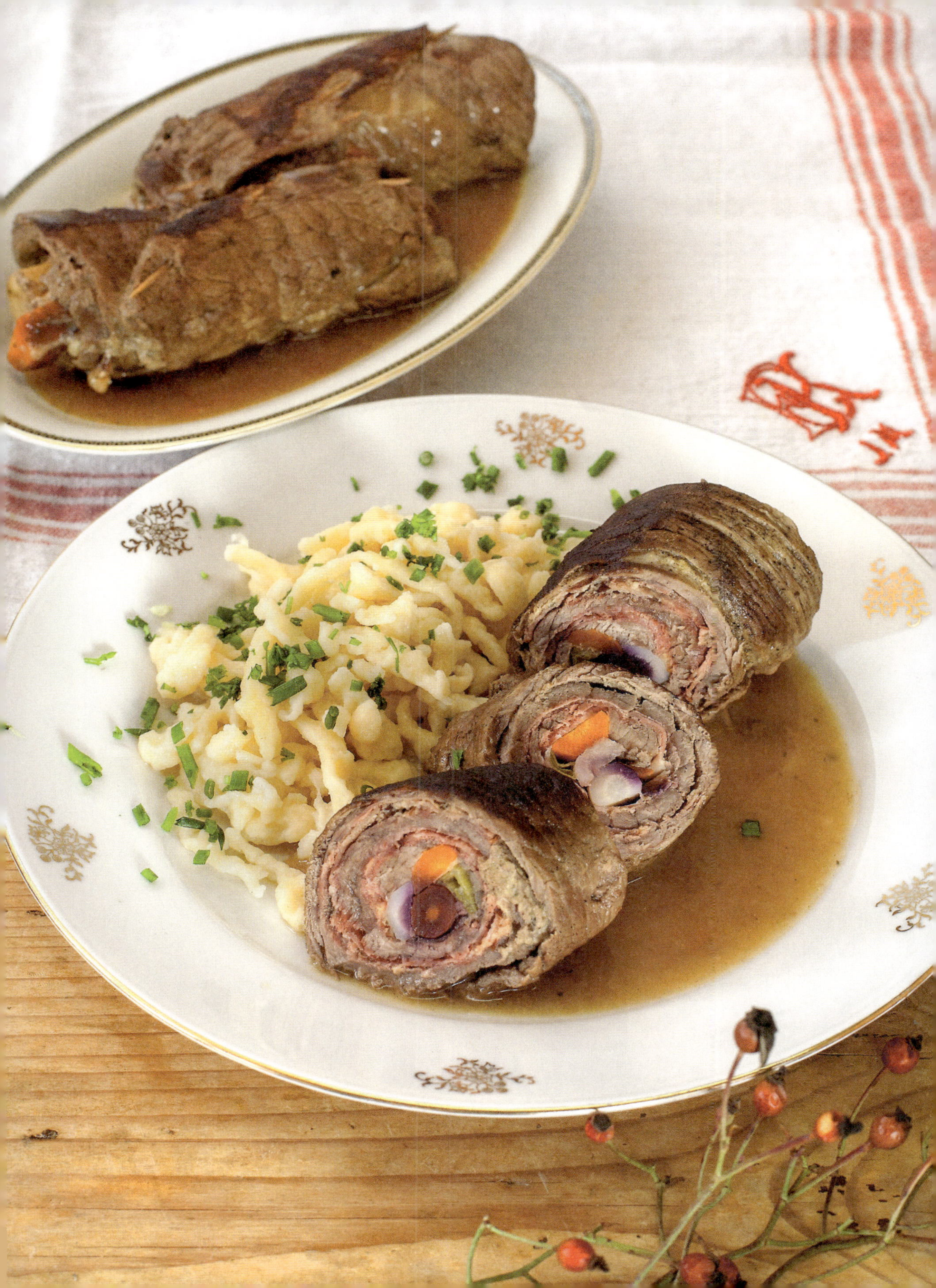

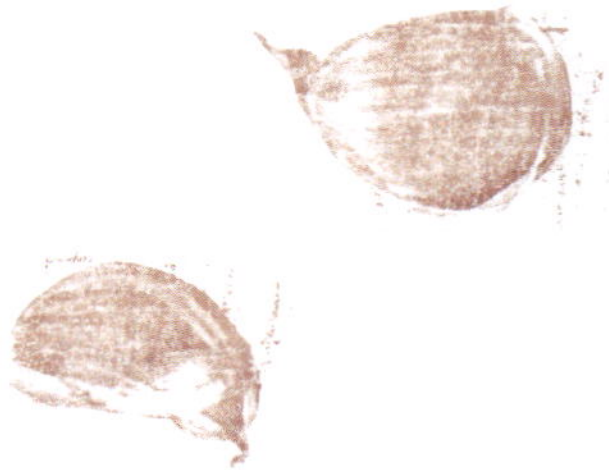

Wintergulasch mit Gemüse

FÜR 4 PERSONEN

- 3 EL Rapsöl
- 700 g Rindergulasch
- 1 Zwiebel
- 1–2 Knoblauchzehen
- ½ TL Salz
- frisch gemahlener schwarzer Pfeffer
- 1 TL Paprikapulver
- ½ TL gemahlener Kümmel
- 1 TL gehackter Thymian
- 5 EL Tomatenmark
- 300 ml Bier
- 500 ml Gemüsebrühe
- 2 lila Urmöhren
- 1 Pastinake
- 1 Lauchstange

ZUM ANRICHTEN

- 1 EL frisch gehackte Petersilie

1 EL Öl in einer Pfanne erhitzen und die Hälfte des Fleisches darin bei starker Hitze 10 Minuten kräftig anbraten. Den Bratensatz mit 100 ml Wasser ablöschen und das Ganze in einen großen Topf umfüllen. 1 weiteren EL Öl in der Pfanne erhitzen und das restliche Fleisch darin bei starker Hitze 10 Minuten kräftig anbraten.

Die Zwiebel und den Knoblauch schälen, klein schneiden und kurz mit dem Fleisch mitbraten. Noch mal mit 100 ml Wasser ablöschen und zum übrigen Fleisch in den Topf geben. Gewürze, Kräuter und Tomatenmark hinzufügen. Bier und Brühe dazugeben. Zugedeckt bei schwacher Hitze etwa 1 Stunde 10 Minuten schmoren.

Urmöhren und Pastinake schälen und klein schneiden.
Den Lauch putzen, waschen und in Ringe schneiden. Das restliche Öl (1 EL) in einer Pfanne leicht erhitzen und das Gemüse darin bei mittlerer Hitze 10 Minuten knapp bissfest braten. Mit Salz und Pfeffer würzen. Zum Gulasch geben und mit Petersilie bestreut servieren.

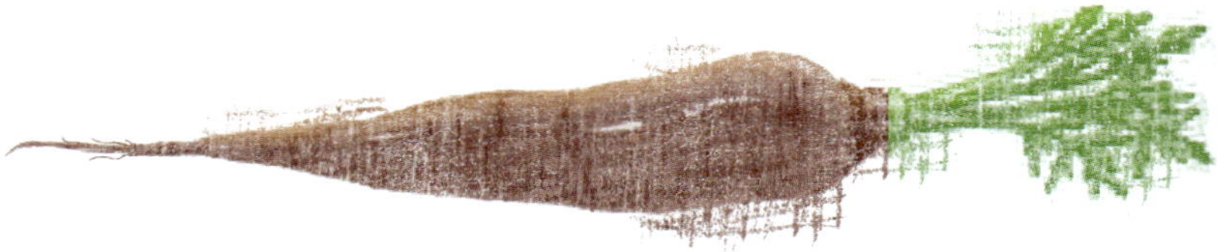

Natürlich kann man das Gemüse auch direkt im Gulasch 20 Minuten mitkochen. Optisch schöner bleibt es jedoch, wenn man es extra anbrät.

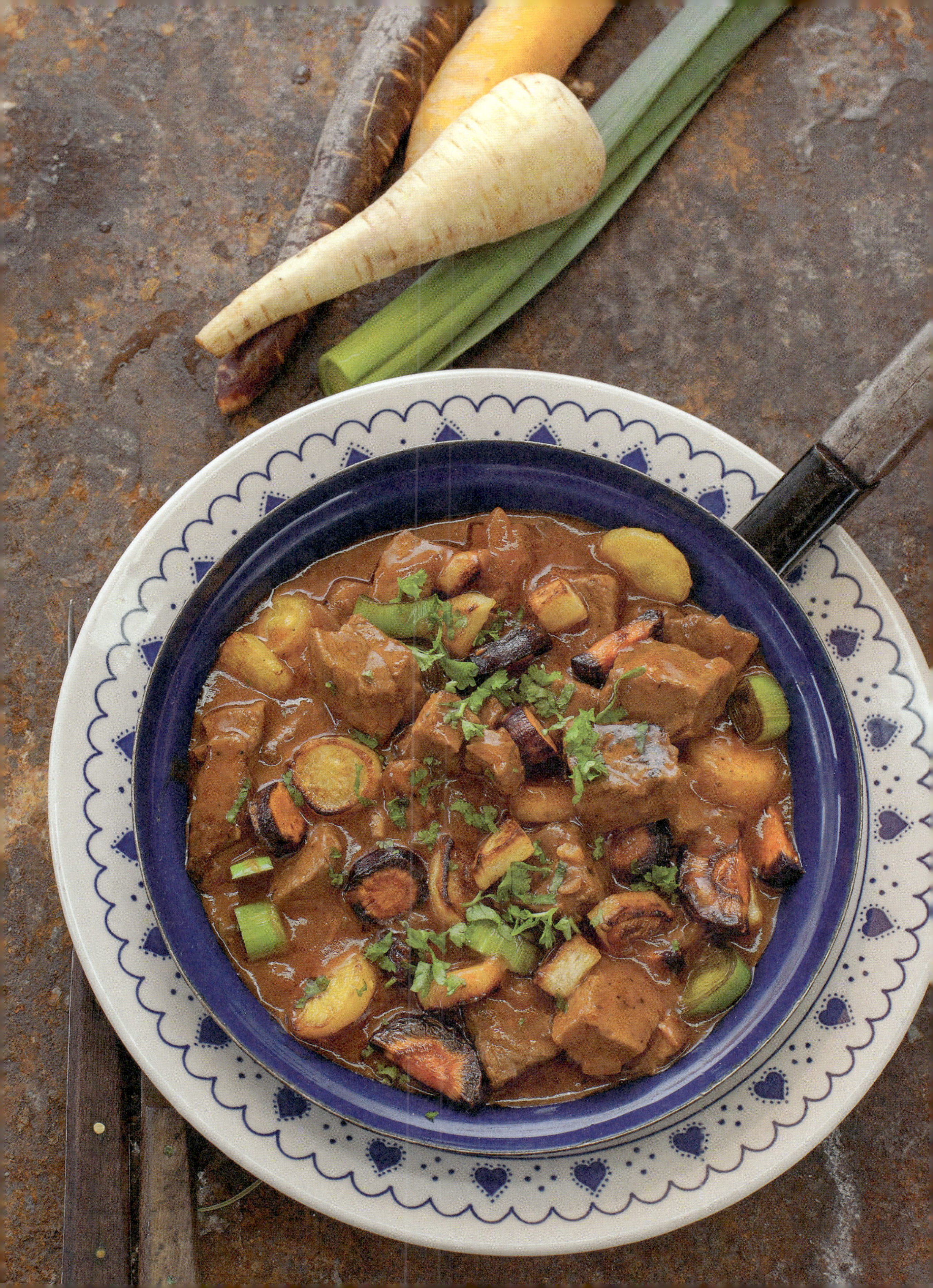

Nudeln mit Steakfetzen und Gemüse

Rosenkohl ist ein regionales Superfood, denn schon 100 g vom »Brüsseler Kohl« versorgen uns mit dem Tagesbedarf an Folsäure und Vitamin C.

FÜR 4 PERSONEN

400 g Nudeln
Salz
2 gelbe Urmöhren
1 Petersilienwurzel
300 g Rosenkohl
300 g braune Champignons
2 EL Rapsöl
Kräutersalz
2 Rindersteaks à 150 g
½ TL Salz
¼ TL frisch gemahlener schwarzer Pfeffer
100 ml Gemüsebrühe

ZUM ANRICHTEN

50 g Bergkäse
roter Pfeffer

Die Nudeln nach Packungsangabe in reichlich Salzwasser bissfest kochen und abgießen.

Urmöhren und Petersilienwurzel schälen. Die Urmöhren in Scheiben, die Petersilienwurzel in Stücke schneiden. Den Rosenkohl putzen und vierteln. Die Champignons putzen und klein schneiden. 1 EL Öl in einer Pfanne leicht erhitzen und das Gemüse darin bei mittlerer Hitze 10 Minuten bissfest braten. Mit Kräutersalz würzen und warm halten.

Die Steaks in Streifen schneiden. Das restliche Öl (1 EL) in einer zweiten Pfanne erhitzen und das Fleisch darin bei starker Hitze 5 Minuten kräftig anbraten. Mit Salz und Pfeffer würzen. Das Gemüse dazugeben und mit der Brühe aufgießen. Die Nudeln unterheben und noch mal kurz erhitzen.

Auf vier Teller verteilen und mit gehobeltem Käse und etwas rotem Pfeffer anrichten.

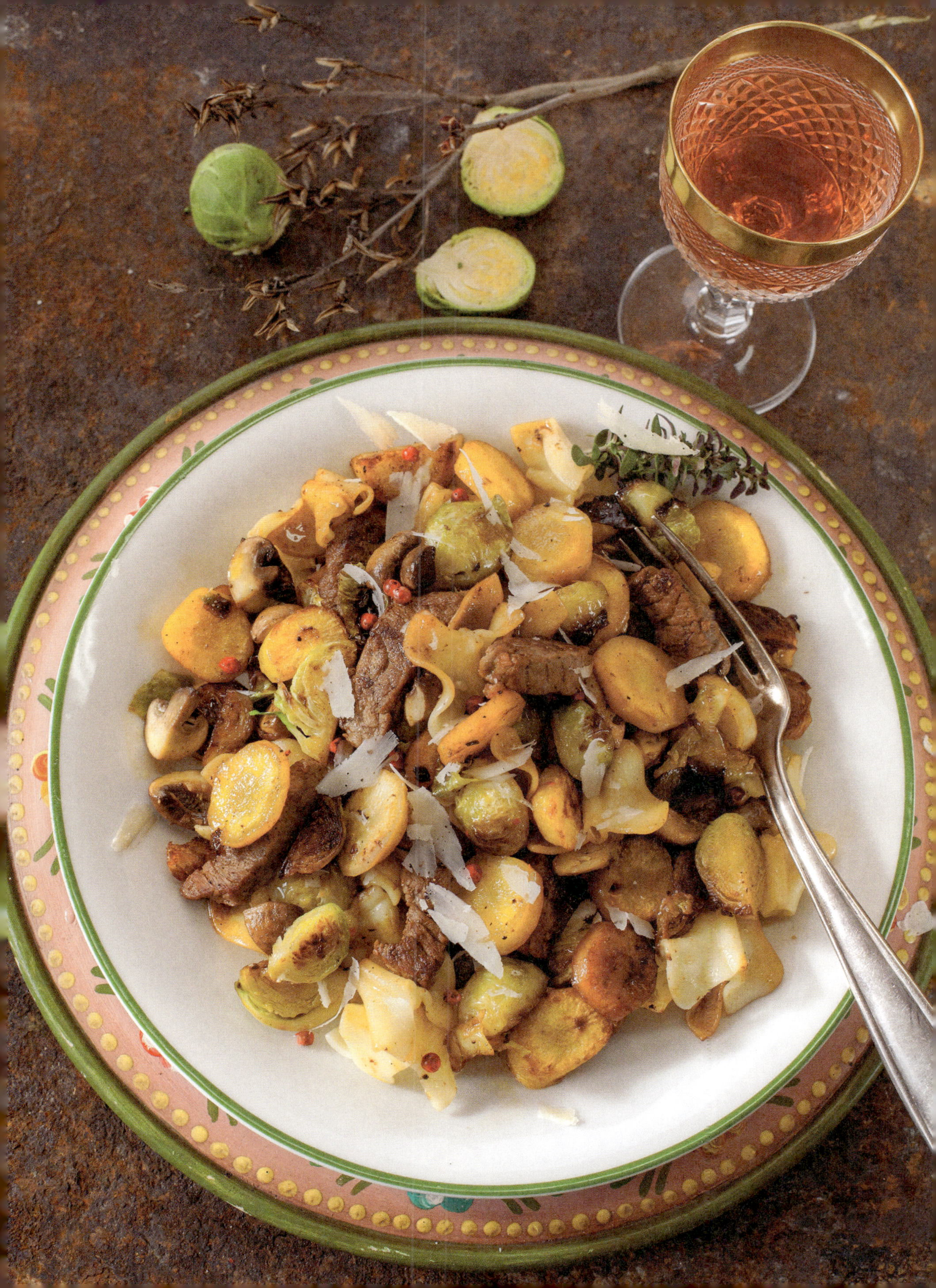

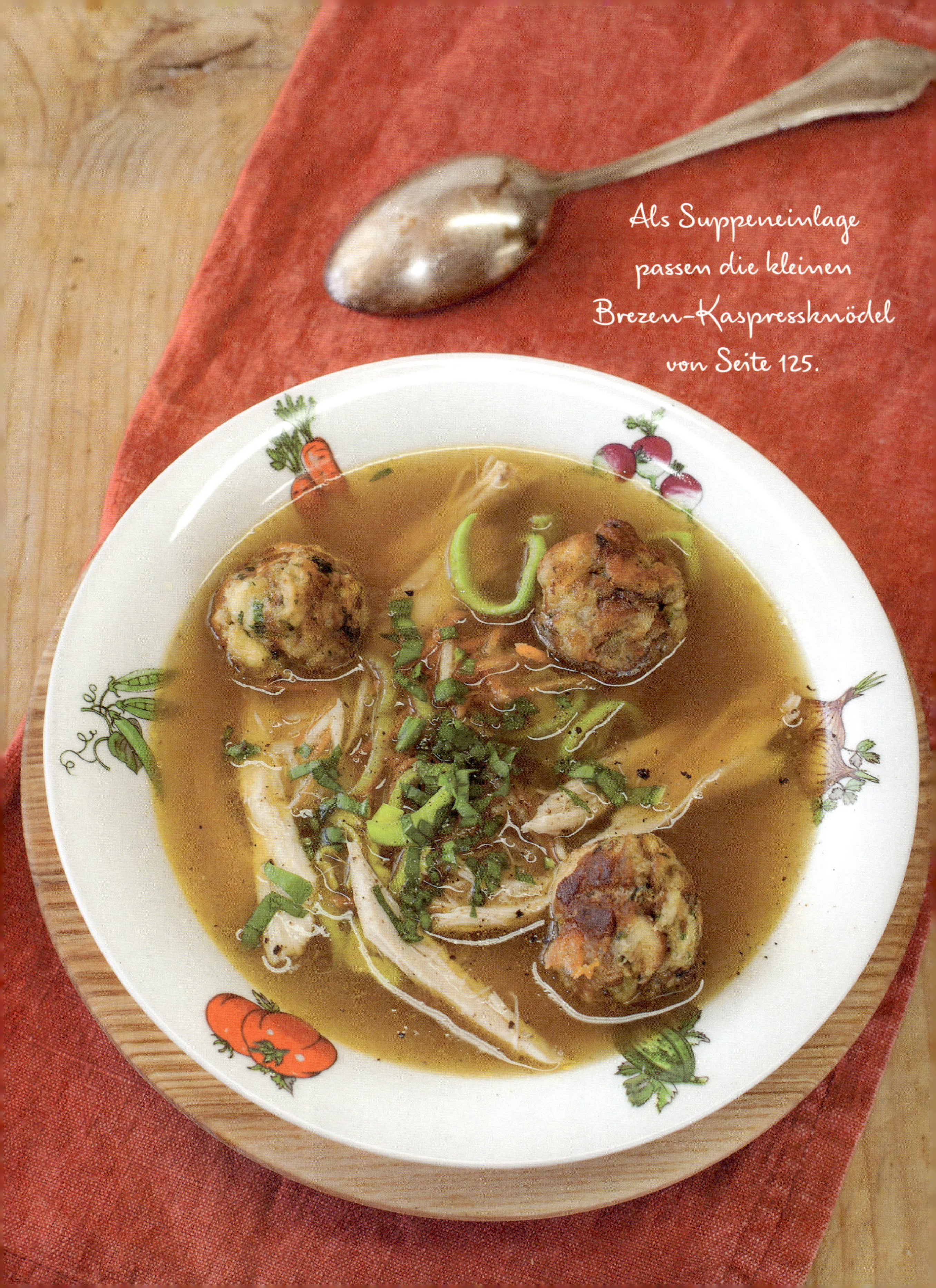

Als Suppeneinlage passen die kleinen Brezen-Kaspressknödel von Seite 125.

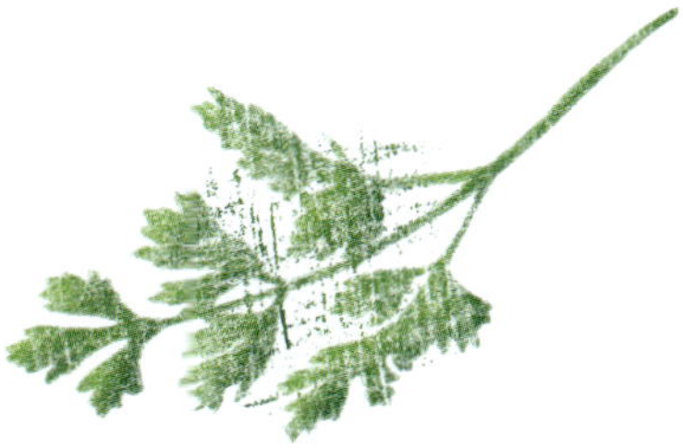

Hühnersuppe

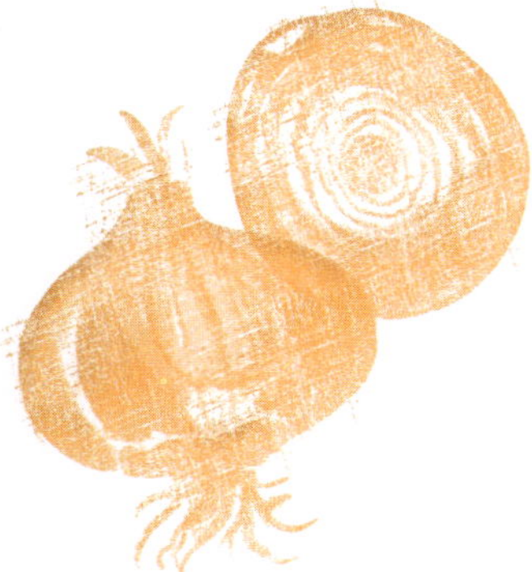

Die Nase läuft, der Hals kratzt – da kommt unsere Hühnersuppe gerade recht! Das ist kein Aberglaube, sondern wissenschaftlich bewiesen. Hühnersuppe blockiert im Organismus bestimmte weiße Blutkörperchen, sogenannte Neutrophile, die für Entzündungsprozesse mitverantwortlich sind. Neutrophile werden bei Virusinfektionen, also auch bei grippalen Infekten, in großen Mengen freigesetzt. Auch steckt in der Hühnersuppe der Eiweißstoff Cystein. Dieser wirkt entzündungshemmend und abschwellend auf die Schleimhäute.

FÜR 4 PERSONEN

- 1–2 Zwiebeln
- 2 EL Rapsöl
- 2 Karotten
- 1 Lauchstange
- 200 g Knollensellerie
- 1 Suppenhuhn
- 1 TL Salz
- ½ TL frisch gemahlener schwarzer Pfeffer
- etwas Petersilie
- etwas Liebstöckel

EINLAGE

- 1 Karotte
- 1 Petersilienwurzel oder 200 g Knollensellerie
- 1 Lauchstange

ZUM ANRICHTEN

- 1 EL frisch gehackte Kräuter (zum Beispiel Bärlauch, Petersilie)

Von den Zwiebeln nur die erste braune Schale und die Wurzeln entfernen. Die Zwiebeln halbieren. Das Öl in einem großen Topf erhitzen und die Zwiebeln darin bei starker Hitze 10 Minuten anbraten.

Das Gemüse waschen, putzen und in grobe Stücke schneiden. Zu den Zwiebeln geben und bei starker Hitze 5 Minuten kräftig mitbraten. Mit 2 l kaltem Wasser aufgießen. Das Suppenhuhn, Gewürze und Kräuter hinzufügen. Einmal aufkochen und zugedeckt bei schwacher Hitze etwa 1 Stunde 20 Minuten kochen (hängt von der Größe des Huhnes ab).

Die fertige Brühe durch ein feines Sieb abgießen. Das Huhn etwas abkühlen lassen. Die Haut entfernen, das Fleisch von den Knochen lösen und bei Bedarf etwas zerpflücken.

Karotte und Petersilienwurzel oder Sellerie schälen, den Lauch putzen und waschen. Das Gemüse in feine Streifen schneiden. In einem Topf etwas abgeseihte Brühe aufkochen und das Gemüse darin bei mittlerer Hitze etwa 5 Minuten bissfest garen.

Hühnerfleisch und Gemüse in die heiße Hühnerbrühe geben und mit Kräutern bestreut auf vier Teller verteilen.

Bayerisches »Risotto« mit Huhn

Bei Perl-Getreide wird nur die äußere Kornschicht poliert, daher entfällt das Einweichen der Körner und es kann spontan und schnell eine gesunde, wohlschmeckende Mahlzeit zubereitet werden.

FÜR 4 PERSONEN

1 Zwiebel
1 EL Rapsöl
250 g Perl-Dinkel
100 ml Weißwein
750 ml Gemüsebrühe
2 Karotten
1 Kohlrabi
½ TL Salz
1 Prise frisch gemahlener schwarzer Pfeffer
gekochtes Hühnerfleisch (Seite 87)
100 g milder Käse, gerieben
100 g Sahne

ZUM ANRICHTEN

1 EL frisch gehackte Kräuter (zum Beispiel Bärlauch, Petersilie)

Die Zwiebel schälen und fein würfeln. Das Öl in einer hohen Pfanne oder einem großen Topf erhitzen und die Zwiebel darin bei mittlerer Hitze 5 Minuten andünsten. Den Perl-Dinkel hinzufügen und kurz mitbraten. Mit Wein und 150 ml Brühe ablöschen und zugedeckt bei schwacher Hitze etwa 30 Minuten köcheln. Dabei hin und wieder umrühren und die restliche Brühe nach und nach dazugießen.

Karotten und Kohlrabi schälen und fein würfeln. Dabei die kleinen Kohlrabiblätter aufbewahren. Das Gemüse zum Risotto geben, mit Salz und Pfeffer würzen und bei schwacher Hitze 10 Minuten weiterkochen.

Das Hühnerfleisch in Streifen schneiden. Mit Käse und Sahne zum Risotto geben und noch mal kurz erhitzen.

Auf vier Schüsseln oder Teller verteilen und mit Kräutern und Kohlrabiblättern bestreut servieren.

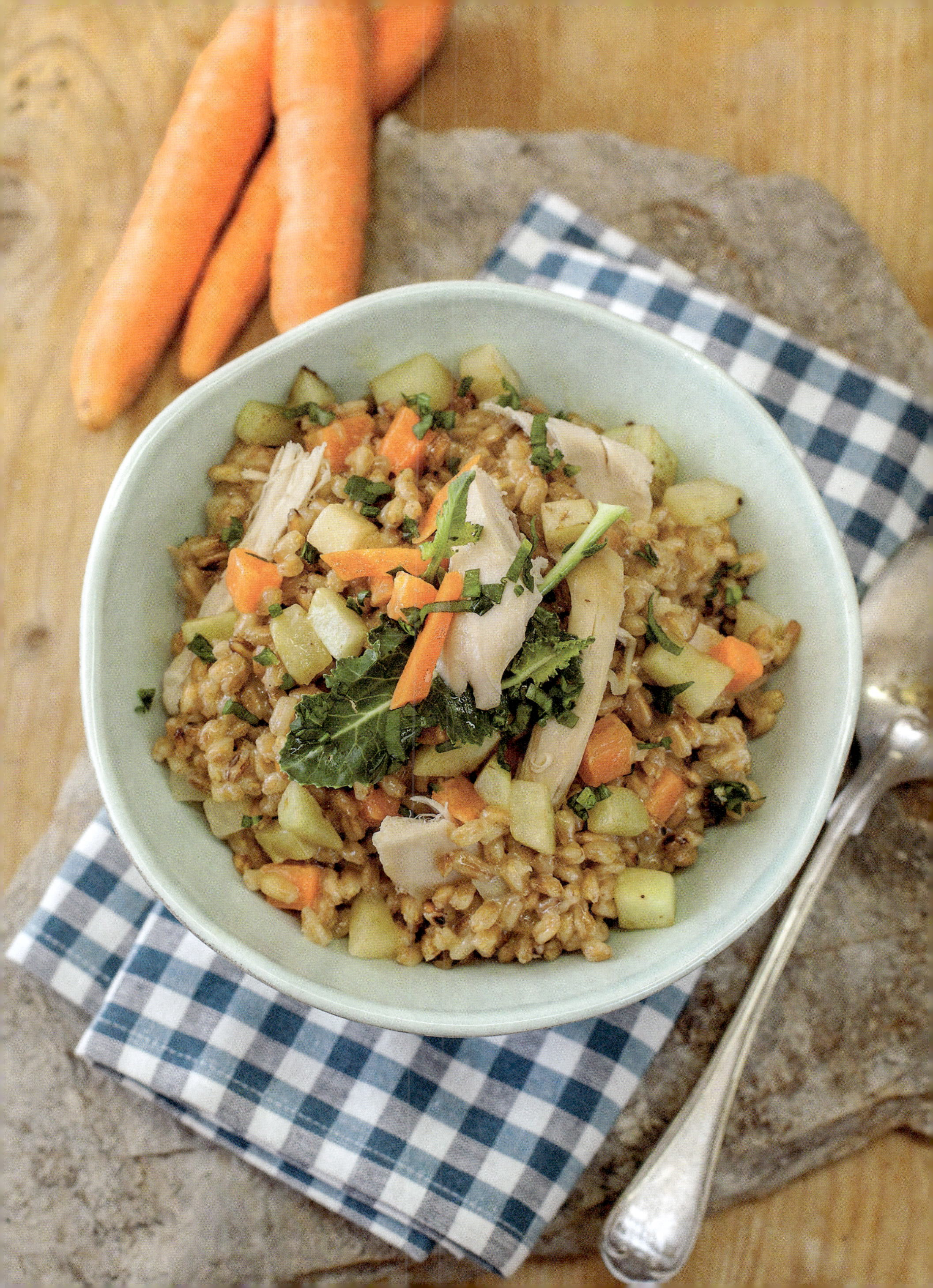

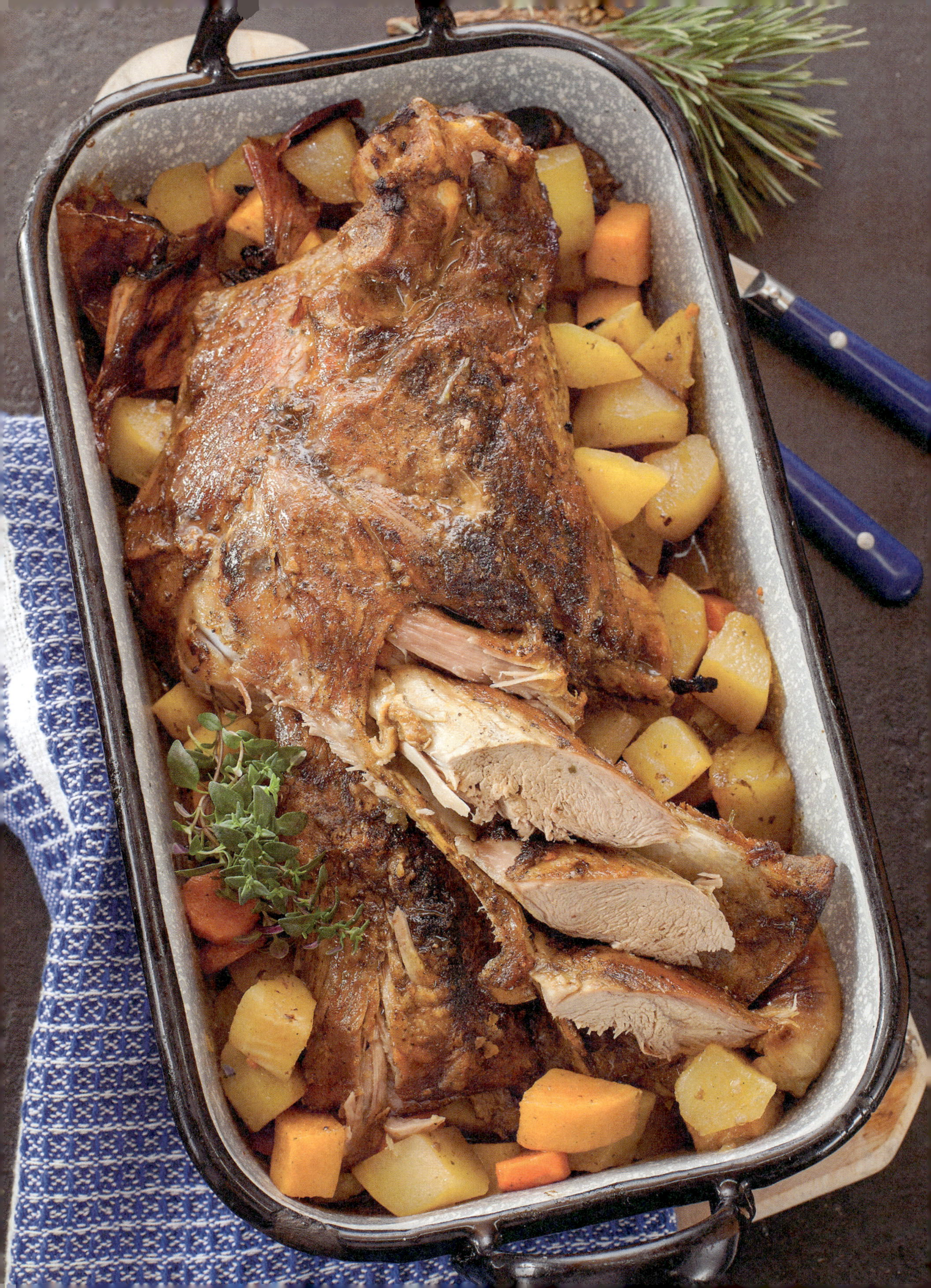

Lammschulter mit Kartoffeln

Zwei bayerische Regionen – das Jura und das Altmühltal – bieten hervorragendes Lammfleisch an. Denn besonders auf diesen kräuterreichen Weiden bietet eine artgerechte und natürliche Schafhaltung die Grundlage für höchste Fleischqualität.

FÜR 4 PERSONEN

1 Zwiebel
1 kg Lammschulter (mit Knochen)
1 TL Salz
½ TL frisch gemahlener schwarzer Pfeffer
1 EL frisch gehackter Thymian
2 EL Rapsöl
500 ml Gemüsebrühe
500 g festkochende Kartoffeln
2 Karotten
1 Pastinake
200 g Steckrüben

Die Zwiebel mitsamt der Schale halbieren. Das Fleisch mit Salz, Pfeffer und Thymian würzen. Das Öl in einem großen Bräter erhitzen und Zwiebel und Fleisch darin bei starker Hitze 15 Minuten rundum kräftig anbraten. Im Backofen bei 160 °C Umluft 1 Stunde 30 Minuten garen.

Während der Garzeit nach und nach die Brühe dazugießen.

Die Kartoffeln schälen und würfeln. Zum Fleisch geben und bei 160 °C Umluft weitere 30 Minuten garen.

Karotten, Pastinake und Steckrüben schälen und klein schneiden. Zu den Kartoffeln geben und bei 160 °C Umluft 10–15 Minuten weitergaren, bis das Gemüse bissfest ist. Bei Bedarf mit Salz und Pfeffer nachwürzen.

Lammrollbraten auf Bayerisch Kraut

Wir verwenden gerne Spitzkohl, da er bekömmlicher ist als Weißkraut. Der zarte Spitzkohl ist allerdings nicht lange lagerfähig und sollte möglichst frisch eingekauft und bald verzehrt werden.

FÜR 4 PERSONEN

LAMMROLLBRATEN

1 kg Lammbauch
1 TL Salz
½ TL frisch gemahlener schwarzer Pfeffer
1–2 EL Kräutersenf
2–4 Spitzkohlblätter (je nach Größe)
2 EL Rapsöl
700 ml Gemüsebrühe
1 EL Mehl

BAYERISCH KRAUT

1 Zwiebel
1 EL Rapsöl
1 kleiner Spitzkohl
Salz
frisch gemahlener schwarzer Pfeffer
gemahlener Kümmel
100 ml Gemüsebrühe

Das Fleisch von beiden Seiten mit Salz und Pfeffer würzen und eine Seite mit dem Senf bestreichen. Die Kohlblätter darauflegen und das Bauchstück aufrollen. Mit Zahnstochern und Küchengarn verschließen. Das Öl in einem Bräter erhitzen und das Fleisch darin bei starker Hitze 15 Minuten rundum kräftig anbraten. Im Backofen bei 160 °C Umluft 2 Stunden garen.

Während der Garzeit nach und nach die Brühe dazugießen.

Für das Bayerisch Kraut die Zwiebel schälen und fein würfeln. Das Öl in einem Topf leicht erhitzen und die Zwiebel darin bei mittlerer Hitze 5 Minuten andünsten. Den Spitzkohl vierteln und den Strunk entfernen. Die Blätter grob schneiden und zur Zwiebel geben. Mit Salz, Pfeffer und Kümmel würzen, die Brühe hinzufügen und bei mittlerer Hitze 5 Minuten dünsten.

Das Mehl mit etwas kaltem Wasser glatt rühren. Die Bratensauce damit binden.

Das Fleisch in Scheiben schneiden und mit der Sauce auf dem Kraut anrichten.

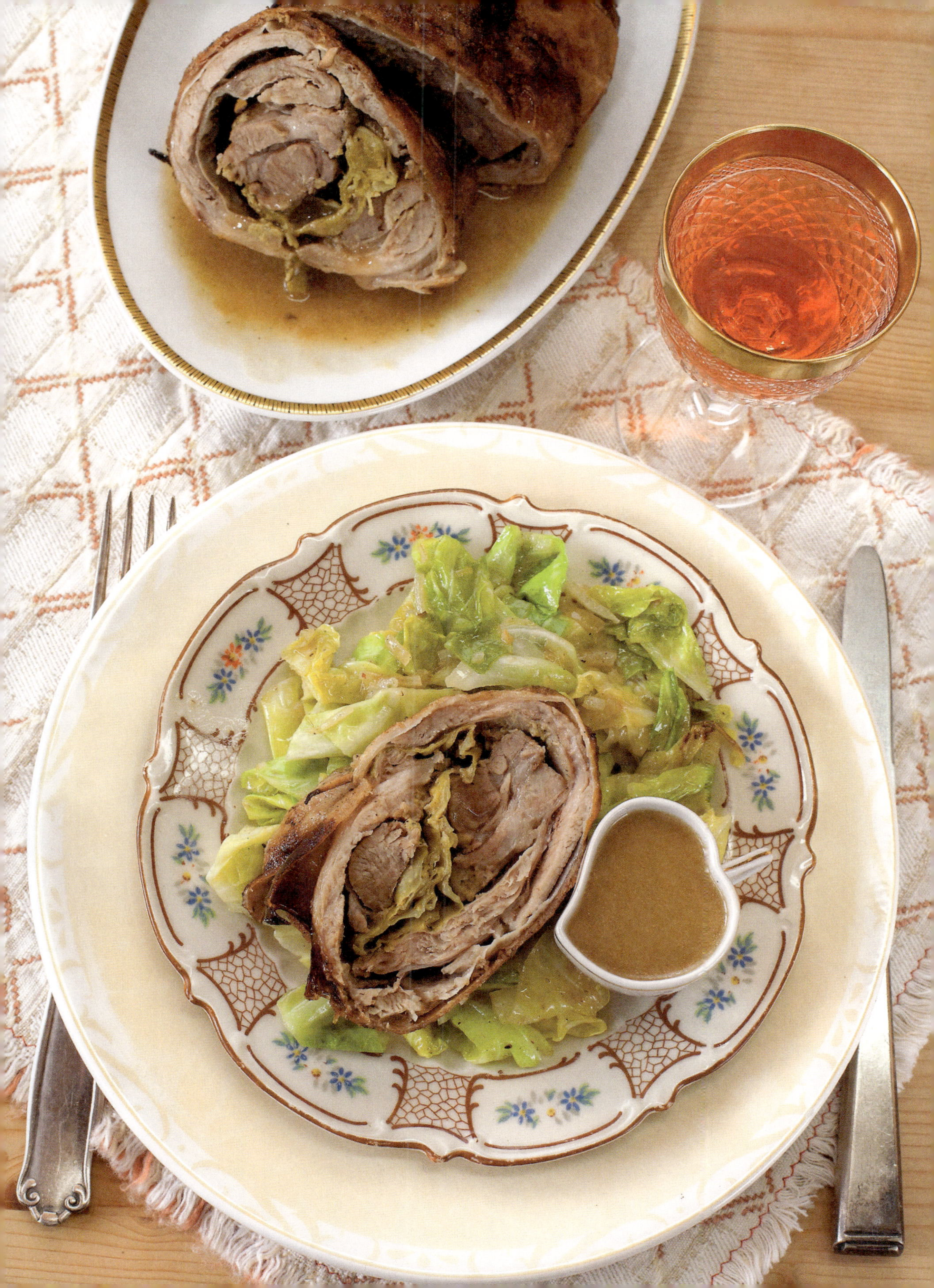

Wildragout

FÜR 4 PERSONEN

800 g Hirsch- oder Rehkeule, ausgelöst
3 EL Rapsöl
½ TL Salz
½ TL frisch gemahlener schwarzer Pfeffer
1 kleiner Zweig frischer Majoran
1 kleiner Zweig frischer Thymian
200 ml Rotwein
500 ml Gemüsebrühe
1 EL Mehl
2 rote Zwiebeln
200 g braune Champignons

Das Fleisch in mundgerechte Würfel schneiden. 1 EL Öl in einer Pfanne erhitzen und die Hälfte des Fleisches darin bei starker Hitze 10 Minuten kräftig anbraten. Den Bratensatz mit 100 ml Wasser ablöschen und das Ganze in einen großen Topf umfüllen.

Einen weiteren EL Öl in der Pfanne erhitzen und das restliche Fleisch darin bei starker Hitze 10 Minuten kräftig anbraten. Noch mal mit 100 ml Wasser ablöschen. Ebenfalls in den Topf geben. Salz, Pfeffer, Majoran, Thymian, Rotwein und Brühe dazugeben und zugedeckt bei schwacher Hitze 60 Minuten schmoren. Eventuell noch etwas Brühe hinzufügen.

Das Mehl mit etwas kaltem Wasser glatt rühren. Unter das Ragout rühren und einmal aufkochen.

Die Zwiebeln schälen und in Streifen schneiden. Die Pilze putzen und vierteln. Das restliche Öl (1 EL) in einer Pfanne leicht erhitzen und Zwiebeln und Pilze darin bei mittlerer Hitze 10 Minuten dünsten. Die Pilz-Zwiebel-Mischung zum Ragout geben und vor dem Servieren die Kräuterzweige entfernen.

Eingelegte Schlehen

FÜR 3 GLÄSER À 250 ML

300 g Schlehen
300 ml Weißweinessig
210 g Zucker
3 Gewürznelken
1 Zimtstange

In einem Topf 1 l Wasser zum Kochen bringen. Die Schlehen dazugeben und einmal aufkochen. Die Schlehen in ein Sieb abgießen. In drei vorbereitete Schraubgläser verteilen.

In einem Topf Essig, Zucker, Nelken und Zimtstange aufkochen. Auf die Gläser mit den Schlehen verteilen und sofort verschließen. So sind die Schlehen monatelang haltbar.

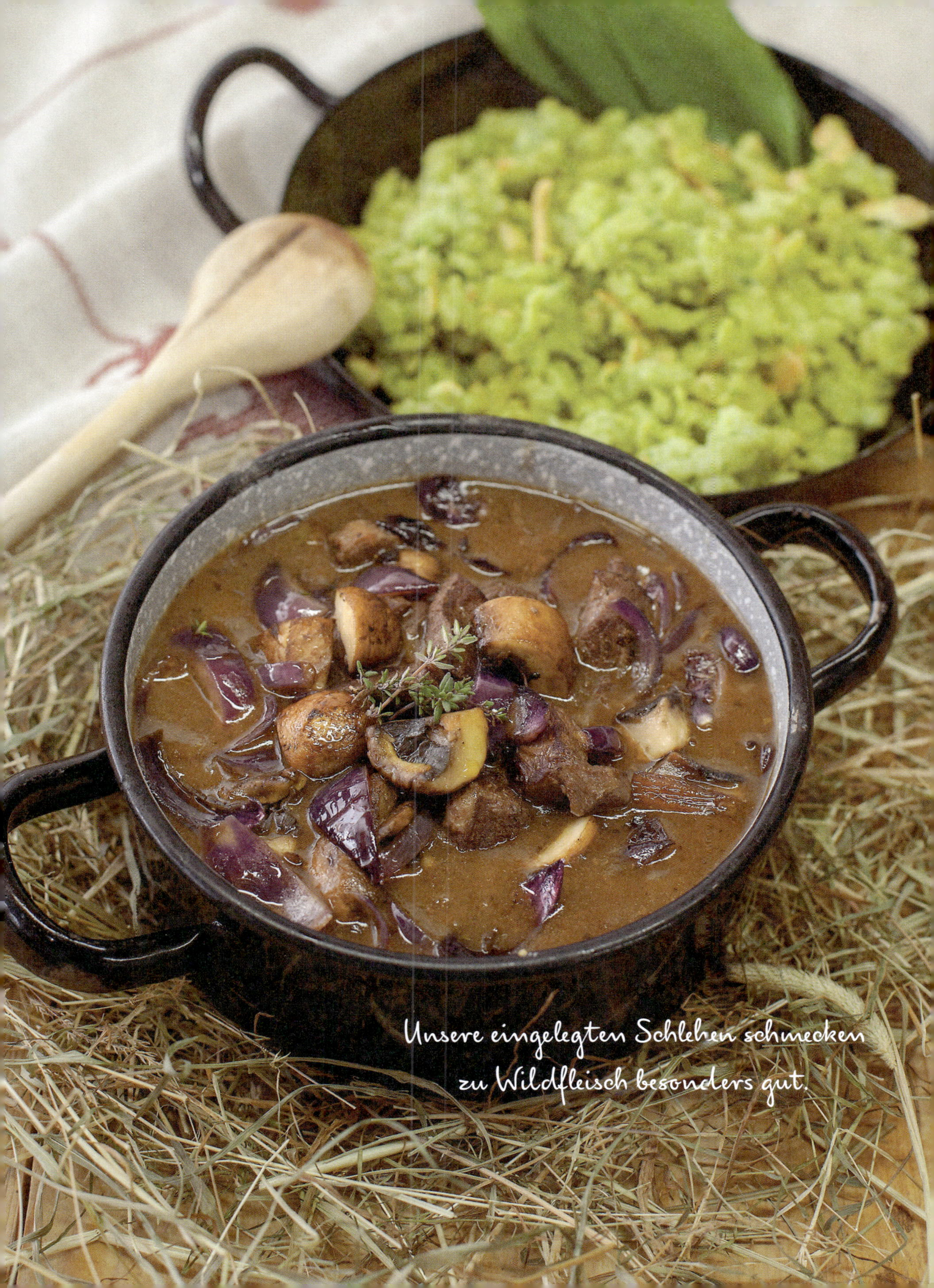
Unsere eingelegten Schlehen schmecken
zu Wildfleisch besonders gut.

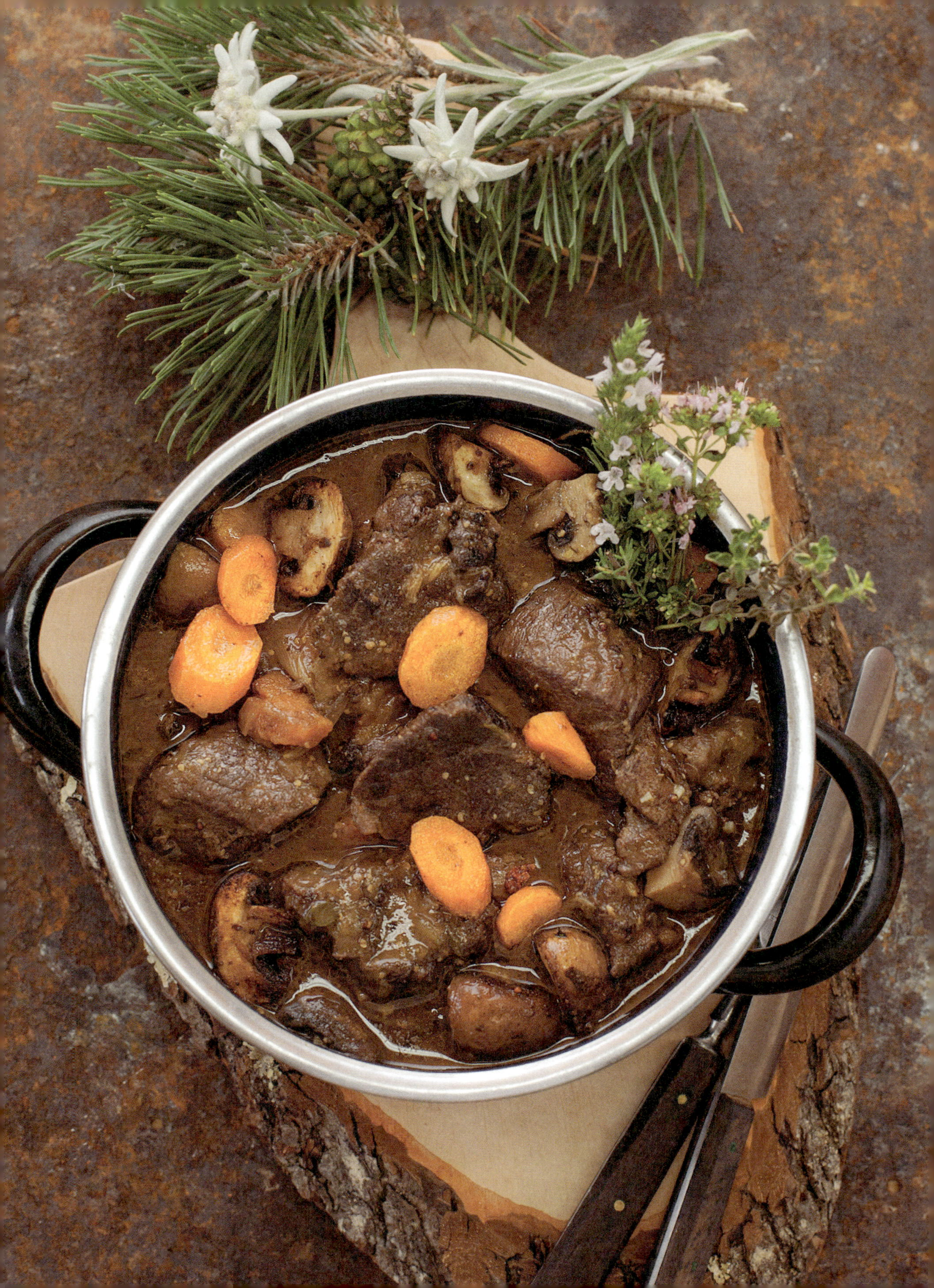

Wilderertopf

Wir lieben Wildfleisch: Es ist regional und im Geschmack herrlich kräftig, da die Tiere sich von Gräsern und Wildkräutern ernähren.

FÜR 4 PERSONEN

1 kg Wildfleisch (zum Beispiel Gams- oder Rehschulter)
1 TL Salz
½ TL frisch gemahlener schwarzer Pfeffer
1 TL Paprikapulver
2 EL grobkörniger Senf
2 EL Butterschmalz
1 Zwiebel
1 Knoblauchzehe
2 Karotten
200 g braune Champignons
je ½ TL frisch gehackter Majoran, Rosmarin und Thymian
1–2 EL Mehl

Das Fleisch in 5 cm große Stücke schneiden. Mit Salz, Pfeffer Paprikapulver und Senf gut vermischen und über Nacht im Kühlschrank durchziehen lassen.

1 EL Butterschmalz in einer Pfanne bei mittlerer Hitze zerlassen und die Hälfte des Fleisches darin bei starker Hitze 10 Minuten kräftig anbraten. Den Bratensatz mit 100 ml Wasser ablöschen und das Ganze in einen großen Topf umfüllen.

Das restliche Butterschmalz (1 EL) in der Pfanne zerlassen und das restliche Fleisch darin bei starker Hitze 10 Minuten kräftig anbraten. Noch mal mit 100 ml Wasser ablöschen. Ebenfalls in den Topf geben. Mit Wasser aufgießen, bis das Fleisch ganz bedeckt ist und zugedeckt bei mittlerer Hitze 1 Stunde schmoren.

Zwiebel, Knoblauch und Karotten schälen. Zwiebel und Knoblauch in feine Würfel, die Karotten in Scheiben schneiden. Die Pilze putzen und vierteln. Alles mit den Kräutern zum Fleisch geben und bei mittlerer Hitze 30 Minuten weiterschmoren.

Das Mehl mit etwas kaltem Wasser glatt rühren und die Sauce damit binden.

Lachsforelle mit Brezenkruste

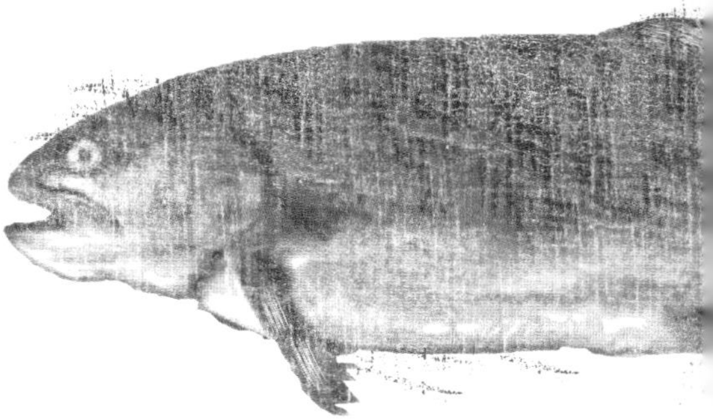

Das rote Fleisch der Lachsforelle ist wegen seines tollen Geschmacks gerade bei Feinschmeckern sehr beliebt. Das zarte Rot entsteht nur durch die spezielle Fütterung – dem Futter von Regenbogenforellen wird Karotin zugesetzt.

FÜR 4 PERSONEN

4 Lachsforellenfilets (à 200 g)
1 EL Weißweinessig
Salz
frisch gemahlener schwarzer Pfeffer
1–2 EL Rapsöl

BELAG

2 Brezen
1 EL Butter
2 Eiweiß
2 EL frisch gehackter Bärlauch
50 g Bergkäse, gerieben
1 Prise Salz
1 Prise frisch gemahlener schwarzer Pfeffer

Die Fischfilets mit dem Essig beträufeln und 10 Minuten ziehen lassen. Jede Filetseite mit je 1 Prise Salz und Pfeffer würzen. Das Öl in einer Pfanne leicht erhitzen und die Fischfilets darin, mit der Hautseite beginnend, bei mittlerer Hitze auf beiden Seiten jeweils 5 Minuten braten. Mit der Hautseite auf ein mit Backpapier ausgelegtes Backblech legen.

Für den Belag die Brezen in kleine Würfel schneiden. Die Butter in einer Pfanne bei mittlerer Hitze zerlassen und die Brezenwürfel darin 10 Minuten goldbraun rösten. In eine Schüssel geben und etwas abkühlen lassen. Mit Eiweiß, Bärlauch und Käse mischen und mit Salz und Pfeffer würzen. Den Belag auf den Fischfilets verteilen und bei 180 °C Umluft 10 Minuten überbacken.

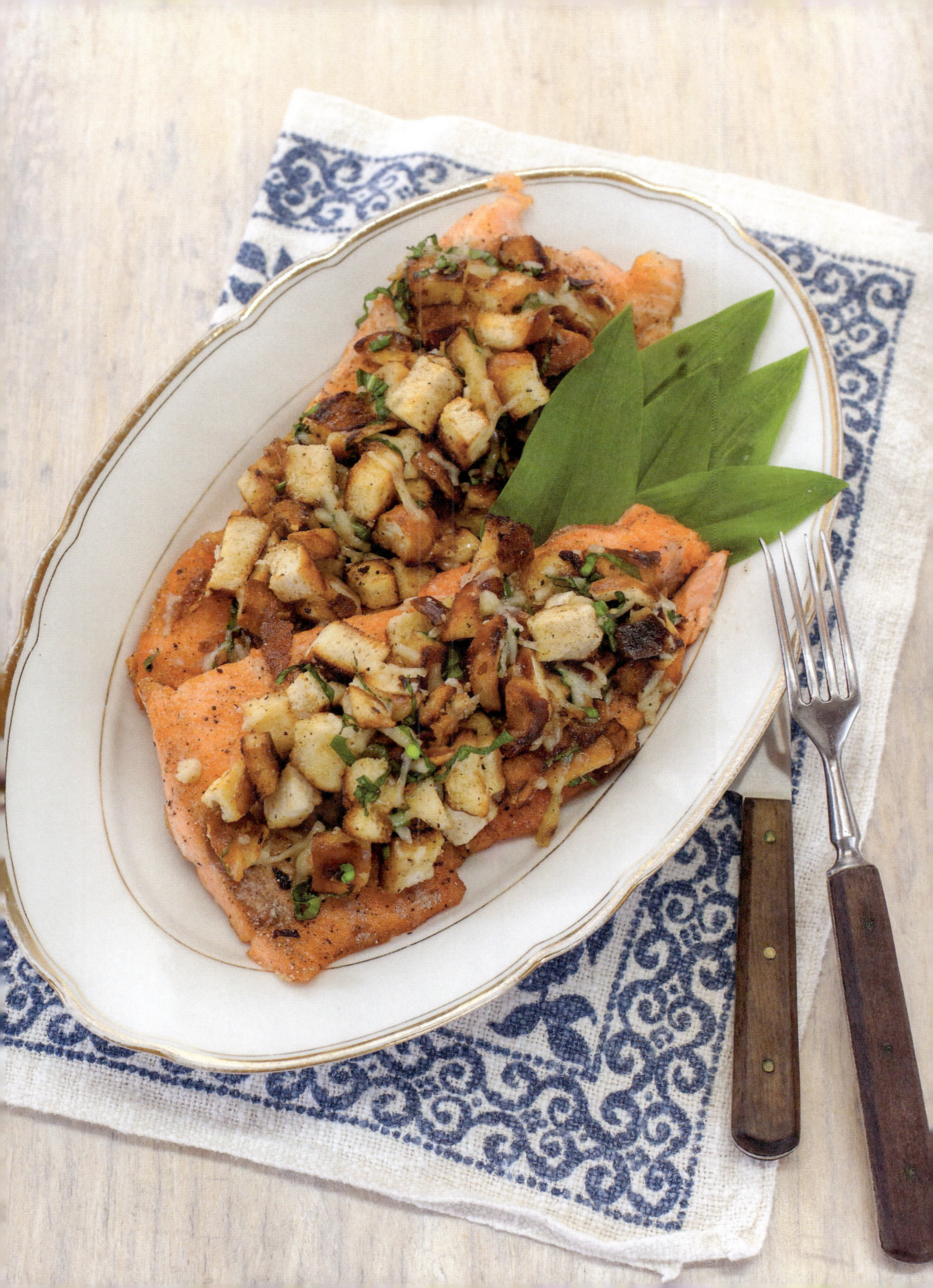

Fisch auf Kartoffel-Weincreme

FÜR 4 PERSONEN

KARTOFFEL-WEINCREME

1 Zwiebel
1 EL Butter
750 g mehligkochende Kartoffeln
200 ml Weißwein
500 ml Gemüsebrühe, eventuell etwas mehr
Salz
frisch gemahlener schwarzer Pfeffer
100 g Schmand

FISCH

4 Forellen- oder Saiblingfilets (à 200 g)
1 EL Weißweinessig
Salz
frisch gemahlener schwarzer Pfeffer
1–2 EL Rapsöl

ZUM ANRICHTEN

2 Blaue Schweden (alte Kartoffelsorte)
1 EL Rapsöl
Salz
1 EL Schnittlauch, in feine Röllchen geschnitten

Die Zwiebel schälen und fein würfeln. Die Butter in einem Topf bei mittlerer Hitze zerlassen und die Zwiebel darin 5 Minuten andünsten. Die Kartoffeln schälen, in kleine Würfel schneiden und kurz mitdünsten. Mit Wein und Brühe aufgießen und bei mittlerer Hitze etwa 15 Minuten weich kochen. Mit einem Stabmixer pürieren und mit Salz und Pfeffer würzen. Sollte die Kartoffel-Weincreme zu fest sein, noch etwas heiße Brühe hinzufügen. Den Schmand unterrühren und warm halten.

Die Forellen- oder Saiblingfilets mit dem Essig beträufeln und 10 Minuten ziehen lassen. Jede Filetseite mit je 1 Prise Salz und Pfeffer würzen. Das Öl in einer Pfanne leicht erhitzen und die Fischfilets darin, mit der Hautseite beginnend, bei mittlerer Hitze auf beiden Seiten jeweils 5 Minuten braten.

In der Zwischenzeit die Kartoffeln schälen und in dünne Scheiben hobeln. Das Öl in einer zweiten Pfanne erhitzen und die Kartoffelscheiben darin bei starker Hitze 10 Minuten rundum knusprig braten. Mit Salz würzen.

Die Kartoffel-Weincreme auf vier Teller verteilen. Die Fischfilets mit den Kartoffelscheiben darauf anrichten. Mit dem Schnittlauch bestreut servieren.

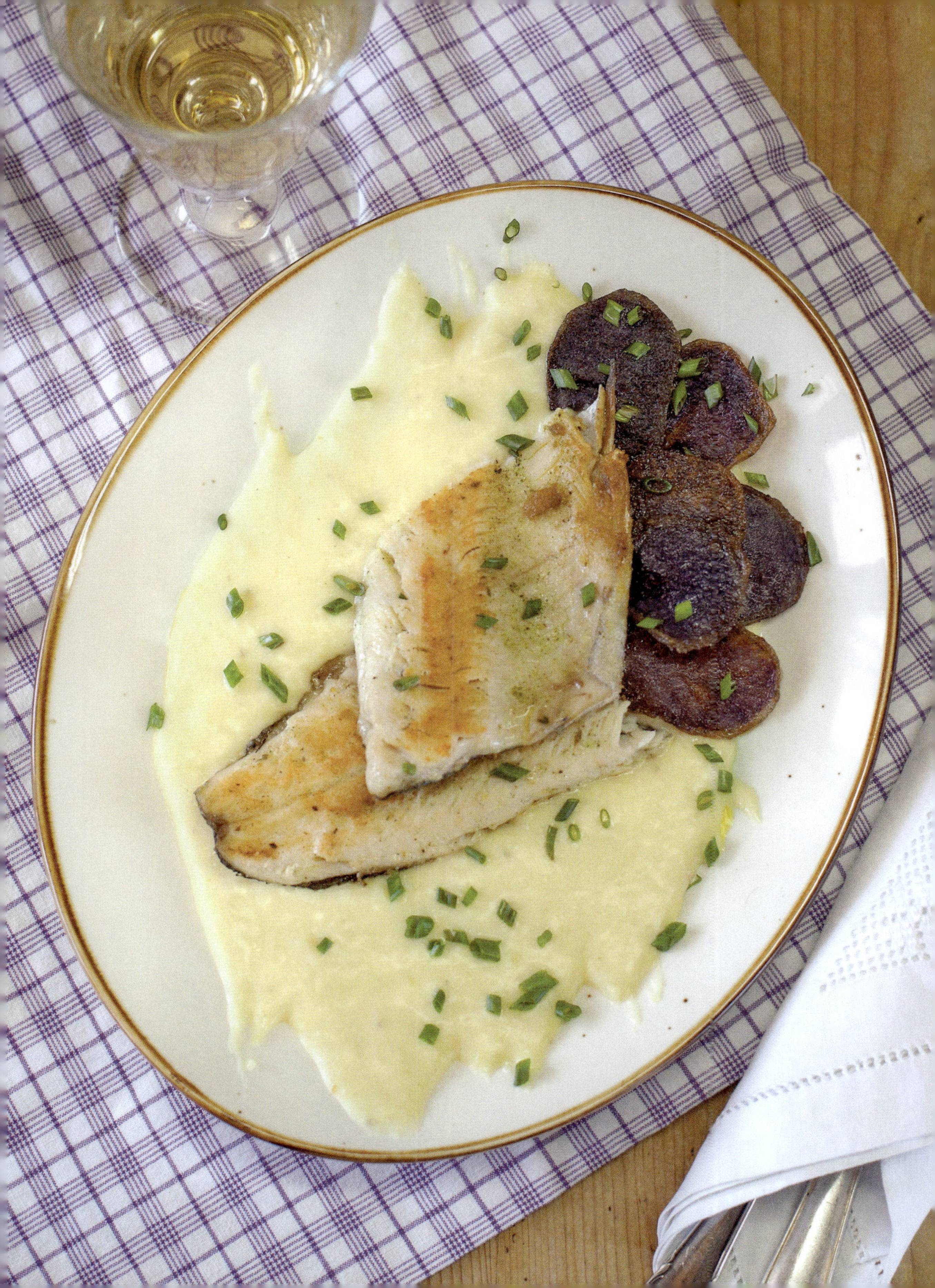

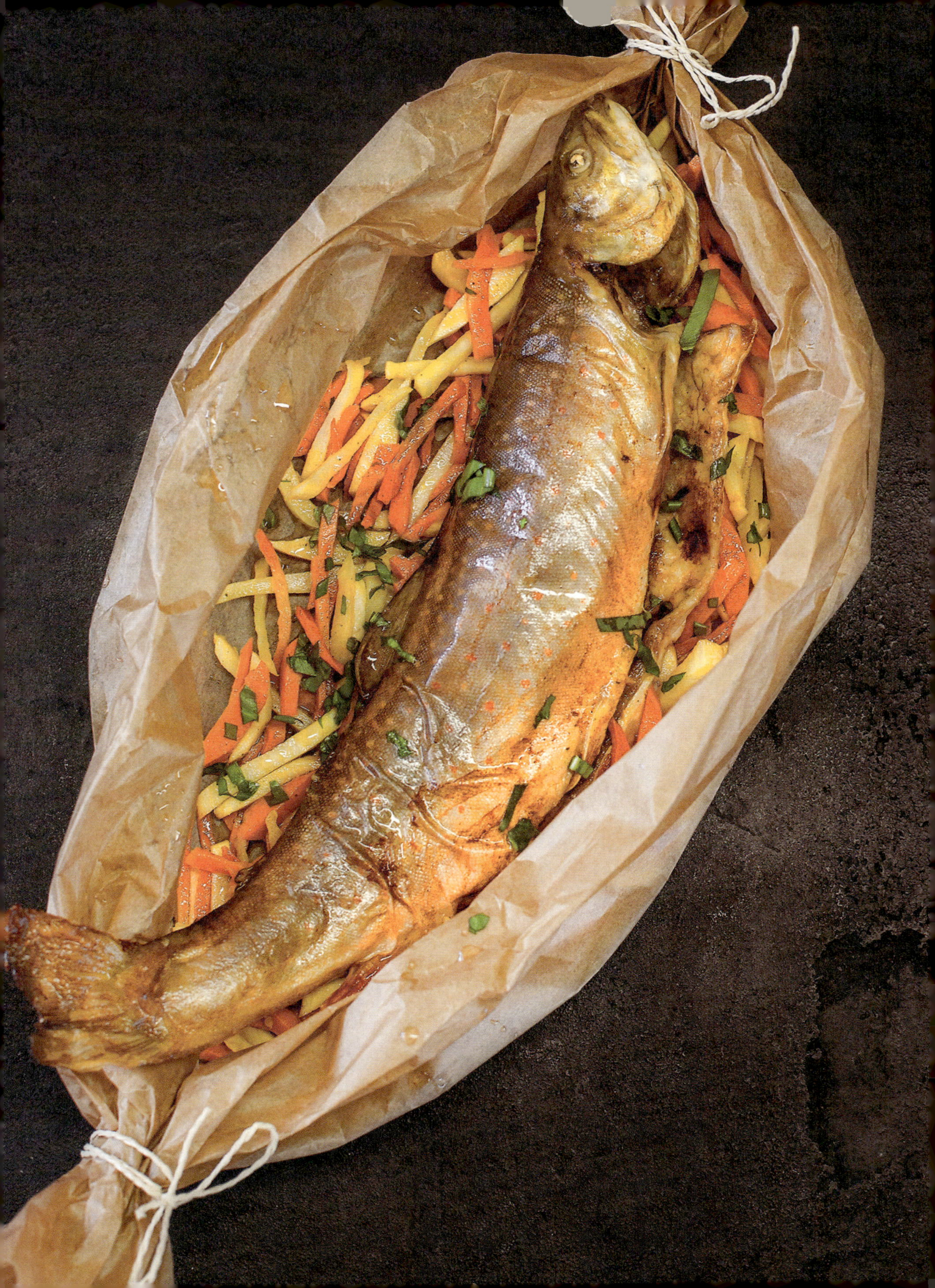

Saibling auf Gemüsebett

Der Saibling gehört zu den besten bayerischen Speisefischen überhaupt, denn er überzeugt durch seinen feinen Geschmack. Wer den Saibling noch nicht kennt, sollte bald sein erstes kulinarisches Date mit ihm planen …

FÜR 4 PERSONEN

2–3 Saiblinge
2 EL Weißweinessig
Salz
frisch gemahlener schwarzer Pfeffer
20 g Butter
3 Karotten
2 Petersilienwurzeln
2–3 EL Rapsöl

ZUM ANRICHTEN

1 EL frisch gehackte Kräuter (zum Beispiel Bärlauch, Petersilie)

Die Fische innen und außen mit kaltem Wasser gut abspülen und mit Küchenpapier trocken tupfen. Das Innere der Fische mit dem Essig beträufeln und 10 Minuten ziehen lassen. Jeden Fisch mit je ¼ TL Salz und 1 Prise Pfeffer würzen. Die Butter in dünne Scheiben schneiden und in die Fische legen. Auf ein mit Backpapier ausgelegtes Backblech legen und bei 170 °C Umluft 25–30 Minuten im Backofen garen.

Das Gemüse schälen und in Stifte schneiden. Auf ein großes Stück Backpapier geben. Kräftig mit Salz und Pfeffer würzen und das Öl darüber verteilen. Das Backpapier über das Gemüse schlagen und die Enden mit Küchengarn fixieren. Auf ein Backblech legen und ebenfalls im Backofen bei 160 °C Umluft 25 Minuten garen.

Den Fisch auf dem Gemüse anrichten und mit den Kräutern bestreut servieren.

Vor dem Anrichten das Gemüse nach Belieben mit etwas Essig beträufeln.

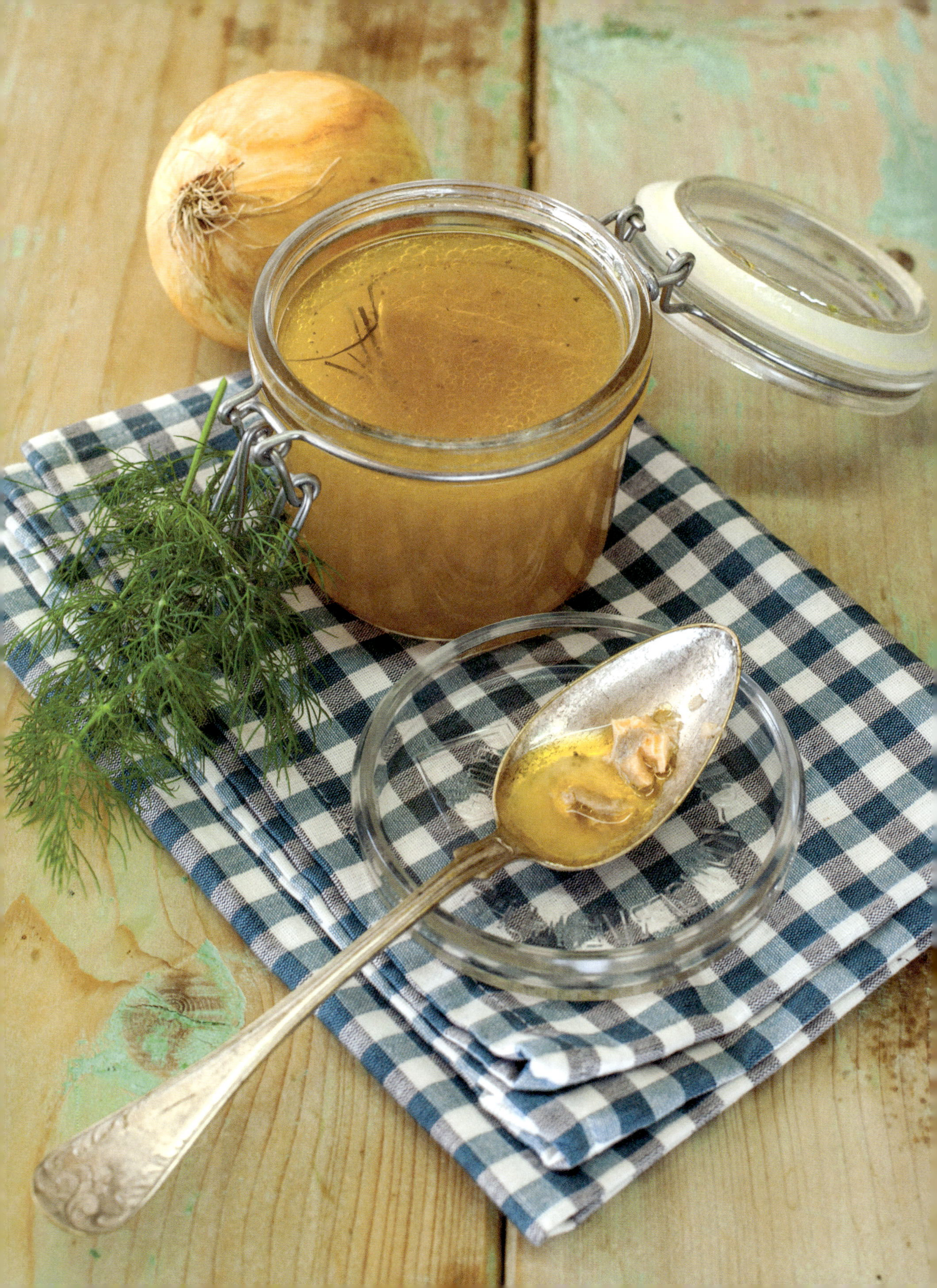

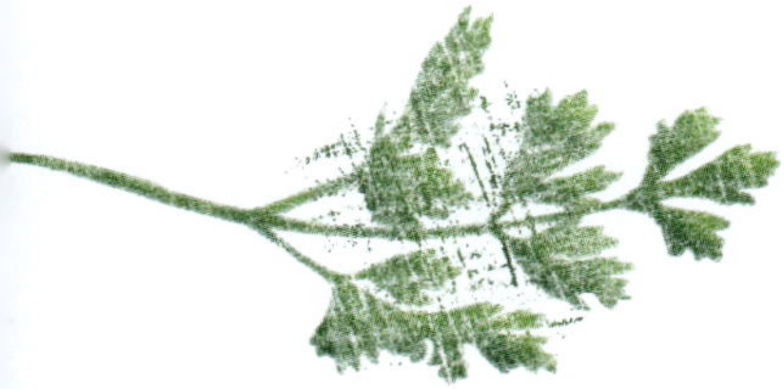

Fischfond, selbst gemacht

Fischfond eignet sich hervorragend für eine feine Suppe mit Fischeinlage oder als Basis für eine Fischsauce.

FÜR 4 PERSONEN

2 Zwiebeln
2 EL Rapsöl
2 Karotten
1 Petersilienwurzel
1 Bund Frühlingszwiebeln
Fischabfälle wie Kopf und Gräten
1 TL Salz
½ TL frisch gemahlener schwarzer Pfeffer
½ TL Dillspitzen
½ TL frisch gehackte Petersilie

Von den Zwiebeln nur die erste braune Schale und die Wurzeln entfernen. Die Zwiebeln halbieren. Das Öl in einem großen Topf erhitzen und die Zwiebeln darin bei starker Hitze 10 Minuten anbraten.

Das Gemüse waschen, putzen und in grobe Stücke schneiden. Zu den Zwiebeln geben und bei starker Hitze 5 Minuten kräftig mitbraten. Die Fischabfälle dazugeben und kurz mitbraten. Mit 2 l Wasser aufgießen, Gewürze und Kräuter hinzufügen. Einmal aufkochen und zugedeckt bei schwacher Hitze etwa 1 Stunde kochen.

Den fertigen Fond durch ein feines Sieb abgießen.

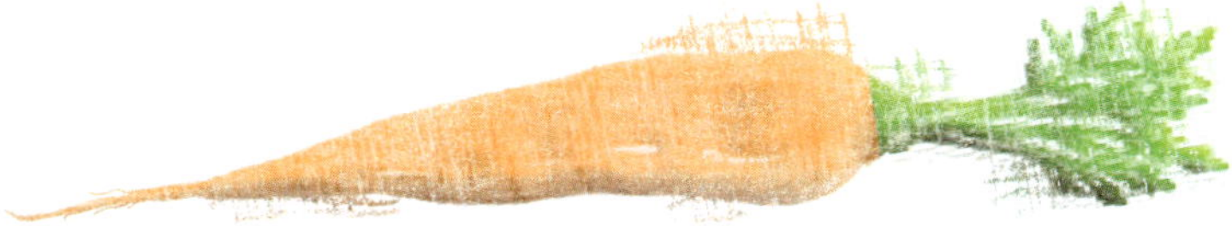

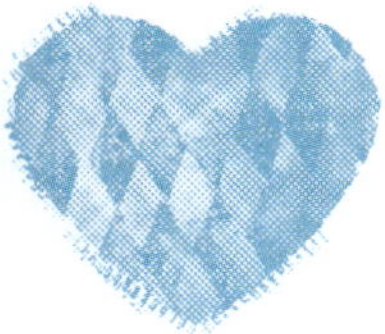

Die Zwiebelschalen und das kräftige Anbraten geben dem Ganzen Röstaromen und eine schöne Farbe. Der Fond lässt sich sehr gut einfrieren – somit hat man stets eine Basis für eine feine Fischsauce oder -suppe zur Hand.

Fischaufstrich, eingeweckt

Einwecken ist eine beliebte Methode, um Lebensmittel zu konservieren. Schon unsere Omas haben fast alles, was aus dem eigenen Garten kam, mit dieser Methode haltbar gemacht. In gut verschlossenen Gläsern wird das Einkochgut, im Wasserbad stehend, bis zur Einkochtemperatur erhitzt und dem Inhalt entsprechend weitergekocht. Beim Abkühlen entsteht in den Gläsern ein Vakuum.

FÜR 1 GLAS À 300 ML

200 g geräucherte Lachsforellen- oder Saiblingsfilets
1 Knoblauchzehe
100 g Sahne
½ TL Kräutersalz
1 Prise frisch gemahlener schwarzer Pfeffer
1 EL Schnittlauch, in feine Röllchen geschnitten

Die Fischfilets leicht zerpflücken. Den Knoblauch schälen und halbieren.

Alle Zutaten mischen und mit einem Stabmixer fein pürieren. Das Mus in ein kleines Weck- oder Schraubglas geben und fest verschließen.

Das Glas in einen Topf stellen. Diesen bis 2 cm unter den Glasrand mit Wasser füllen und den Aufstrich zugedeckt bei mittlerer Hitze 90 Minuten einkochen.

Ungeöffnet hält der Aufstrich etwa 4 Wochen.

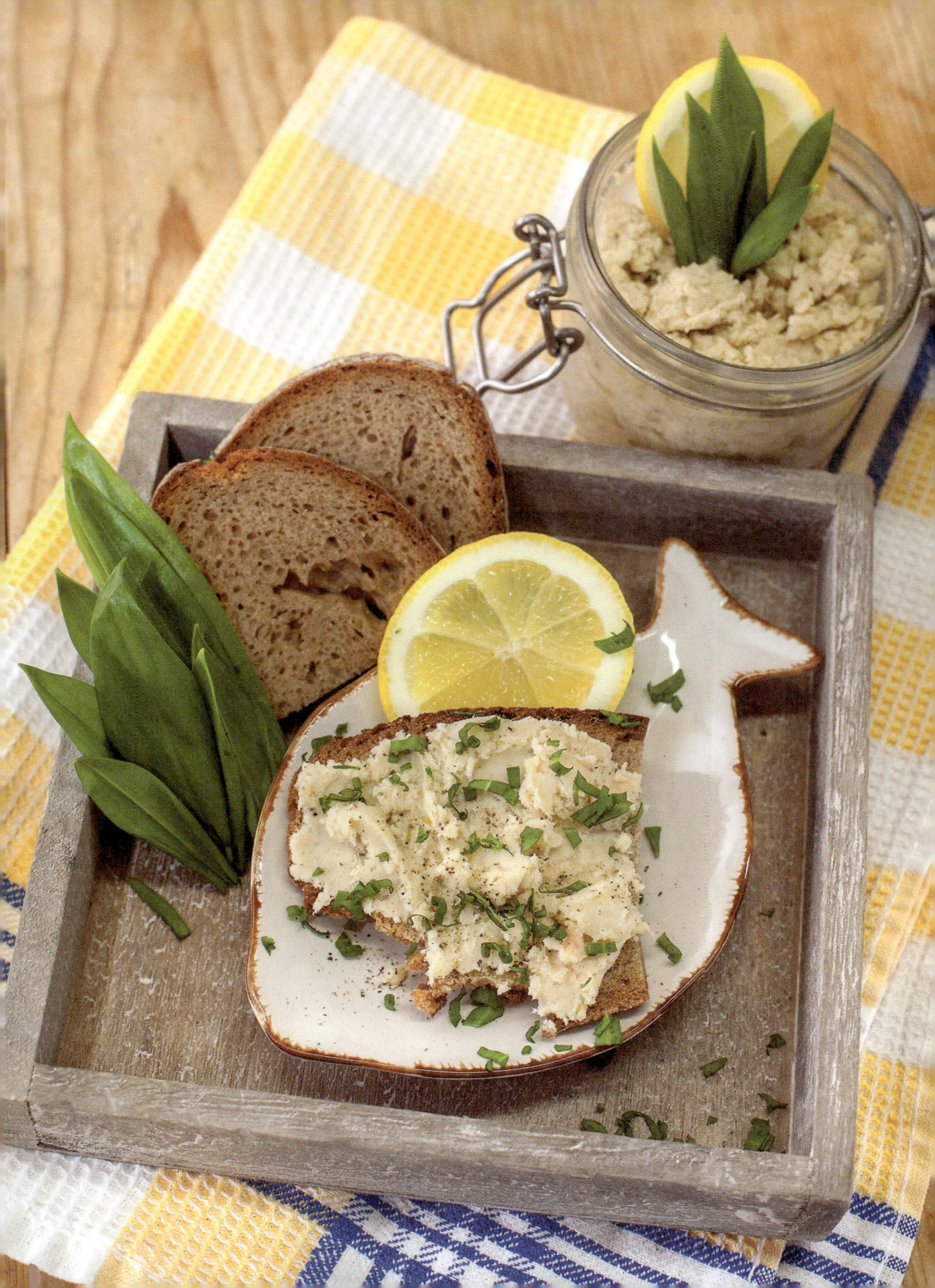

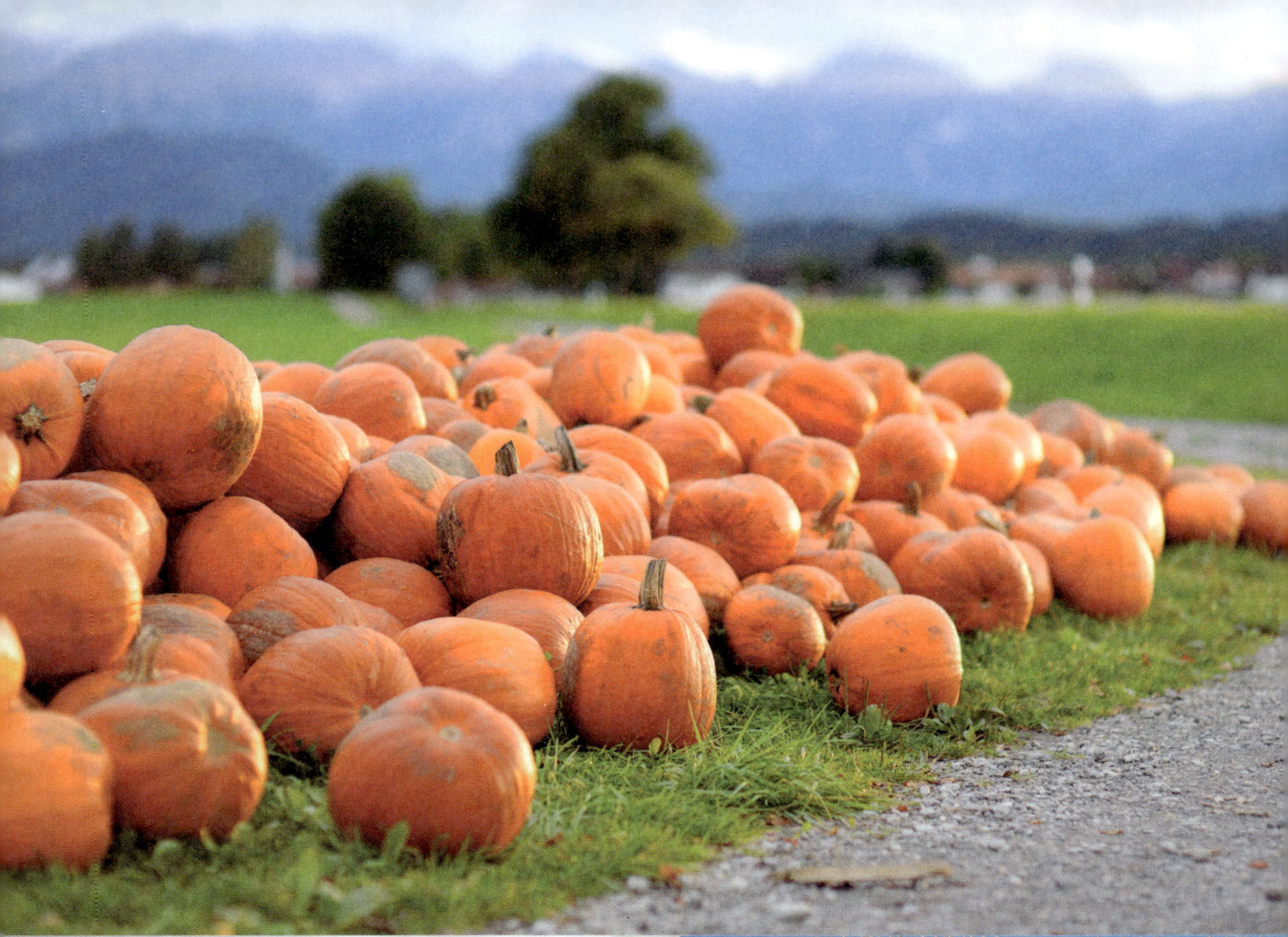
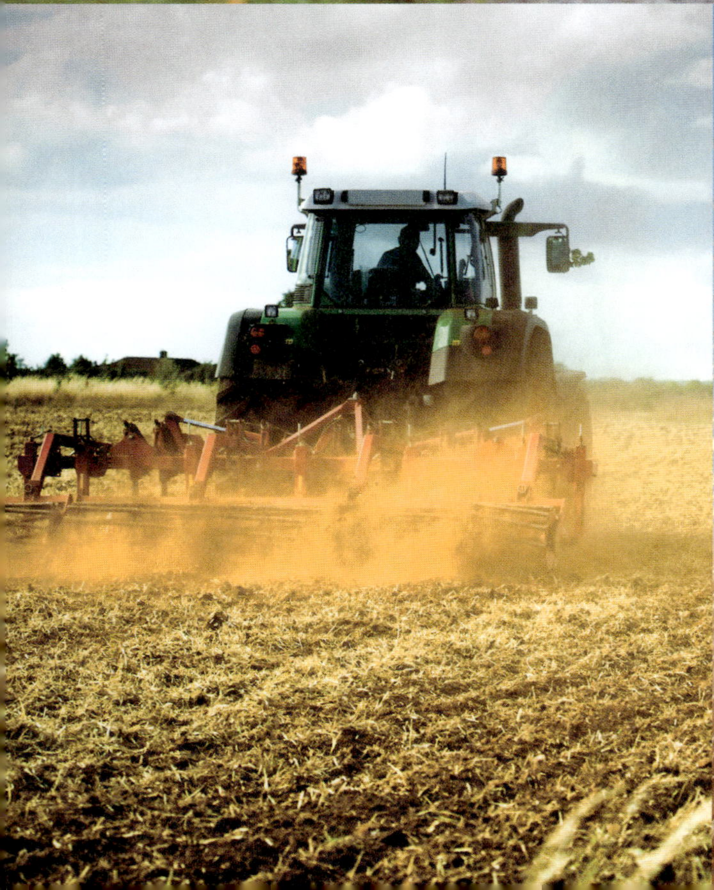
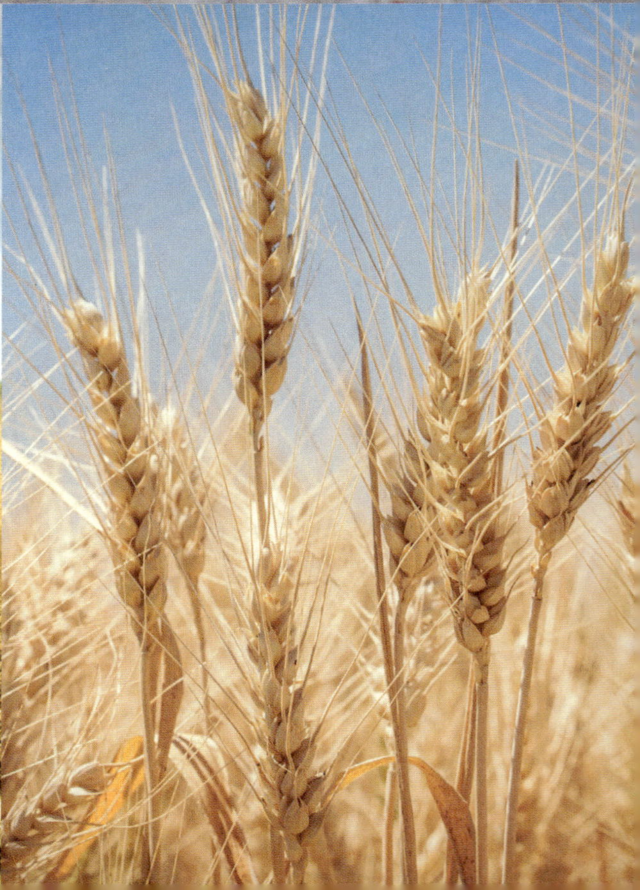

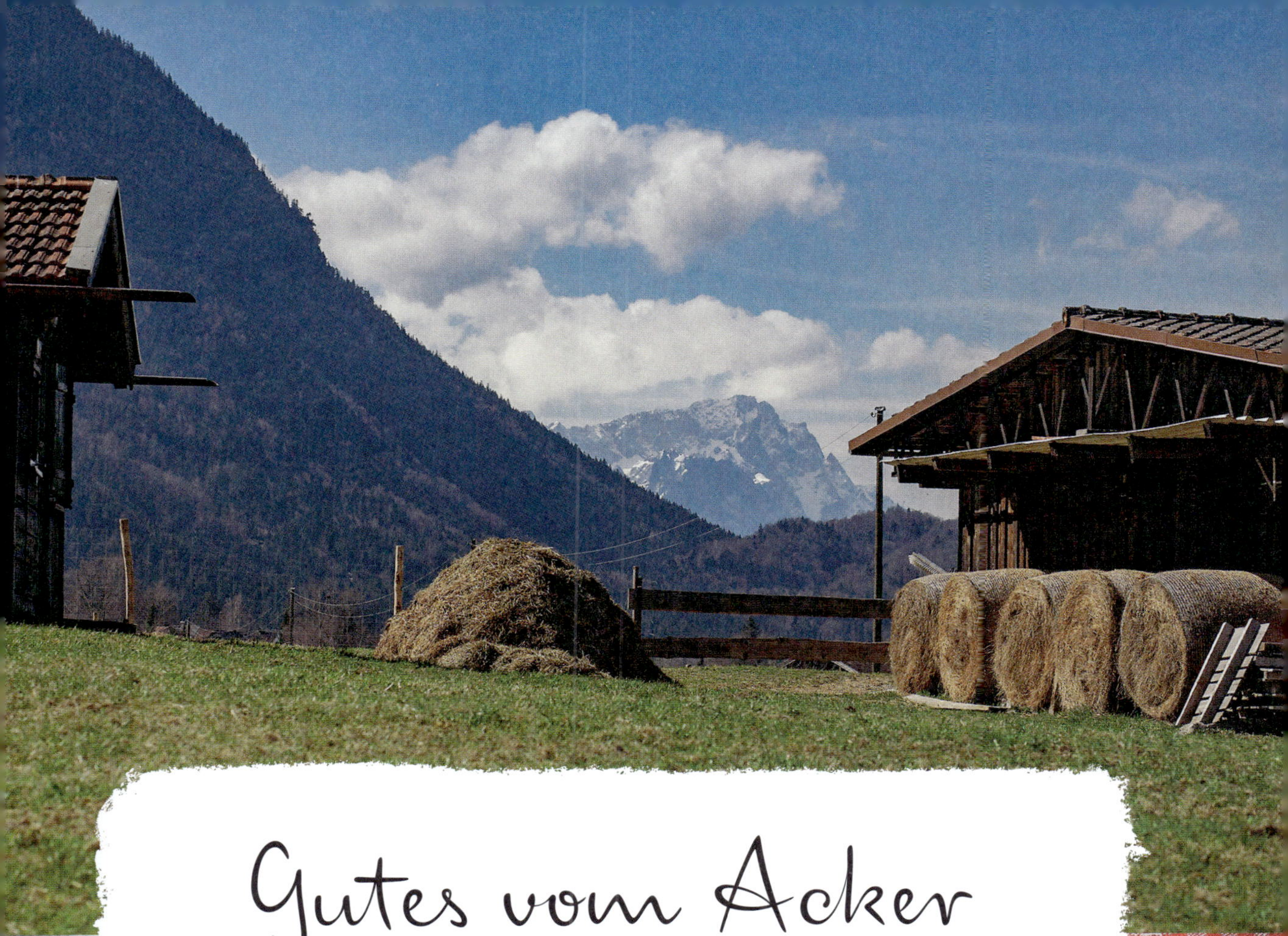

Gutes vom Acker

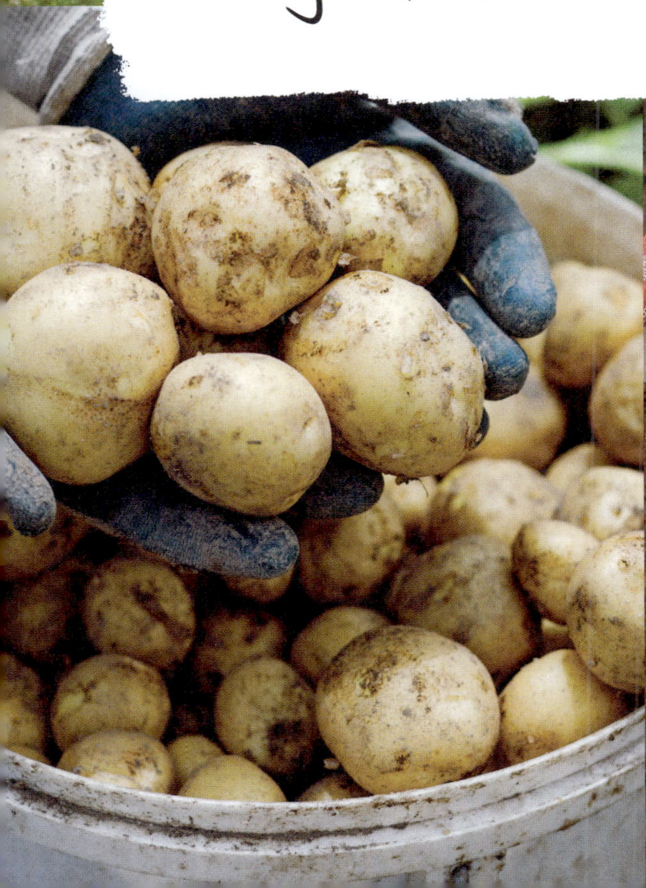

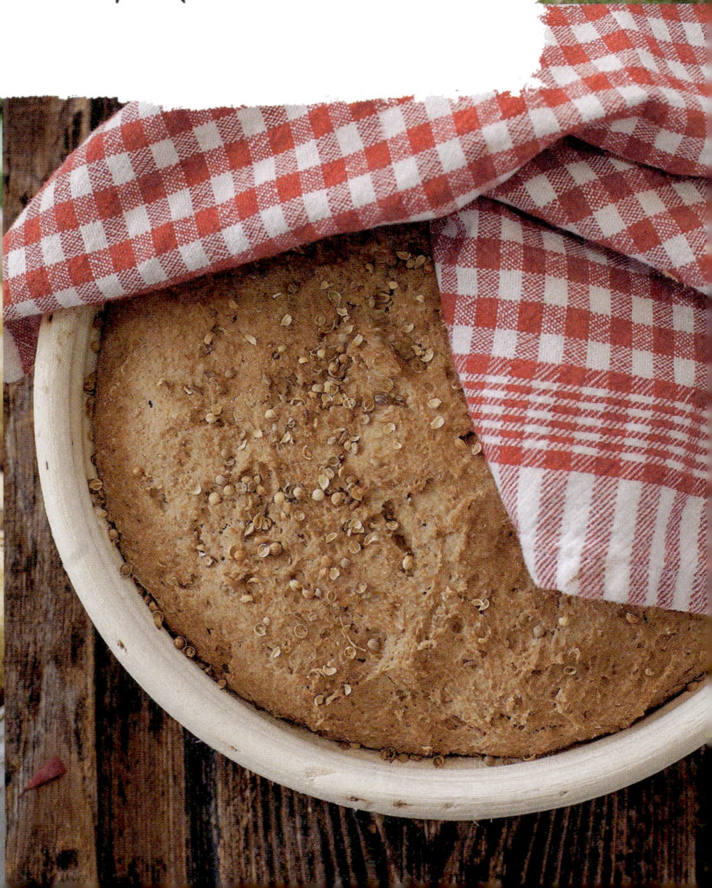

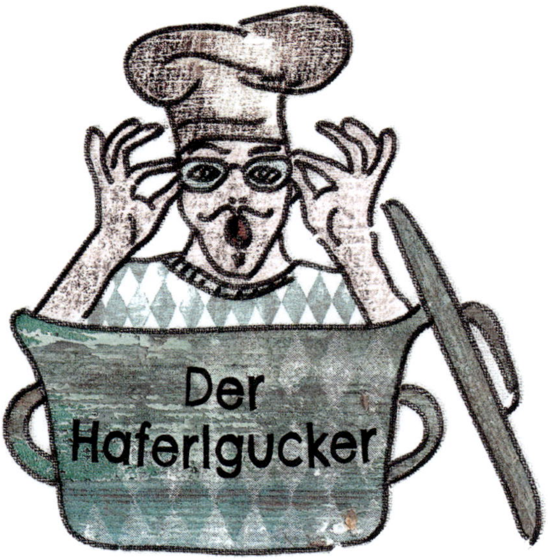

Urgetreide

Schon mal was von Emmer, Einkorn, Khorasan-Weizen und Co. gehört? Diese Getreidearten zählen zum Urgetreide und erleben momentan eine wahre Renaissance. In den letzten Jahren werden diese ursprünglichen Sorten auch bei uns wieder vermehrt angebaut.

Die verschiedenen Urgetreide sind reich an Mineralstoffen, Spurenelementen, Aminosäuren und Carotin. Also warum in die Ferne schweifen, wenn das Gute so nahe liegt?

Einkorn

ist eine der ältesten Getreidesorten der Menschheit. Wie der Name schon sagt, wächst aus der Ähre bei jedem Absatz nur ein Korn. Es schmeckt leicht nussig und lässt sich super zu Flocken quetschen.

Emmer

wird als Urform des Weizens auch Steinzeit-Weizen genannt. Goldgelbes Emmermehl färbt jedes Brot und Gebäck etwas dunkler. Das Getreide eignet sich deshalb auch hervorragend für herzhafte Brote, Brötchen und Pizza.

Dinkel

ist ebenfalls eine Urform des Weizens und gilt als äußerst verträglich. Früher wurde in Süddeutschland viel Dinkel angebaut, da der Ertrag aber eher gering ist, wurden bald ertragreichere Sorten wie beispielsweise Weizen bevorzugt.

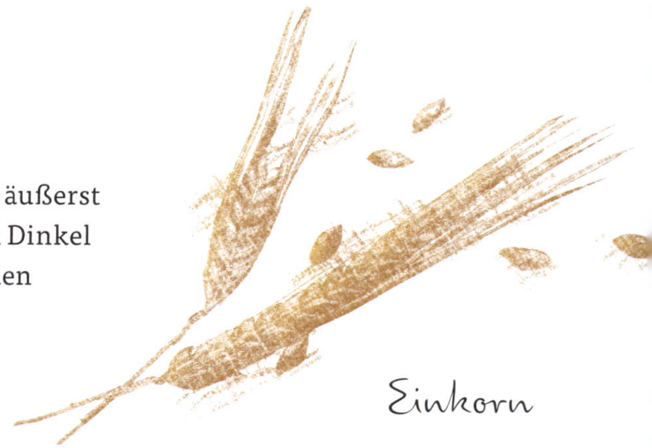

Einkorn

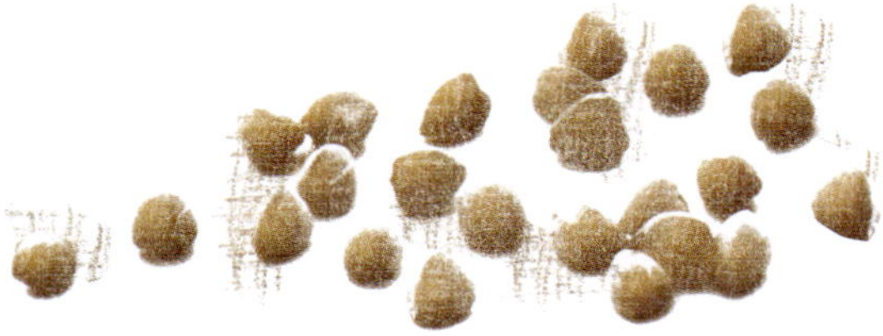

Buchweizen

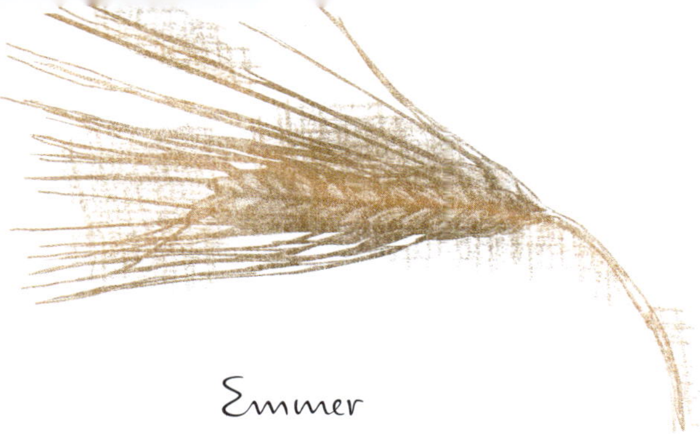

Emmer

Grünkern

entstand aus der Not heraus. Dinkel kann nur reif gelagert werden, aber das hat wohl nicht immer so geklappt. Anscheinend war das Wetter früher auch nicht besser. Irgendwann ist jemand auf die Idee gekommen, den unreifen Dinkel zu »darren«, also leicht zu rösten, und so entstand der leicht rauchig schmeckende Grünkern.

Buchweizen

ist gar kein Getreide, sondern ein Knöterichgewächs. Die kleinen, dreikantigen Samen erinnern mit ihrer Form an Bucheckern, daher stammt wohl der Name Buchweizen. Buchweizen enthält kein Gluten!

Linsen

Wer kennt nicht den Satz aus dem bekannten Märchen von Aschenputtel »Die Guten ins Töpfchen, die Schlechten ins Kröpfchen.«? Aus heutiger Sicht war das sicher eine lohnende Arbeit, denn die legendären Leckerbissen haben nicht nur kulinarisch, sondern auch gesundheitlich eine ganze Menge zu bieten. Linsen sind kleine Nährstoffwunder. Sie enthalten zwischen 20 und 24 Prozent Eiweiß von hoher biologischer Wertigkeit sowie viele Ballaststoffe und einen hohen Anteil an Eisen, Zink, B-Vitaminen und Folsäure.

Zum Glück ist dank vieler kleiner Initiativen in den letzten Jahren der Anbau von Linsen in Deutschland wieder gestiegen. Besonders in Schwaben, wo Linsen fast ein Nationalgericht sind, wird die Hülsenfrucht wieder vermehrt angebaut.

Kartoffeltarte mit Tomaten

Diese Tarte mit Tomaten und Hirtenkäse servieren wir gern, wenn Gäste kommen. Sobald der Besuch dann da ist, stellen wir die Tarte einfach noch mal kurz in den Ofen. Hirtenkäse wird aus Kuhmilch hergestellt und erinnert in Geschmack und Konsistenz an Feta – auch wenn sich nur Käse aus Schafs- oder Ziegenmilch vom griechischen Festland oder der Insel Lesbos Feta nennen darf.

FÜR 4 PERSONEN

KARTOFFELTEIG

500 g mehligkochende Kartoffeln
Salz
150 g Dinkelmehl Type 630, plus mehr zum Ausrollen
1 Ei
Butter für die Form

BELAG

300 g Frischkäse
100 g saure Sahne
1 Ei
½ TL Kräutersalz
1 Prise frisch gemahlener schwarzer Pfeffer
1 kleine rote Zwiebel
100 g Kirschtomaten
100 g Hirtenkäse

ZUM ANRICHTEN

1 TL Rosmarin

Die Kartoffeln schälen und in Würfel schneiden. In einem Topf Salzwasser zum Kochen bringen und die Kartoffeln darin 15–20 Minuten bei mittlerer Hitze weich kochen. Abgießen und sofort durch eine Kartoffelpresse drücken. Abkühlen lassen.

Mehl und Ei zu den Kartoffeln geben. Alles zu einem Teig verkneten. Bei Bedarf noch etwas Mehl hinzufügen. Den Kartoffelteig auf einer leicht bemehlten Fläche zu einem Kreis ausrollen und eine gefettete Tarteform (Ø 28 cm) damit auslegen.

Für den Belag Frischkäse, saure Sahne und Ei glatt rühren und mit Kräutersalz und Pfeffer würzen. Auf dem Teig verteilen.

Die Zwiebel schälen und in Streifen schneiden. Die Tomaten waschen und halbieren. Den Hirtenkäse würfeln. Alles auf der Tarte verteilen und bei 160 °C Umluft 45 Minuten backen.

Mit Rosmarin bestreut servieren.

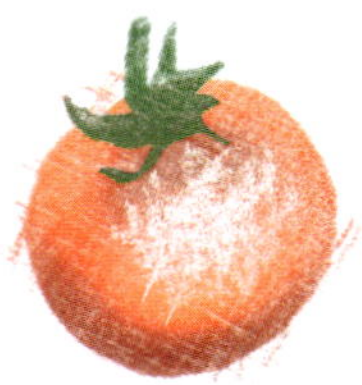

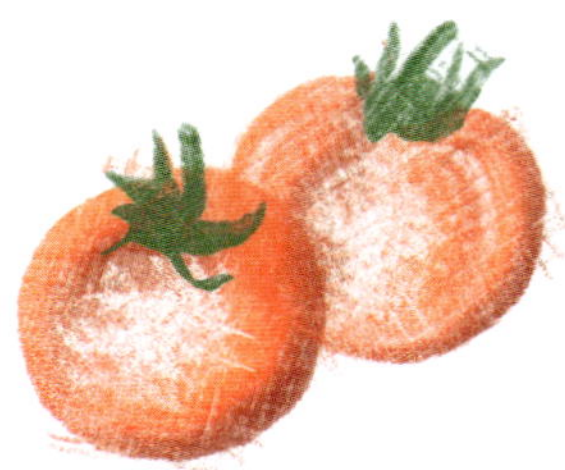

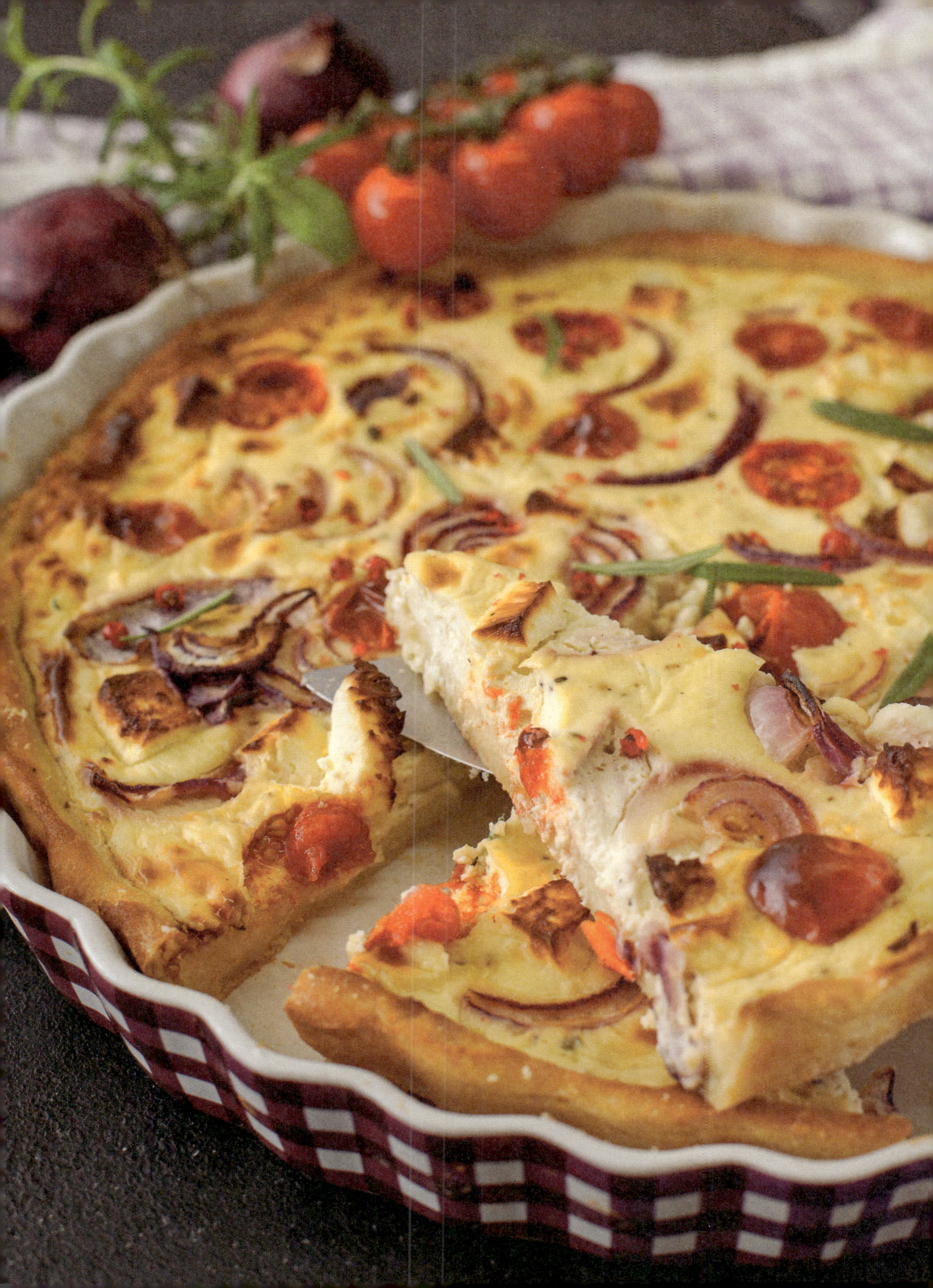

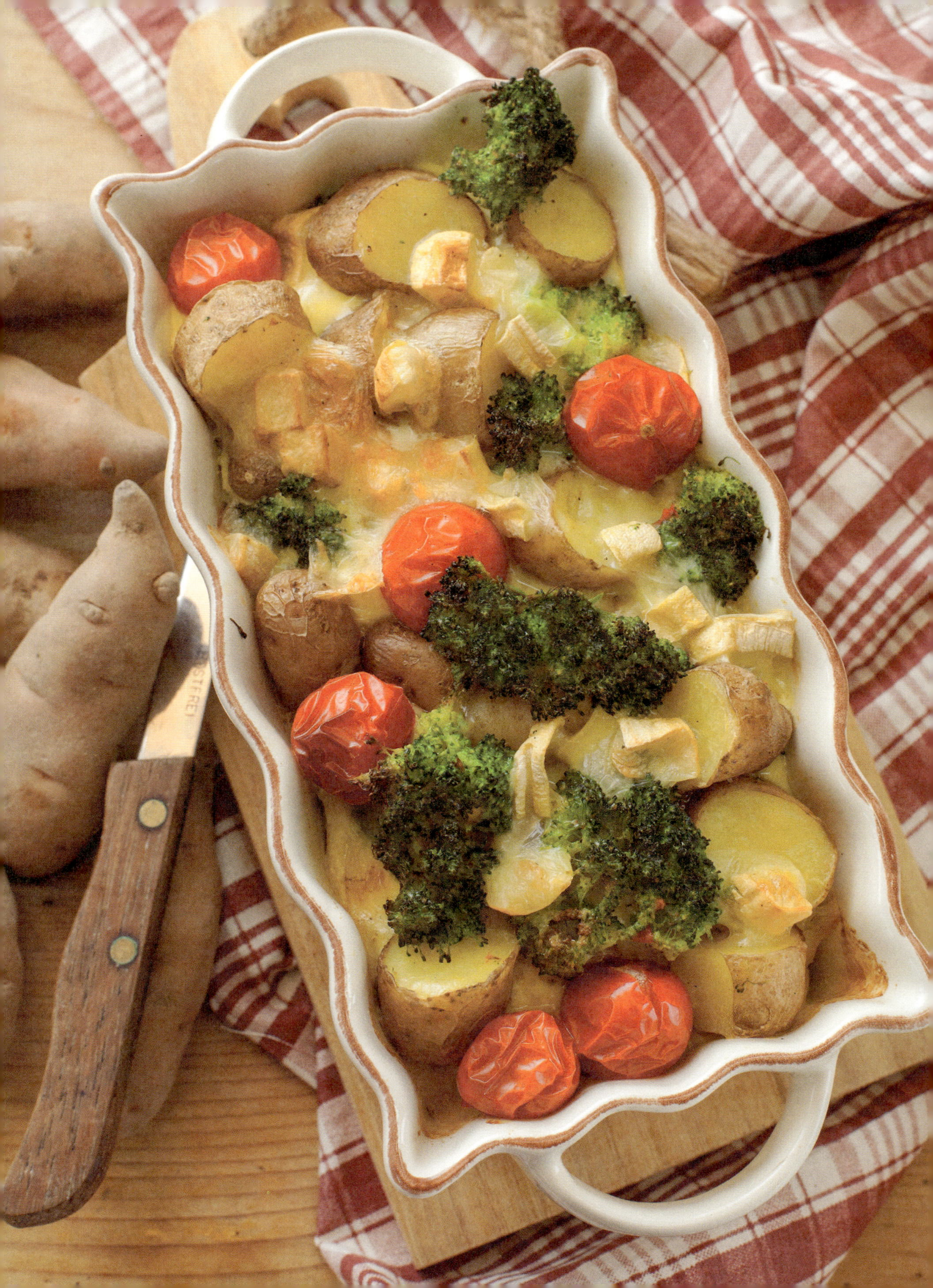

Kartoffelauflauf

Bamberger Hörnchen sind eine alte fränkische Kartoffelsorte und sehr festkochend. Sie haben ein ganz besonderes Aroma. Die »Bamberger Hörnla« waren fast vom Aussterben bedroht und nur durch viel Engagement seitens der Anbauer sind die Bestände jetzt wieder gefestigt.

FÜR 4 PERSONEN

600 g Bamberger Hörnchen
300 g Brokkoli
Salz
150 g Kirschtomaten
100 g Romadur
Butter für die Form

GUSS

2 Eier
100 ml Milch
1 TL Salz
1 Prise frisch gemahlener schwarzer Pfeffer
1 Prise geriebene Muskatnuss

Die Kartoffeln gründlich waschen und in grobe Stücke schneiden. Den Brokkoli waschen, putzen und in Röschen zerteilen. In einem großen Topf reichlich Salzwasser zum Kochen bringen. Die Kartoffeln darin bei mittlerer Hitze 5 Minuten kochen. Den Brokkoli dazugeben und 3 Minuten weiterkochen. Abgießen und gut abtropfen lassen.

Die Tomaten waschen. Den Romadur in kleine Würfel schneiden. Kartoffeln, Brokkoli, Tomaten und Käse in einer gefetteten Auflaufform verteilen.

Die Eier mit der Milch verquirlen und mit Salz, Pfeffer und Muskat würzen. Über das Gemüse gießen und bei 160 °C Umluft 25 Minuten backen.

Übrigens: Eine bessere Sorte für Kartoffelsalat als Bamberger Hörnchen gibt es nicht.

Gröstl mit Fisch

Bamberger Hörnchen, Blauer Schwede – wir lieben alte Kartoffelsorten! Der Blaue Schwede zeichnet sich zum Beispiel durch seine lila Farbe aus, die sich marmoriert durch die Kartoffel zieht. Er ist mehligkochend und daher auch für Suppen und Kartoffelbrei sehr gut geeignet. Doch für unser Gröstl, bei dem die Kartoffeln roh verarbeitet werden, lässt er sich ebenfalls prima verwenden. Vor allen Dingen behält er auch nach dem Kochen seine Farbe.

FÜR 4 PERSONEN

400 g Blauer Schwede
400 g Bamberger Hörnchen
1 TL Salz
½ TL frisch gemahlener schwarzer Pfeffer
4 EL Rapsöl
1 Lachsforelle
½ TL Salz
1 Prise frisch gemahlener schwarzer Pfeffer

ZUM ANRICHTEN

Kräuter nach Belieben

Die Blauen Schweden schälen und in Spalten schneiden. Die Bamberger Hörnchen gründlich waschen und in Stücke schneiden. Beide Sorten in eine Auflaufform geben. Mit Salz und Pfeffer würzen und 3 EL Öl darüberträufeln. Durchmischen und bei 160 °C Umluft 40–45 Minuten im Backofen garen.

Die Lachsforelle filetieren und in Stücke schneiden. Das restliche Öl (1 EL) in einer Pfanne erhitzen und die Fischstücke darin bei mittlerer Hitze etwa 10 Minuten rundum goldbraun braten. Mit Salz und Pfeffer würzen.

Die Fischstücke zu den Kartoffeln geben und nach Belieben mit Kräutern anrichten.

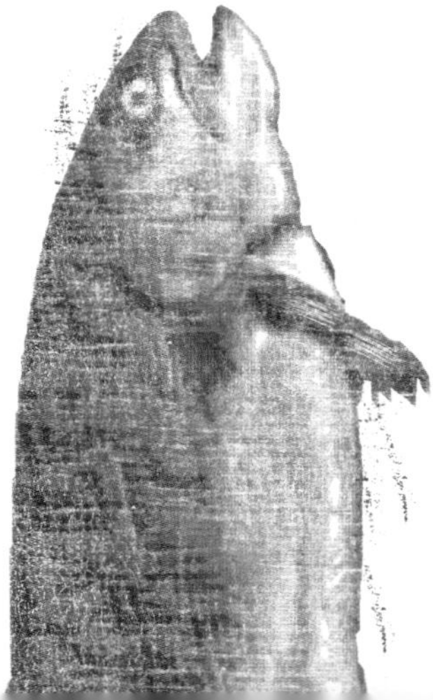

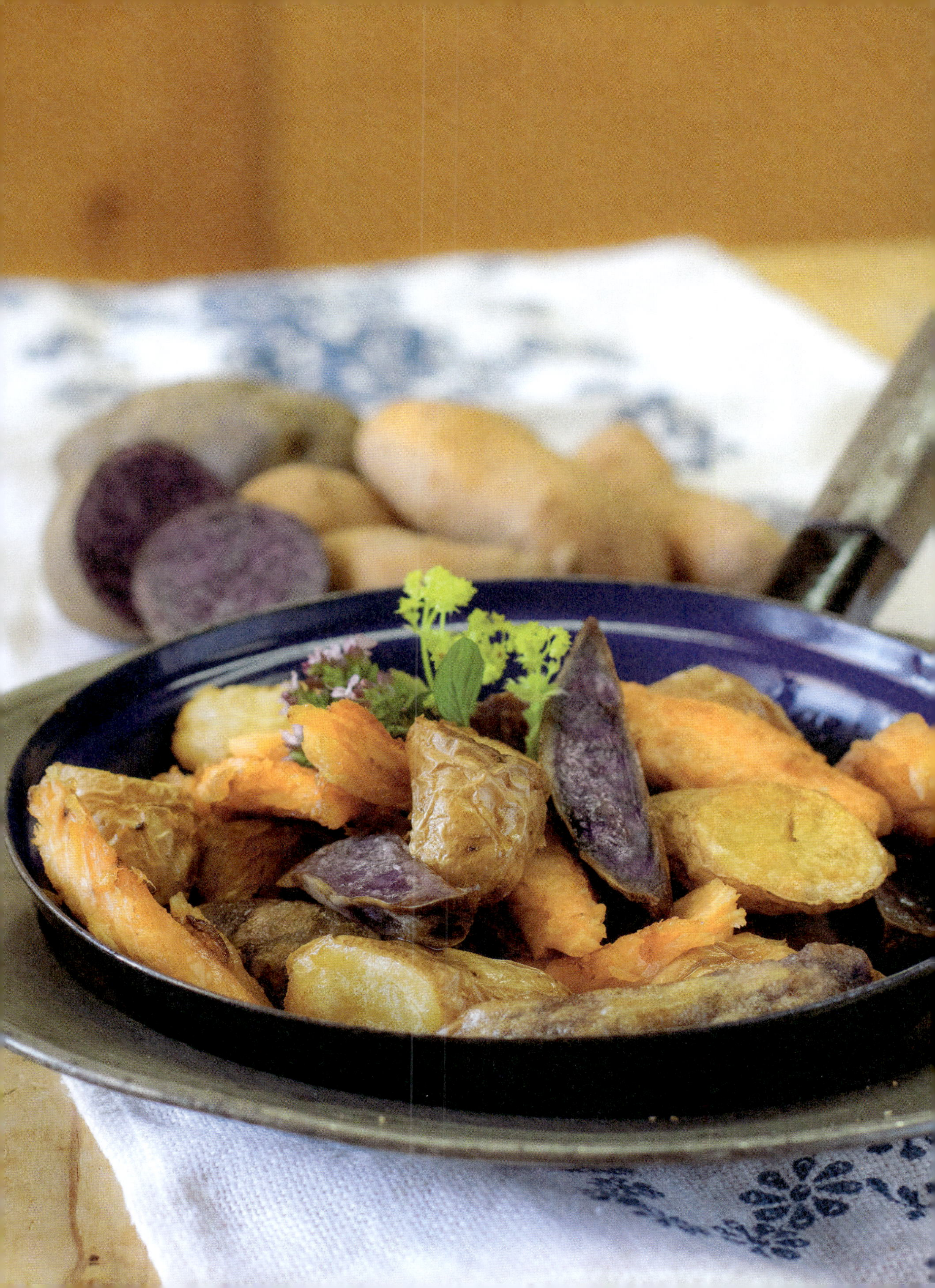

Kartoffelteig-Tascherl mit Pilzfüllung

FÜR 4 PERSONEN

KARTOFFELTEIG

500 g mehligkochende Kartoffeln
150 g Mehl, plus mehr zum Ausrollen
1 EL Grieß
1 TL Salz
1 Prise geriebene Muskatnuss
1 Ei

FÜLLUNG

200 g gemischte Pilze
1 Zwiebel
1 EL Rapsöl
Salz
frisch gemahlener schwarzer Pfeffer
1 EL frisch gehackte Petersilie
100 g Frischkäse
80 g Bergkäse, gerieben
2–3 EL Rapsöl

ZUM ANRICHTEN

100 g roh geräuchertes Wammerl
1 EL Rapsöl
100 g Kirschtomaten

Die Kartoffeln in der Schale weich kochen. Schälen und sofort durch eine Kartoffelpresse drücken. Ausdampfen und abkühlen lassen.

Die restlichen Zutaten zu den Kartoffeln geben und zu einem Teig verkneten.

Für die Füllung die Pilze putzen und klein schneiden. Die Zwiebel schälen und fein würfeln. Das Öl in einer Pfanne leicht erhitzen und die Zwiebel darin bei mittlerer Hitze 5 Minuten andünsten. Die Pilze dazugeben und 5 Minuten mitdünsten. Mit Salz, Pfeffer und Petersilie würzen und abkühlen lassen. Frischkäse und Bergkäse unterrühren.

Den Kartoffelteig auf einer leicht bemehlten Fläche ausrollen und in acht Rechtecke schneiden. Die Füllung auf die Teigstücke verteilen. Diese zusammenklappen und am Rand festdrücken. Das Öl in einer Pfanne leicht erhitzen und die Teigtaschen darin bei mittlerer Hitze 10–12 Minuten rundum goldbraun braten.

Das Wammerl in kleine Würfel schneiden. Das Öl in einer zweiten Pfanne erhitzen und das Wammerl darin bei starker Hitze 5 Minuten kräftig anbraten. Die Tomaten waschen, halbieren und kurz mitbraten.

Die Teigtascherl auf vier Tellern oder einer großen Platte mit Wammerl und Tomaten anrichten. Dazu passt ein bunter Salat.

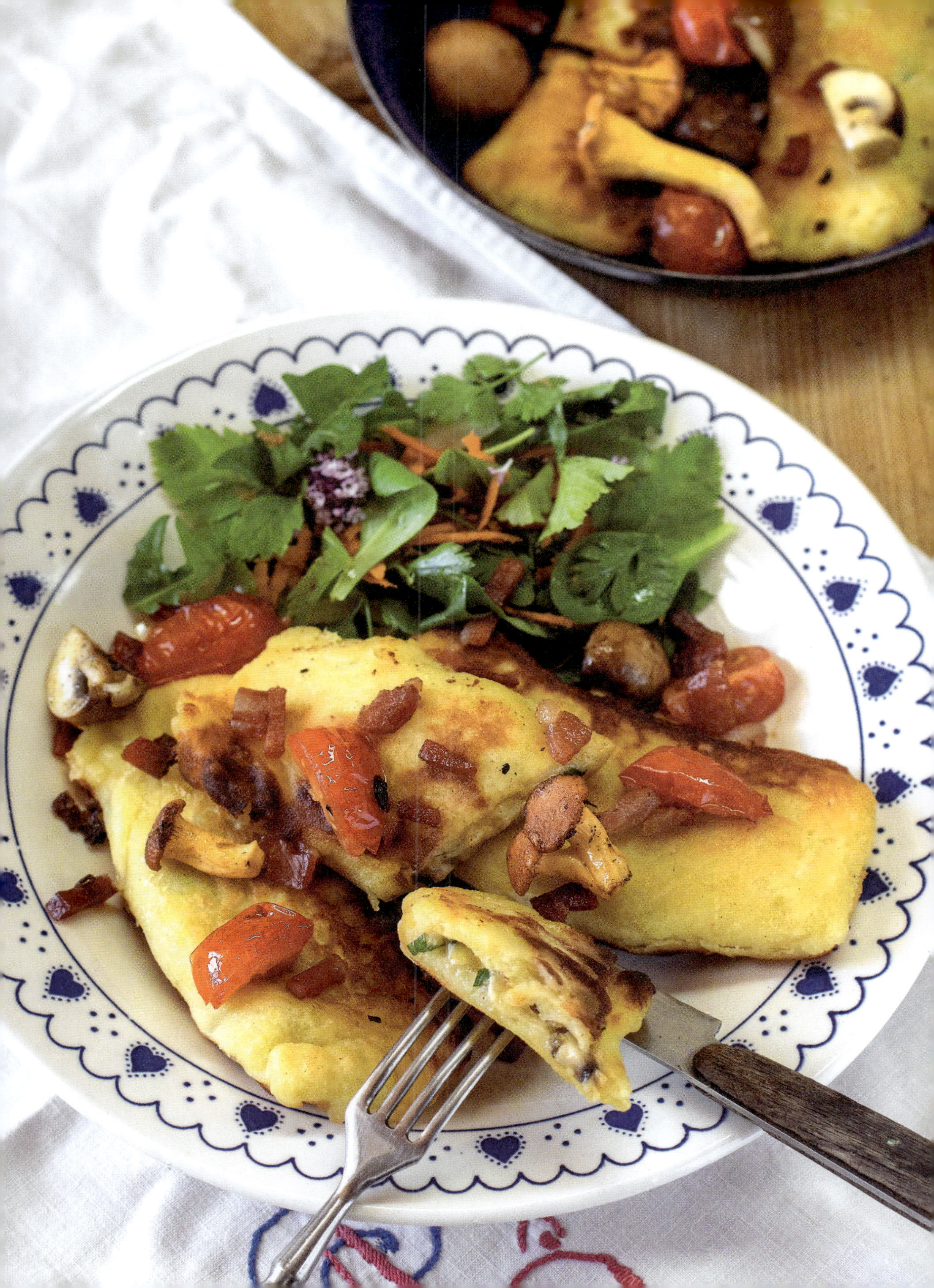

Brotsuppe mit Bier

Brotsuppe gehört zu den alten Suppenrezepten aus Omas Kochbuch und ist die ideale und äußerst schmackhafte Variante zur Verwertung von Brotresten.

FÜR 4 PERSONEN

- 5 Scheiben Bauern- oder Vollkornbrot
- 3 EL Butter
- 2 Karotten
- 2 Petersilienwurzeln
- 1–2 Zwiebeln
- 500 ml Gemüsebrühe
- 300 ml helles Bier
- ½ TL Kräutersalz
- 1 Prise frisch gemahlener schwarzer Pfeffer
- 100 g Sahne

ZUM ANRICHTEN

- 2 EL frisch gehackte Petersilie

Das Brot in kleine Würfel schneiden. Die Butter in einem Topf bei mittlerer Hitze zerlassen und die Brotwürfel darin etwa 10 Minuten goldbraun rösten.

Das Gemüse schälen und klein schneiden. Zum Brot geben und kurz mitrösten. 3 EL für die Garnitur entnehmen. Brühe und Bier in den Topf zum Gemüse gießen und mit Kräutersalz und Pfeffer würzen. Zugedeckt bei schwacher Hitze 20 Minuten kochen.

Die Sahne unterrühren. Die Suppe mit einem Stabmixer pürieren.

Die Suppe auf vier tiefe Teller verteilen. Mit den aufbewahrten Brot-Gemüsewürfeln und der Petersilie bestreut servieren.

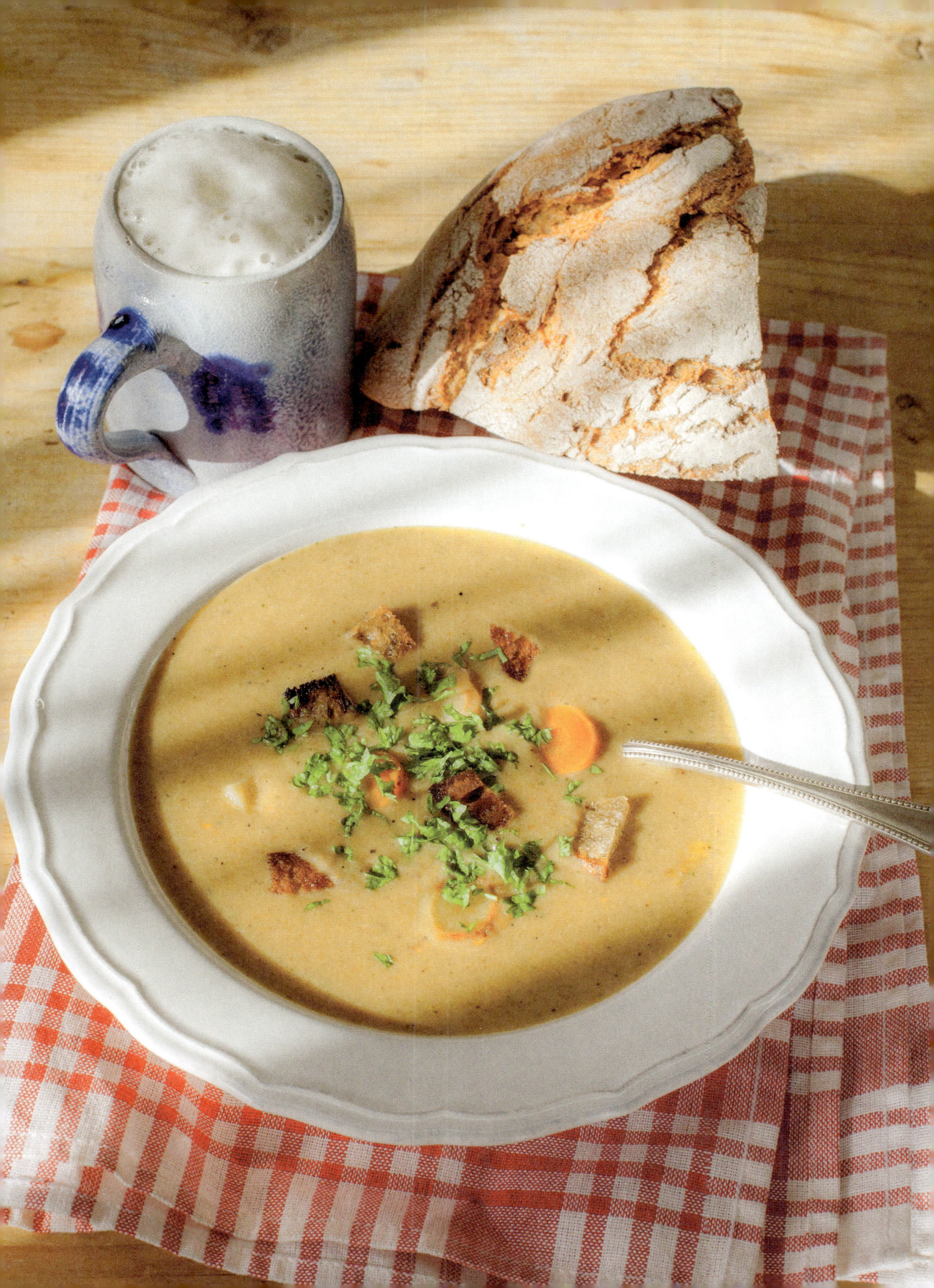

Nudeln mit Buchweizenfüllung auf Sauerkraut

FÜR 4 PERSONEN

NUDELTEIG
300 g Mehl, plus mehr zum Ausrollen
½ TL Salz
2 Eier

FÜLLUNG
200 g Buchweizenmehl
250 g Sahne
125 g saure Sahne
Kräutersalz

SAUERKRAUT
1 Zwiebel
1 EL Rapsöl
1 Apfel
500 g Sauerkraut
Salz
frisch gemahlener schwarzer Pfeffer

ZUM ANRICHTEN
50 g Butter
roter Pfeffer

Aus Mehl, Salz, Eiern und 3–5 EL Wasser einen glatten, elastischen Teig kneten. Zugedeckt 30 Minuten ruhen lassen.

Das Buchweizenmehl in einer Pfanne bei mittlerer Hitze ohne Fett leicht rösten. In eine Schüssel geben und abkühlen lassen. Sahne, saure Sahne und etwas Kräutersalz dazugeben und zu einem dicken Brei verrühren.

Für das Kraut die Zwiebel schälen und fein würfeln. Das Öl in einer Pfanne leicht erhitzen. Die Zwiebel darin bei mittlerer Hitze 5 Minuten andünsten. Den Apfel waschen, vierteln, entkernen und in kleine Stücke schneiden. Zur Zwiebel geben und kurz mitdünsten. Das Sauerkraut hinzufügen. Mit Salz und Pfeffer würzen. 15 Minuten bei schwacher Hitze weiterdünsten.

Den Nudelteig auf einer leicht bemehlten Fläche zu vier gleich großen Rechtecken ausrollen. Die Füllung darauf verteilen, dabei rundum einen Rand frei lassen. Die Teigplatten aufrollen und die Ränder festdrücken. In einem großen Topf reichlich Salzwasser zum Kochen bringen. Die Nudelrollen im leicht siedendem Salzwasser 15 Minuten kochen. Aus dem Topf nehmen, abtropfen lassen und in Scheiben schneiden.

Die Butter in einer zweiten Pfanne bei mittlerer Hitze zerlassen und leicht bräunen.

Die Nudelscheiben auf dem Sauerkraut anrichten. Mit der Butter beträufeln und mit etwas rotem Pfeffer bestreut servieren.

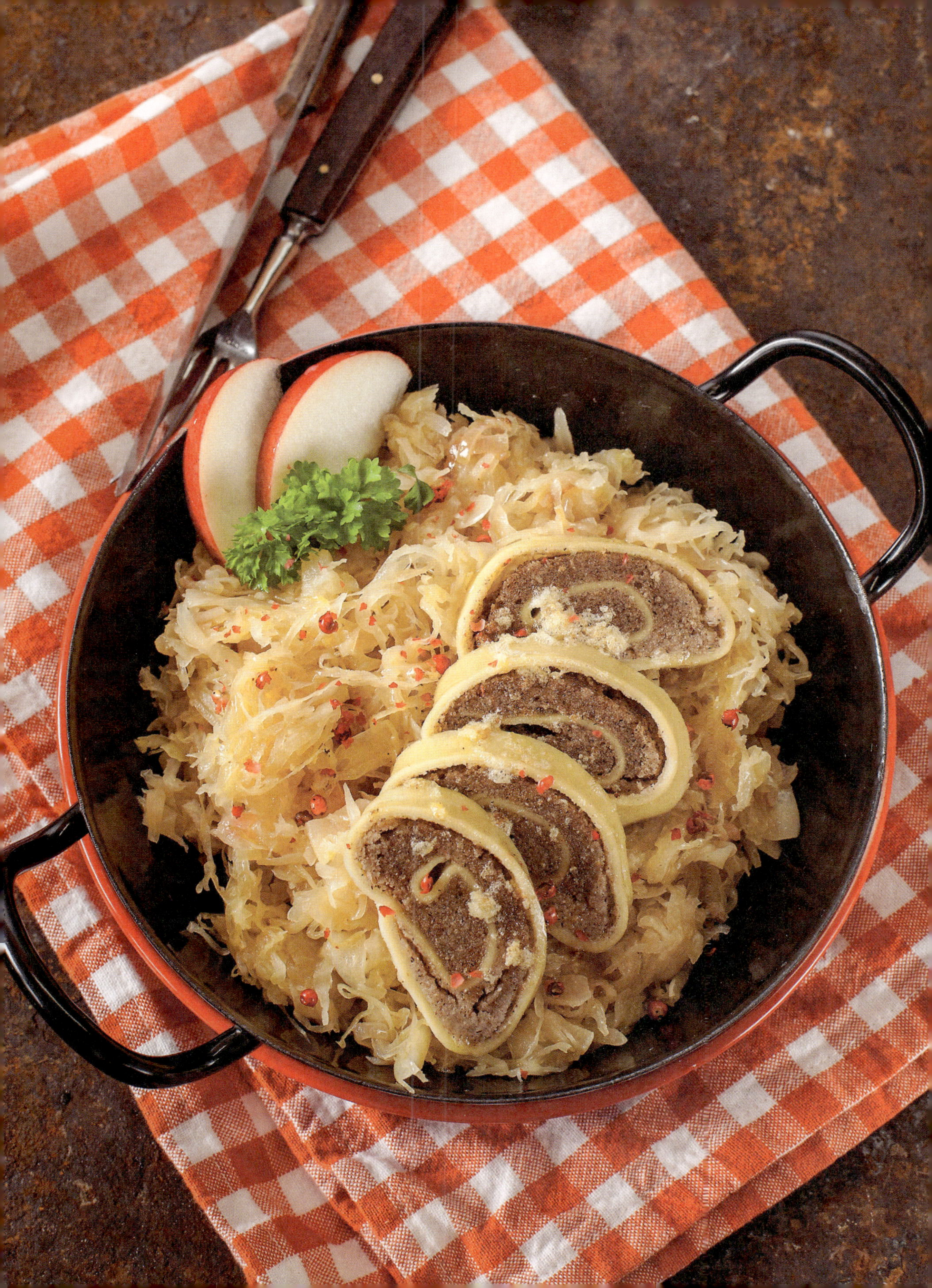

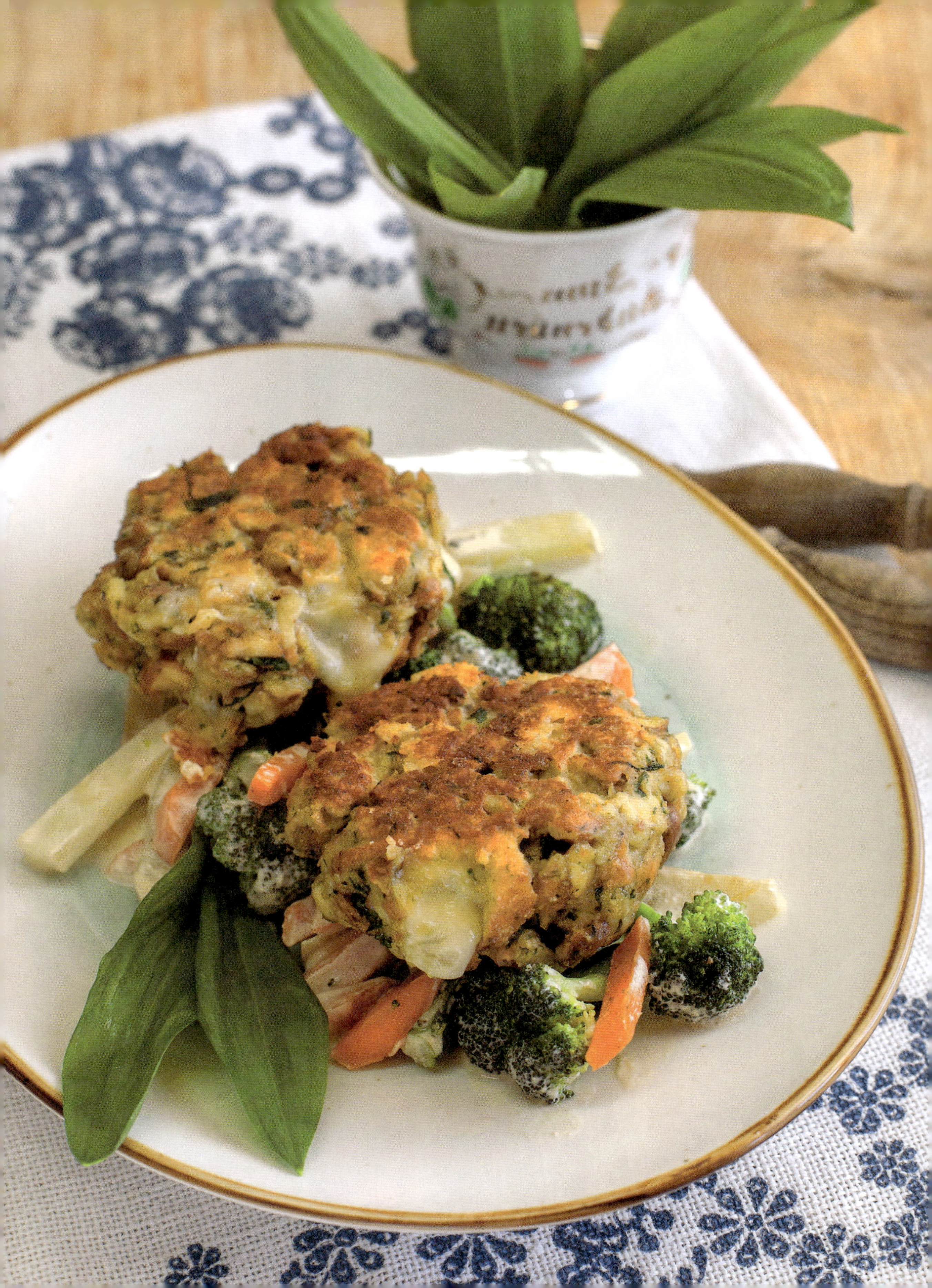

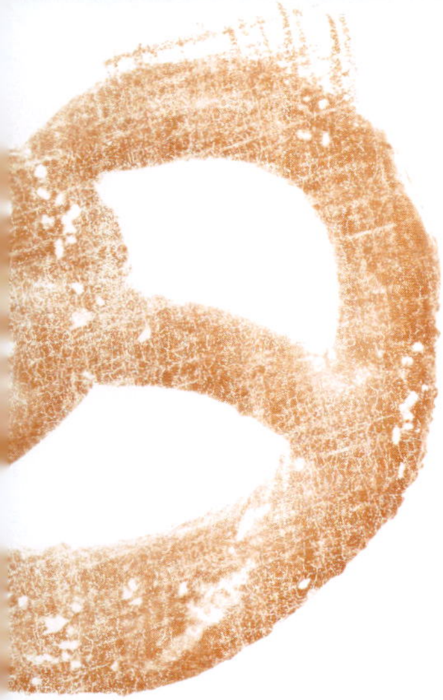

Brezen-Kaspressknödel auf Gemüse

Was wäre Bayern ohne seine köstlichen Brezen? Darum verwenden wir sie auch für unsere Kaspressknödel.

FÜR 4 PERSONEN

KASPRESSKNÖDEL

6 Brezen vom Vortag
200 ml Milch
2 EL frisch gehackte Wildkräuter (zum Beispiel Bärlauch, Giersch)
150 g Bergkäse
4 Eier
½ TL Salz
¼ TL frisch gemahlener schwarzer Pfeffer
2–3 EL Butterschmalz

GEMÜSE

2 Karotten
1 kleiner Kohlrabi
300 g Brokkoli
2 EL Butter
Salz
frisch gemahlener schwarzer Pfeffer
200 ml Gemüsebrühe
200 g Schmand

Die Brezen in dünne Scheiben schneiden und in eine Schüssel geben. Die Milch in einen Topf geben und mit den Kräutern leicht erwärmen, dann mit einem Stabmixer pürieren. Über die Brezen geben und 20 Minuten ziehen lassen.

Den Käse in kleine Würfel schneiden. Mit Eiern, Salz und Pfeffer zu den Brezen geben und alles gut verkneten. Mit angefeuchteten Händen aus der Masse acht bis zehn Knödel formen, diese flach drücken. Das Butterschmalz in einer Pfanne zerlassen und die Knödel darin bei mittlerer Hitze 10–12 Minuten von beiden Seiten goldbraun ausbacken.

Karotten und Kohlrabi schälen und in Stifte schneiden. Den Brokkoli waschen, putzen und in Röschen zerteilen. In einer zweiten Pfanne bei mittlerer Hitze die Butter zerlassen und das Gemüse darin 5 Minuten andünsten. Mit Salz und Pfeffer würzen, die Brühe dazugeben und das Gemüse bei mittlerer Hitze etwa 10 Minuten bissfest garen. Zum Schluss den Schmand unterrühren.

Die Kaspressknödel auf dem Gemüse anrichten.

Alternativ aus der Brezenmasse kleine Bällchen formen und diese rundum goldbraun ausbacken. Als Einlage für die Hühnersuppe von Seite 87 verwenden.

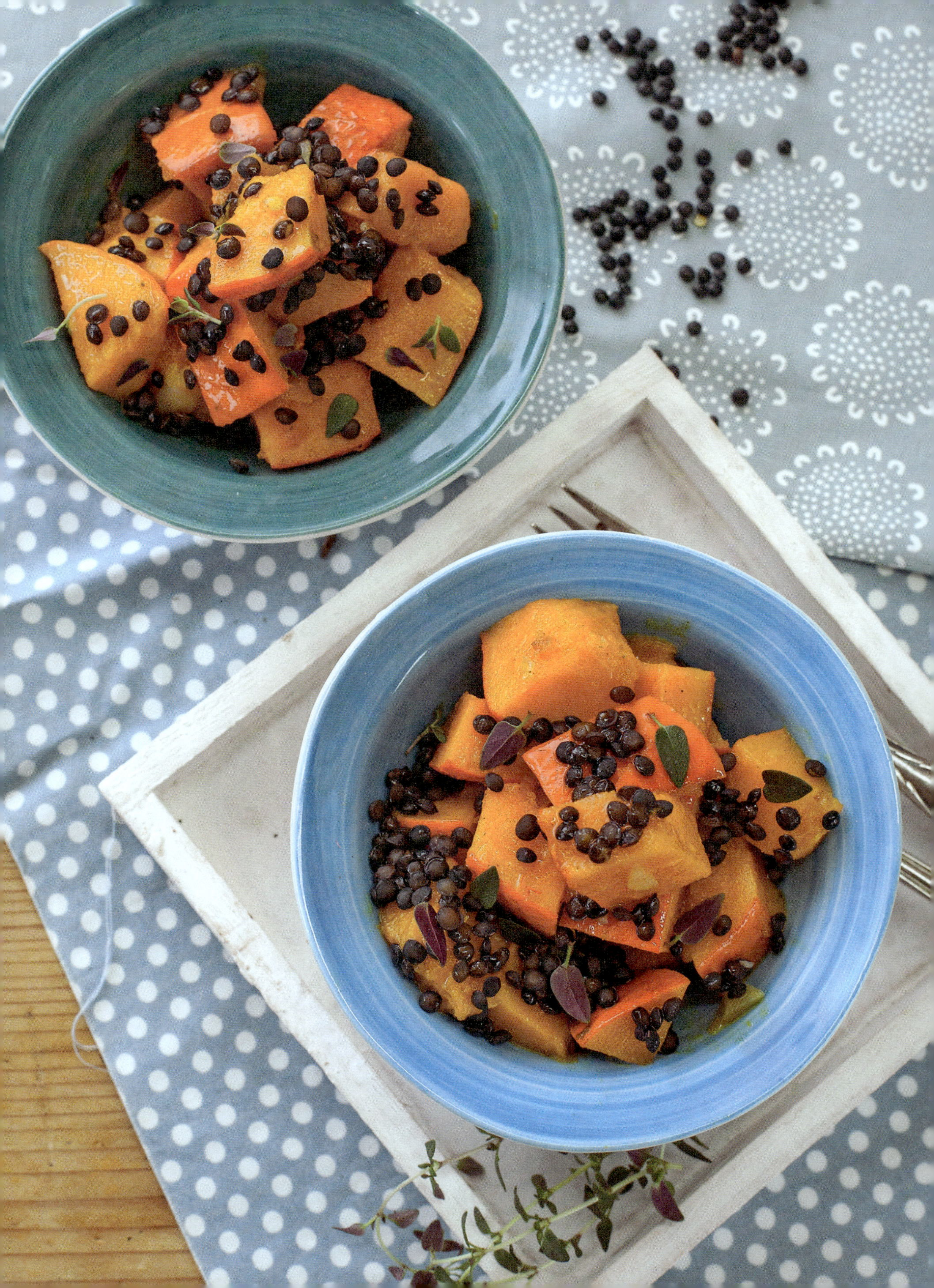

Kürbis-Linsensalat

Die Belugalinsen für den Kürbis-Linsensalat werden auch »Kaviar-Linsen« genannt, da sie schwarz und glänzend sind. Außerdem gelten sie als besonders edel im Geschmack. Belugalinsen entwickeln beim Garen ein nussiges Aroma, das an Maronen erinnert. Sie müssen nicht eingeweicht werden, zerfallen beim Kochen nicht und eignen sich daher hervorragend für Linsensalate, als Beilage, für Risotto oder zur Zubereitung von Brotaufstrichen.

FÜR 4 PERSONEN

1 kleiner Hokkaidokürbis (500 g)
2 EL Rapsöl
Salz
frisch gemahlener schwarzer Pfeffer
5 EL Aceto balsamico bianco
4 EL Belugalinsen

ZUM ANRICHTEN

1 EL gehackter Thymian

Den Kürbis waschen, vierteln und die Kerne entfernen. Das Fruchtfleisch mit der Schale in Würfel schneiden. Das Öl in einer Pfanne leicht erhitzen und die Kürbiswürfel darin bei mittlerer Hitze 10–15 Minuten rundum anbraten. Mit Salz und Pfeffer würzen. Den Essig darübergeben und 1 Stunde ziehen lassen.

Die Linsen in Salzwasser 20–30 Minuten bissfest kochen und abgießen. Etwas abkühlen lassen und zum Kürbis geben. Auf vier Schüsseln verteilen und mit Thymian bestreut servieren.

Oft liest man den Tipp, Linsen ohne Salz zu kochen, da sie so schneller weich werden. Das stimmt, aber gerade bei Linsensalat ist es ideal, wenn sie ein wenig bissfest sind. Auch bekommt man durch Salz oder Gemüsebrühe etwas mehr Geschmack in die Linsen – für Salate ideal.

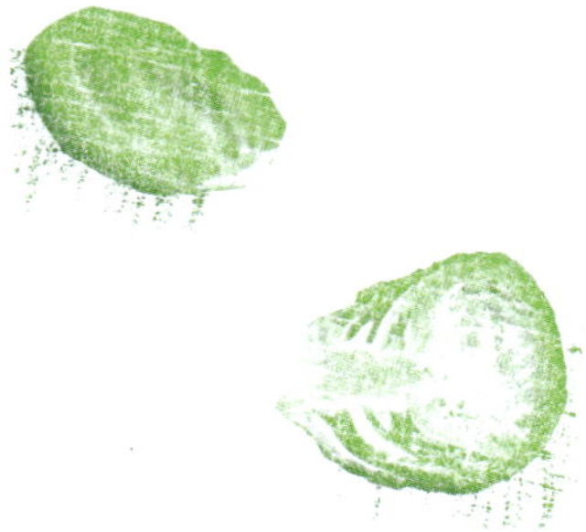

Graupenrisotto

Hopfen und Malz, Gott erhalt's! Seit über 500 Jahren ist dies bei bayerischen Brauereien Gesetz und gute Sitte. Denn nur diese vier Zutaten – Hopfen, Malz, Hefe, Wasser – dürfen in ein bayerisches Bier. Braugerste wird in Mälzereien zu Malz verarbeitet und wir machen aus Gerste ein feines Risotto. Graupen sind geschälte und polierte Gerstenkörner.

FÜR 4 PERSONEN

300 g Steckrübe
2 Karotten
1 gelbe Urmöhre
300 g Rosenkohl
3 EL Rapsöl
300 g Graupen
150 ml helles Bier
750 ml Gemüsebrühe
Salz
frisch gemahlener schwarzer Pfeffer

ZUM ANRICHTEN

100 g Bergkäse, gerieben
1 EL frisch gehackte Petersilie

Steckrübe, Karotten und Urmöhre schälen und in Würfel oder Scheiben schneiden. Den Rosenkohl putzen und vierteln. In einer Pfanne 1 EL Öl erhitzen und das Gemüse darin bei mittlerer Hitze 10 Minuten anbraten. Beiseitestellen.

In einem Topf das restliche Öl (2 EL) erhitzen und die Graupen darin bei mittlerer Hitze 5 Minuten andünsten. Mit dem Bier und 150 ml Brühe ablöschen und 30 Minuten bei schwacher Hitze weich kochen. Dabei hin und wieder umrühren und die restliche Brühe nach und nach dazugießen.

Das Gemüse zu den Graupen geben und noch mal kurz erhitzen. Mit Salz und Pfeffer würzen. Zum Schluss den Käse unterziehen. Auf vier Schüsseln oder Teller verteilen und mit Petersilie bestreut servieren.

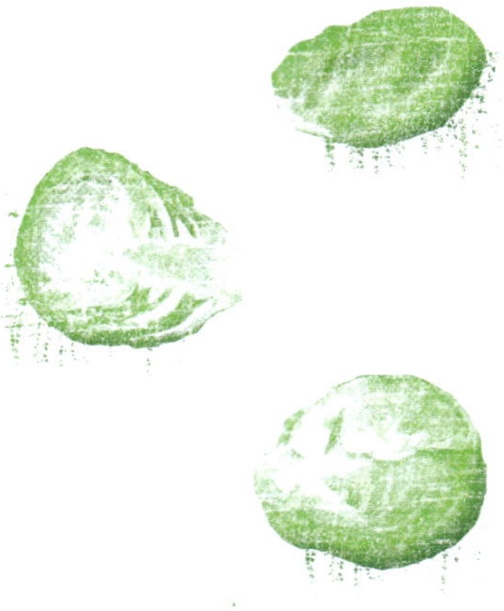

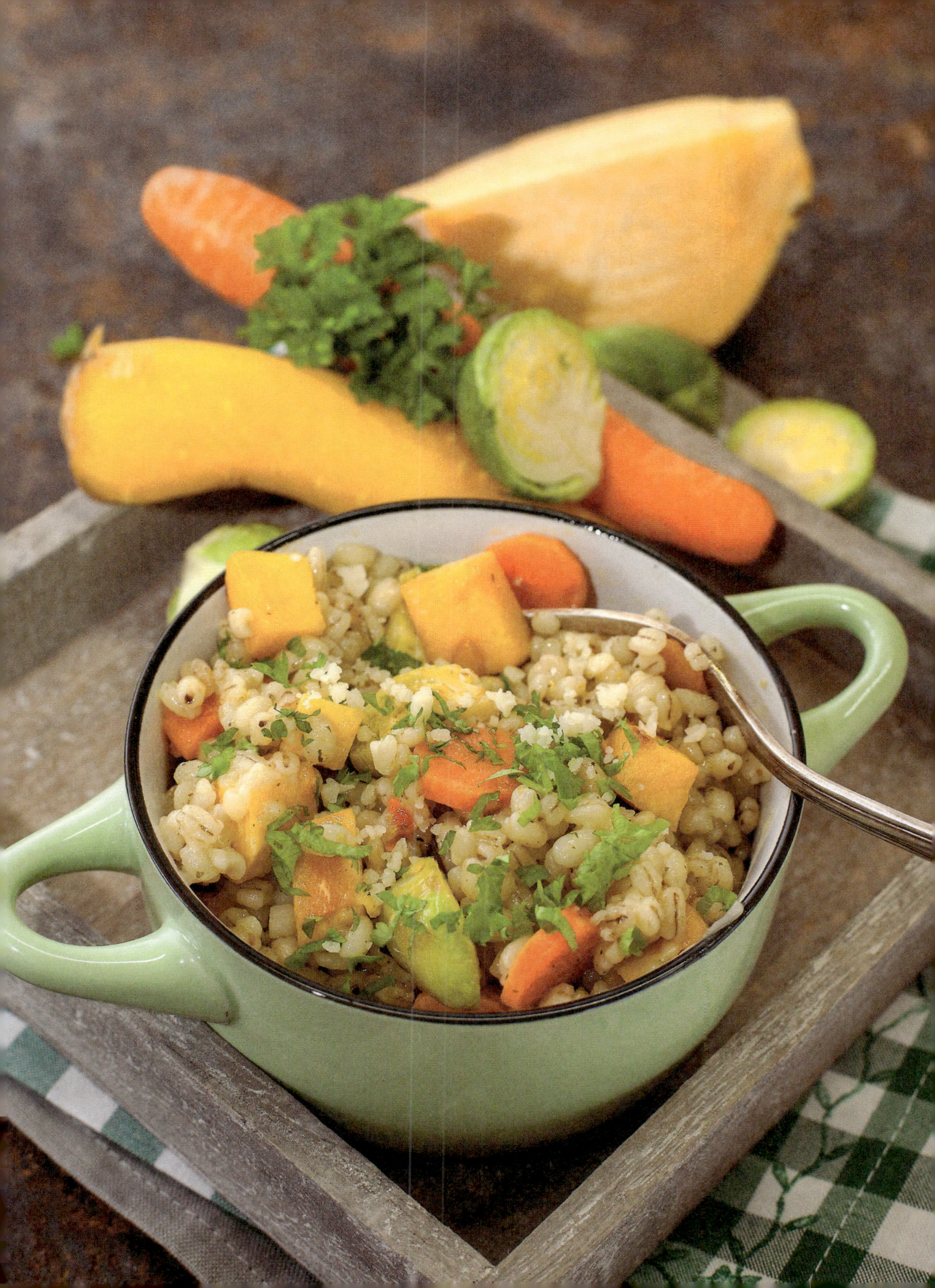

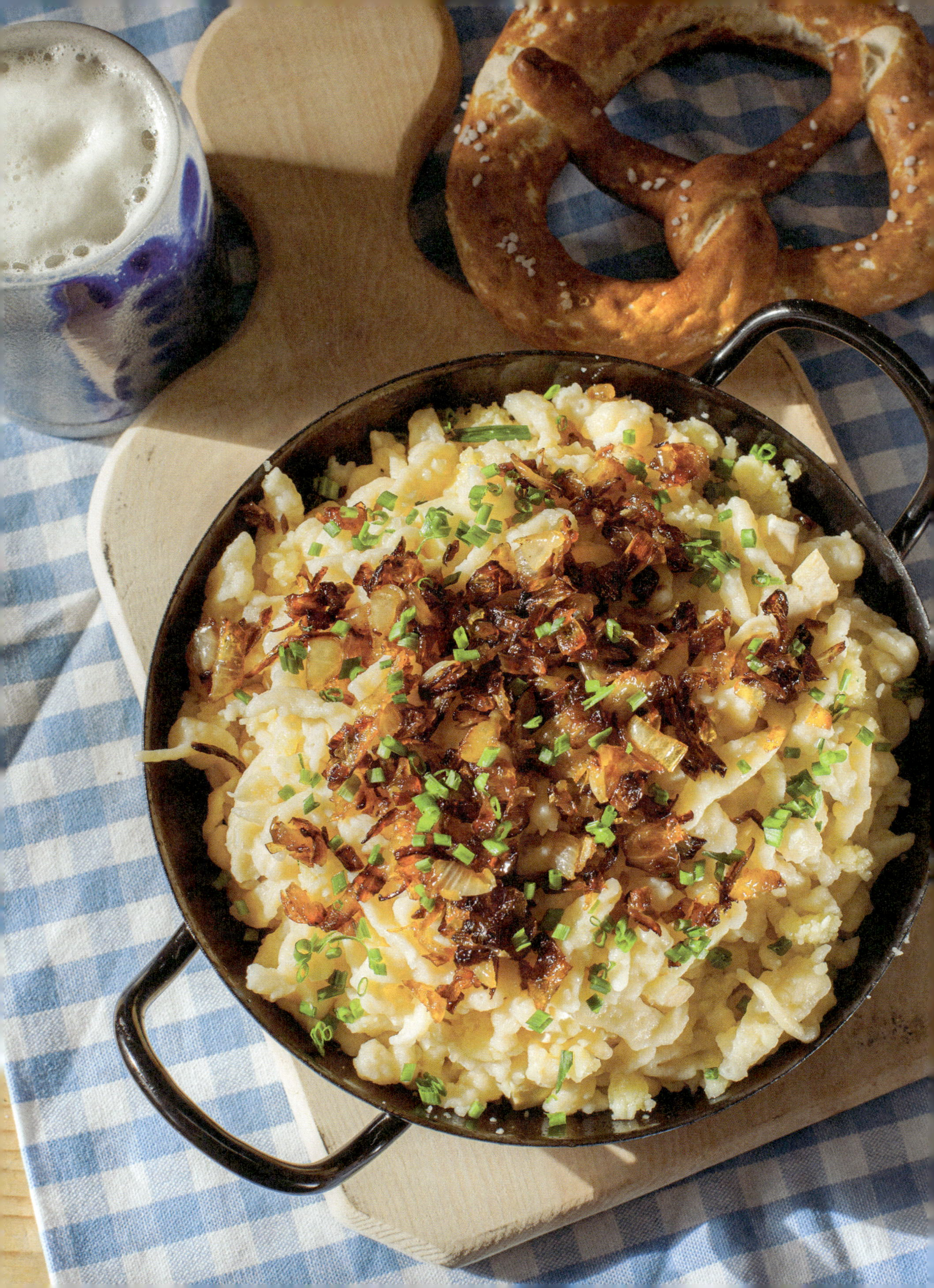

Weißbier-Kässpatzen

Weißbier macht unsere Kässpatzen wunderbar locker. Wer auf Bier verzichten möchte, nimmt einfach kohlensäurehaltiges Mineralwasser.

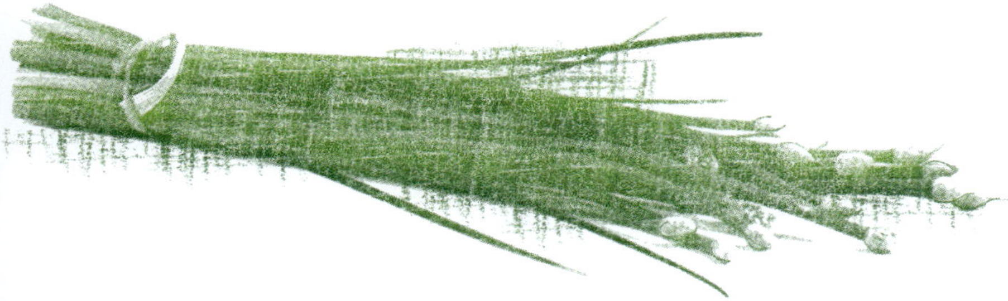

FÜR 4 PERSONEN

SPÄTZLETEIG

- 500 g Spätzlemehl
- 1 TL Salz
- 5 Eier
- 250 ml Weißbier
- 2–3 Zwiebeln
- 100 g Butter
- 200 g Romadur
- 200 g Bierkäse

ZUM ANRICHTEN

- 1 EL Schnittlauch, in feine Röllchen geschnitten

Aus Mehl, Salz, Eiern und Bier mit den Knethaken des Handrührgeräts einen Spätzleteig herstellen. Der Teig sollte zäh reißend sein. Kurz ruhen lassen.

Die Zwiebeln schälen und in feine Würfel schneiden. Die Butter in einer Pfanne bei mittlerer Hitze zerlassen und die Zwiebeln darin goldbraun rösten. Romadur und Bierkäse fein würfeln.

In einem großen Topf reichlich Salzwasser zum Kochen bringen und den Teig mit einem Spätzlehobel portionsweise in das kochende Wasser hobeln. Wenn die Spätzle an die Wasseroberfläche kommen, sind sie fertig.

Die Spätzle sofort mit einem Sieb entnehmen, kurz abtropfen lassen, abwechselnd mit den beiden Käsesorten in eine Schüssel schichten und warm halten. So fortfahren, bis der Spätzleteig aufgebraucht ist.

Zum Schluss die gerösteten Zwiebeln darübergeben, mit Schnittlauch bestreuen und sofort servieren.

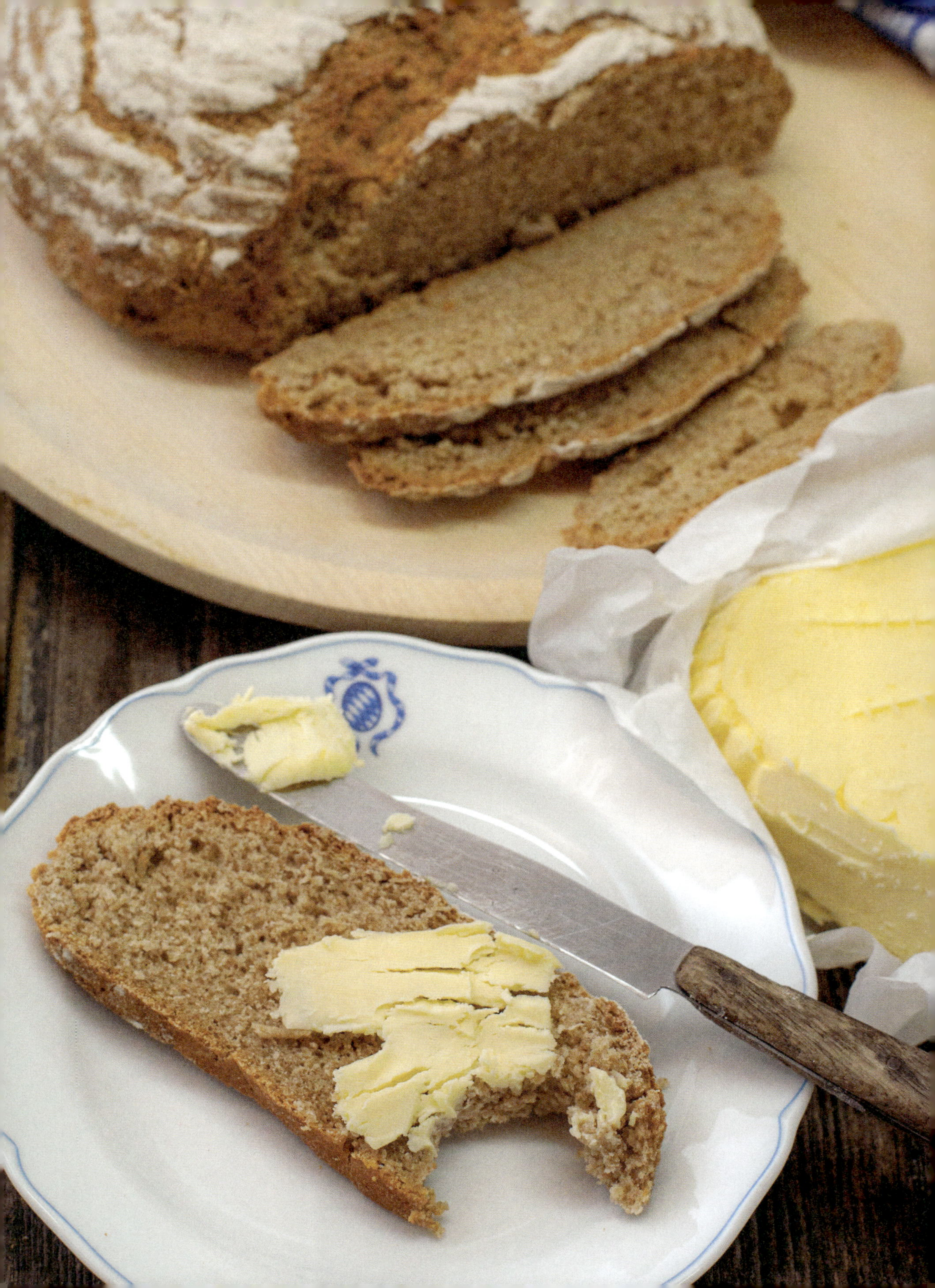

Dreikornbrot

FÜR 1 LAIB

VORTEIG

200 g Einkornmehl
5 g frische Hefe

HAUPTTEIG

200 g Dinkelmehl Type 630, plus mehr für den Gärkorb
400 g Roggenmehl Type 997
1 TL Salz
20 g frische Hefe
1 Pck. Natursauerteig (à 75 g)
250 ml Buttermilch

Für den Vorteig das Mehl mit der Hefe und 200 ml lauwarmem Wasser glatt rühren. Zugedeckt an einem warmen Ort 2 Stunden ruhen lassen.

Für den Hauptteig die Mehlsorten mit dem Salz mischen. Die Hefe darüberbröseln. Vorteig und Natursauerteig dazugeben. Die leicht angewärmte Buttermilch und etwa 150 ml lauwarmes Wasser nach und nach hinzufügen und mit den Knethaken des Handrührgeräts zu einem Teig verkneten. Den Teig in einen bemehlten Gärkorb geben. Zugedeckt an einem warmen Ort 1 Stunde gehen lassen.

Den Teig auf ein mit Backpapier ausgelegtes Backblech stürzen und bei 170 °C Umluft 45 Minuten backen. Aus dem Ofen nehmen und auf einem Kuchengitter abkühlen lassen.

Sauerteig, selbst gemacht

210 g Roggenmehl Type 997 oder 1050

60 g Mehl mit 100 ml lauwarmem Wasser verrühren. Zugedeckt an einem warmen Ort 1 Tag ruhen lassen.

Weitere 75 g Mehl und 100 ml lauwarmes Wasser in den Teig einrühren und zugedeckt 12 Stunden ruhen lassen.

Das restliche Mehl und 100 ml lauwarmes Wasser in den Teig rühren und weitere 12 Stunden ruhen lassen.

Knäckebrot

Dieses selbstgebackene Knäckebrot lieben wir, denn so haben wir immer etwas zum Knabbern im Haus.

FÜR 2 BLECHE

125 g Dinkelvollkornmehl
125 g Emmermehl
250 g zarte Haferflocken
50 g Sonnenblumenkerne
25 g Kürbiskerne
20 g Leinsamen
2 TL Salz
6 EL Rapsöl
100 ml helles Bier oder Wasser

Die beiden Mehlsorten, Haferflocken, Kerne, Leinsamen und Salz mischen. Öl und Bier mit 350 ml Wasser dazugeben und mit den Knethaken des Handrührgeräts zu einem zähen Teig verkneten. Wird kein Bier verwendet, die Wassermenge einfach entsprechend erhöhen.

Den Teig auf zwei mit Backpapier ausgelegten Backblechen etwa 3 mm dick verteilen und bei 180 °C Umluft 25–30 Minuten backen. Aus dem Ofen nehmen und auf den Backblechen abkühlen lassen.

Das abgekühlte Knäckebrot in Stücke brechen. Luftdicht verpackt ist es mindestens 2 Wochen haltbar.

Für Käse-Knusperscheiben 80 g geriebenen Bergkäse in den Teig geben und kurz vor Ende der Backzeit etwas geriebenen Käse über das Brot streuen.

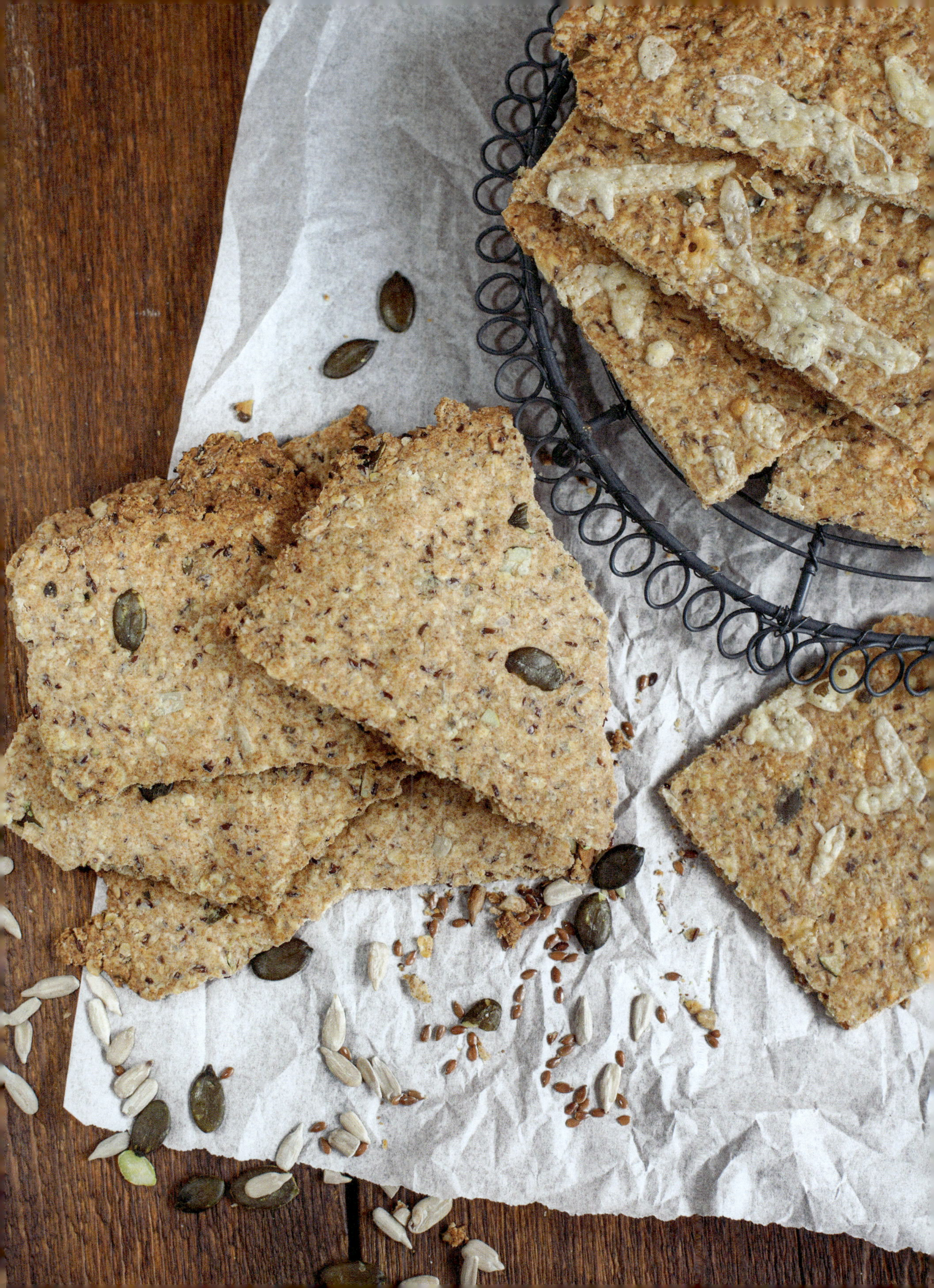

Kamutsemmeln

Kamut gehört zu den Urgetreiden, die schon vor über 6000 Jahren für die ersten Brote sorgten. Kamut ist eine Kulturform des Hartweizens. Bei uns ist er auch unter dem Namen »Khorasan-Weizen« bekannt, da sich Landwirte aus der USA den Namen »Kamut« schützen ließen. Kamutmehl ähnelt in der Konsistenz mehr dem Roggenmehl und braucht daher ein kräftiges Kneten und eine längere Gehzeit. Das Urkorn zeichnet sich besonders durch seinen hohen Proteingehalt aus.

FÜR 10 SEMMELN

VORTEIG

150 g Kamutvollkornmehl
2 g frische Hefe

HAUPTTEIG

150 g Kamutvollkornmehl
200 g Dinkelmehl Type 630
1 TL Salz
15 g frische Hefe

Für den Vorteig das Mehl mit der Hefe und 150 ml lauwarmem Wasser glatt rühren. Zugedeckt bei Zimmertemperatur 12 Stunden ruhen lassen.

Für den Hauptteig die Mehlsorten mit dem Salz mischen. Die Hefe darüberbröseln. Den Vorteig und etwa 180 ml lauwarmes Wasser dazugeben. Mit den Knethaken des Handrührgeräts zu einem glatten Teig verkneten. Zugedeckt an einem warmen Ort 1 Stunde gehen lassen.

Den Teig noch mal gut durchkneten und daraus etwa 10 Semmeln formen. Auf ein mit Backpapier ausgelegtes Backblech legen und bei 180 °C Umluft etwa 20 Minuten backen. Aus dem Ofen nehmen und auf einem Kuchengitter abkühlen lassen.

Dazu passt die selbstgemachte Blaubeer-Thymian-Marmelade von Seite 172.

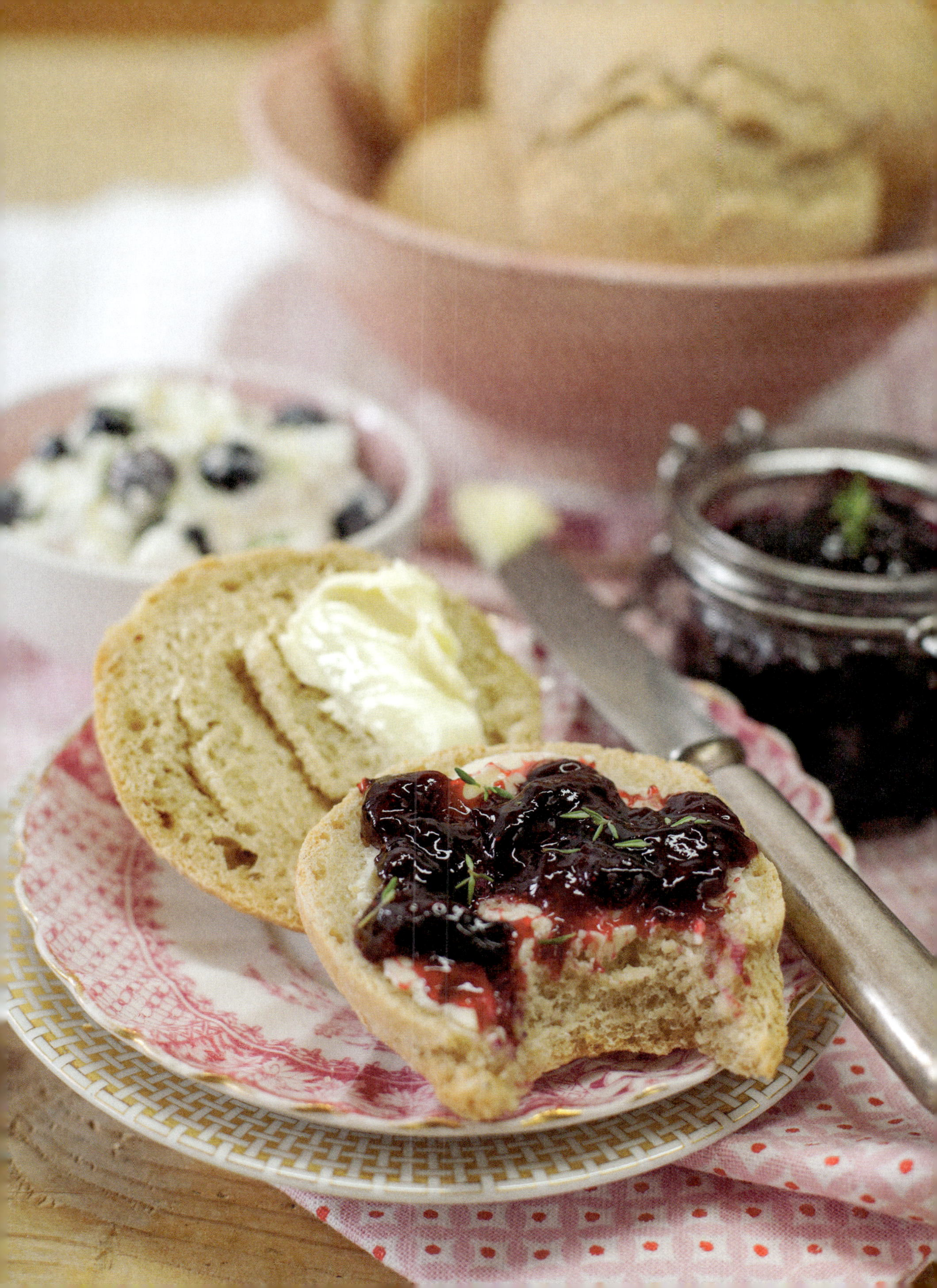

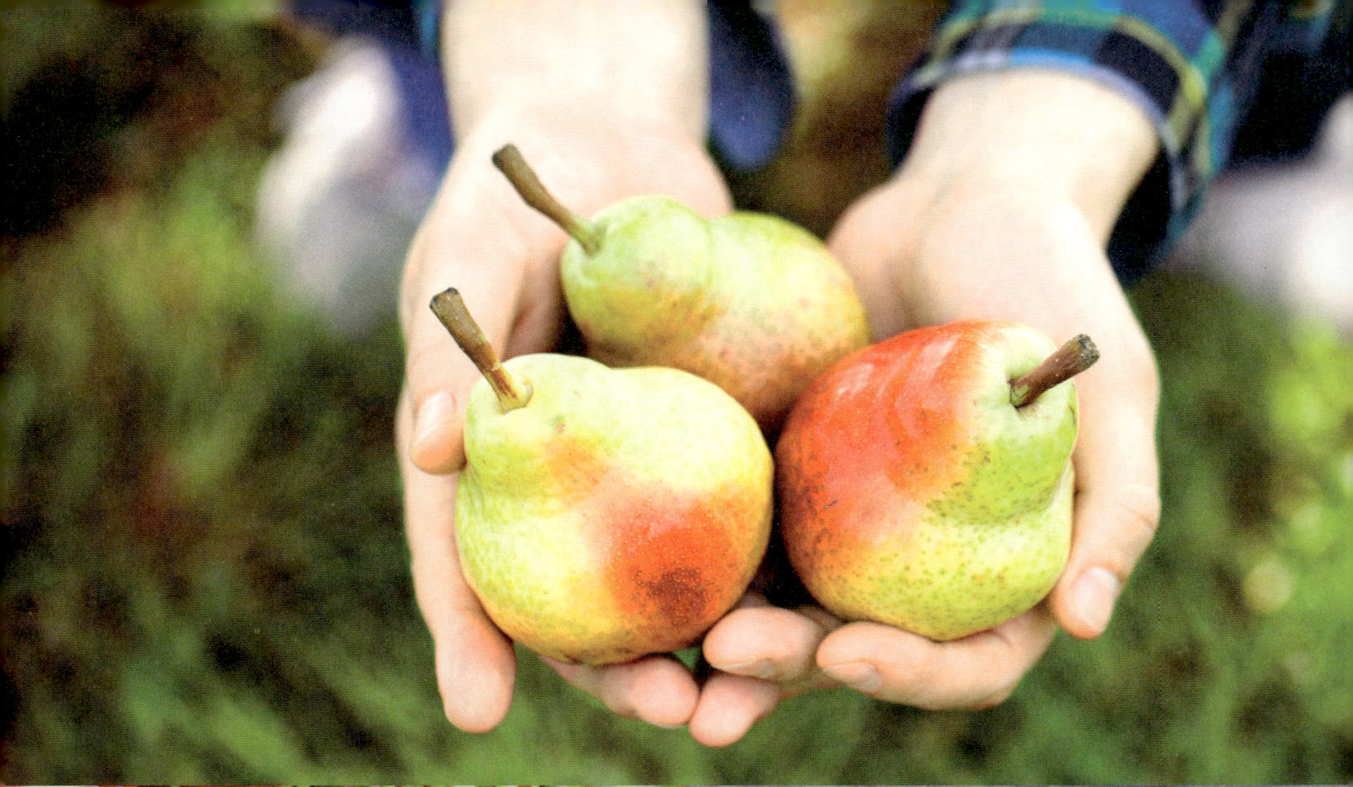
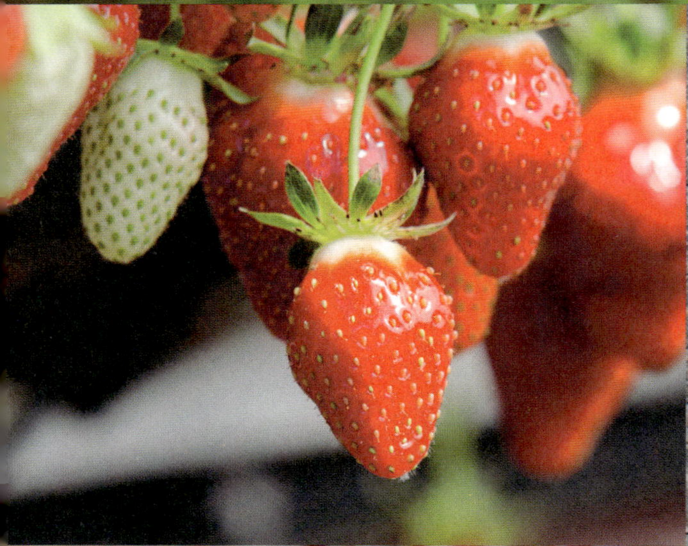
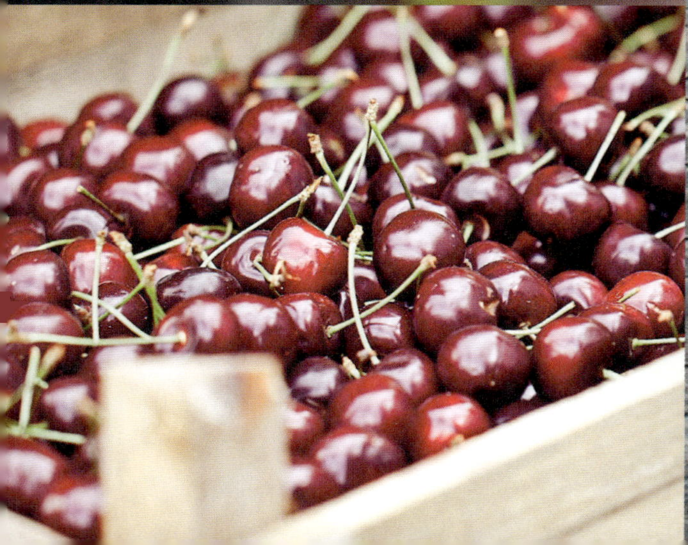
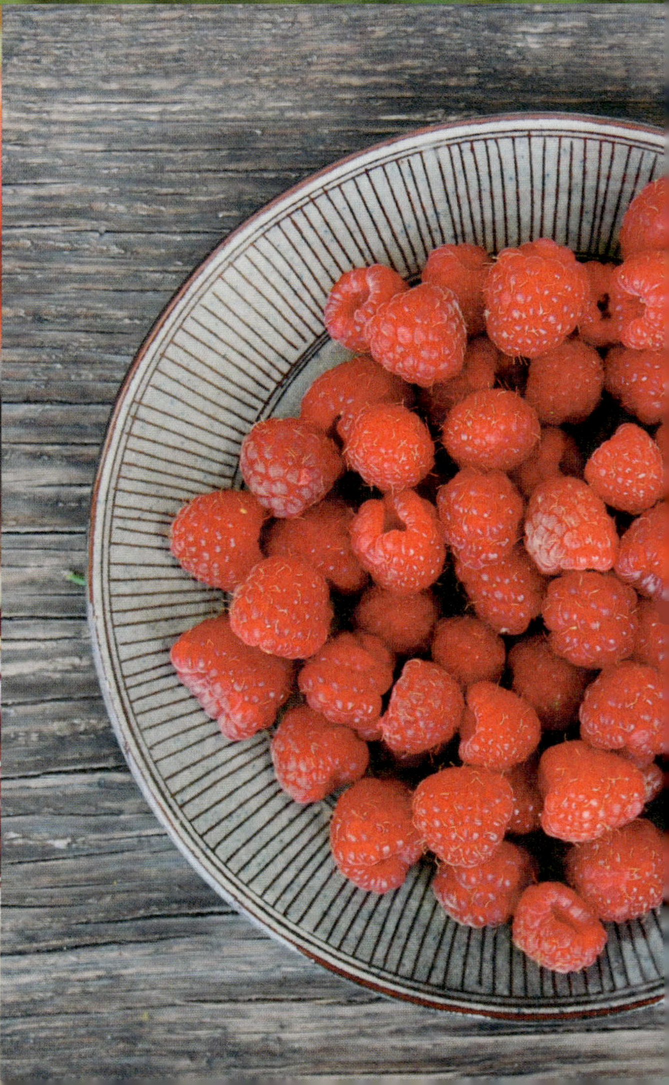

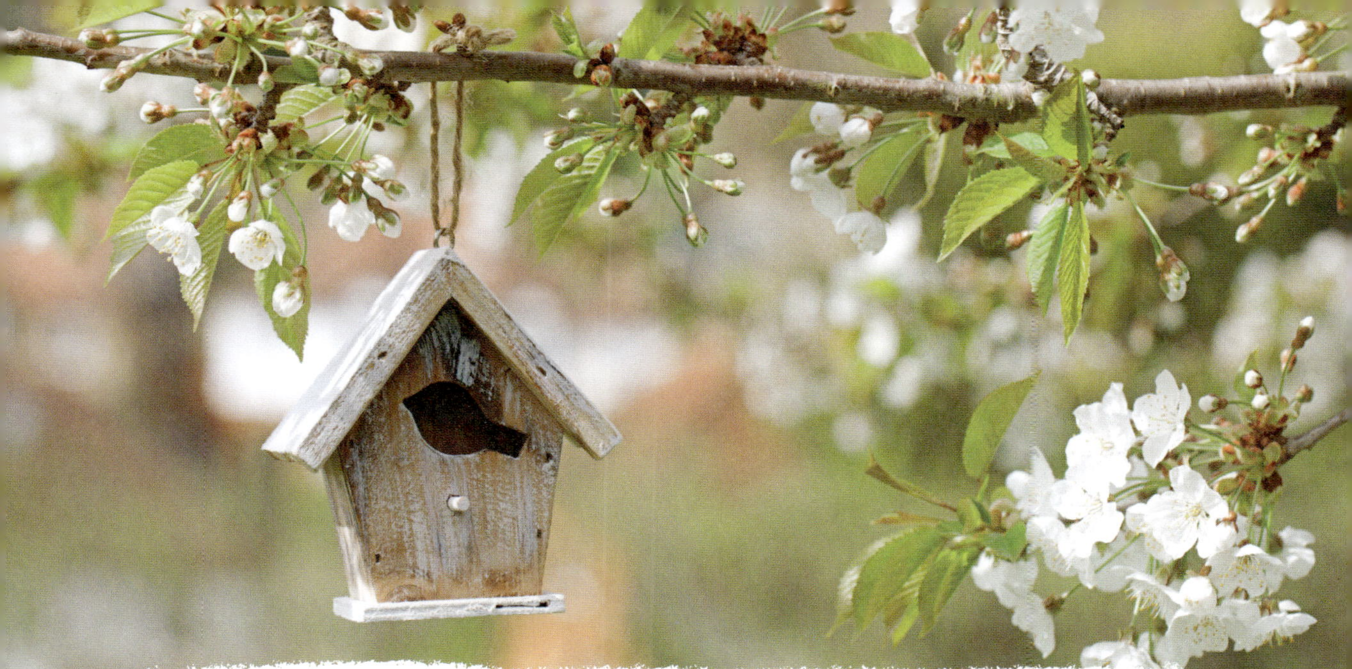

Süßes von Bäumen und Sträuchern

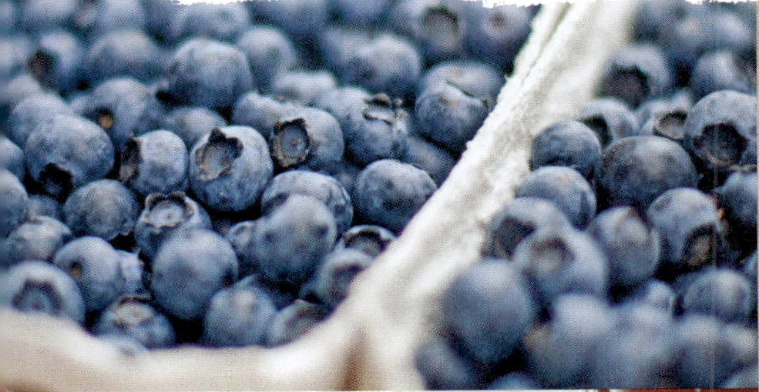

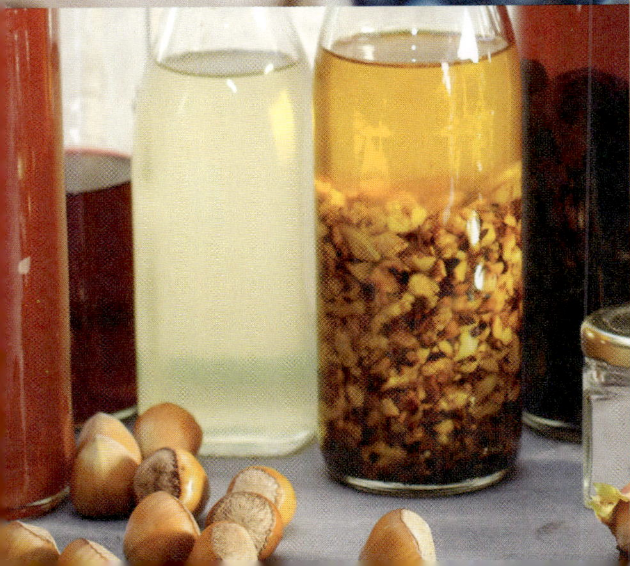

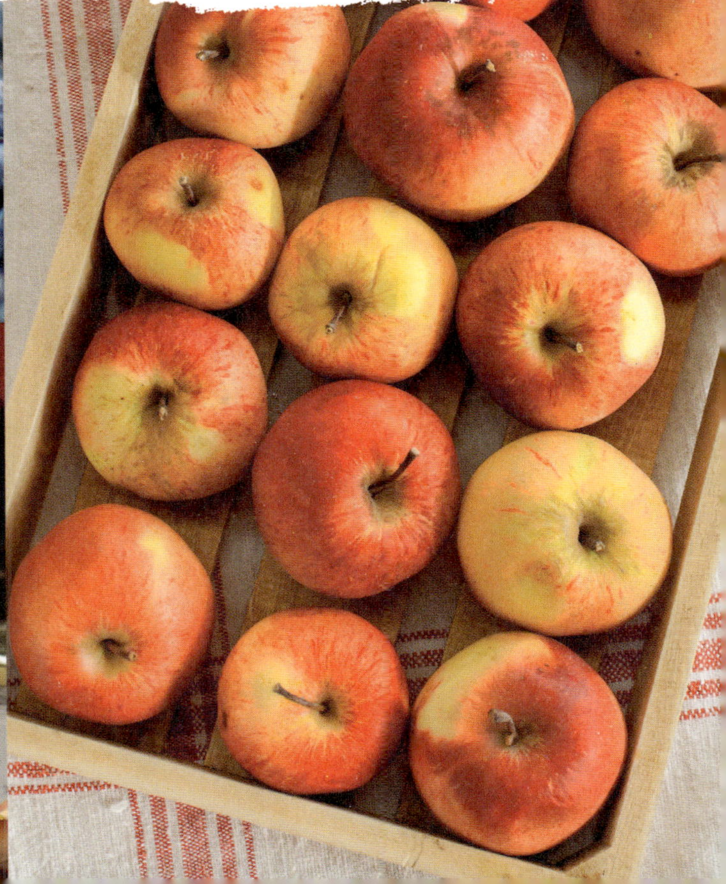

Lavendelplatzerl

Der Duft von Lavendel ist ein sanfter Einschlafhelfer. Wer unter Einschlaf- oder Schlafstörungen leidet, für den ist ein Lavendelkissen einfach ideal. Denn die in den Lavendelblüten enthaltenen Substanzen Linalool und Linalylacetat beeinflussen den Schlaf nachweislich positiv. Einfach getrocknete Lavendelblüten in ein kleines Kissen geben und schon heißt es »Gute Nacht«.

FÜR 1 BLECH

200 g Emmermehl, plus mehr zum Ausrollen
50 g brauner Zucker
100 g Butter
1–2 TL abgezupfte Lavendelblüten
1 Ei

Mehl, Zucker, Butter, Lavendelblüten und Ei zu einem glatten Mürbeteig verarbeiten. Teig zu einer Kugel formen, in Folie wickeln und 30 Minuten in den Kühlschrank legen.

Den Teig auf einer leicht bemehlten Fläche etwa 3 mm dick ausrollen und Plätzchen in Blütenform ausstechen. Auf ein mit Backpapier ausgelegtes Backblech legen und bei 160 °C Umluft etwa 15 Minuten backen. Aus dem Ofen nehmen und auf dem Backblech abkühlen lassen.

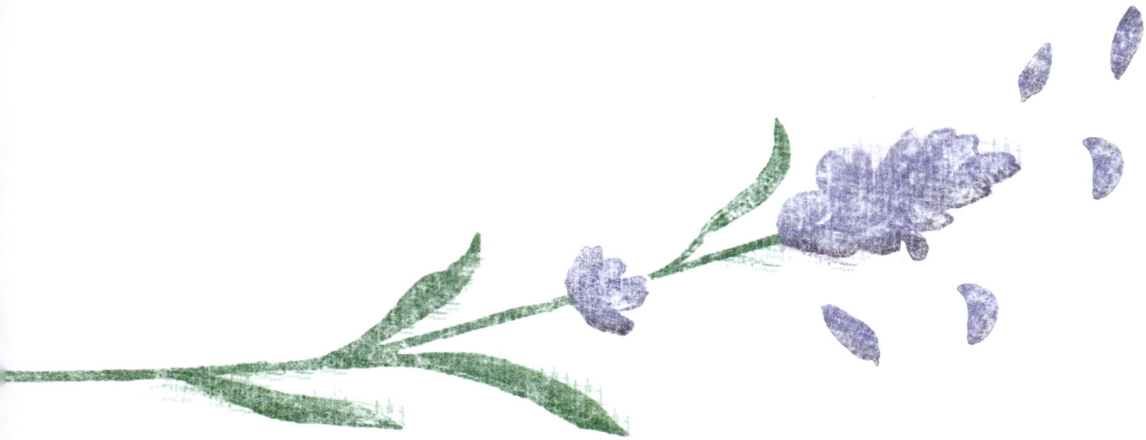

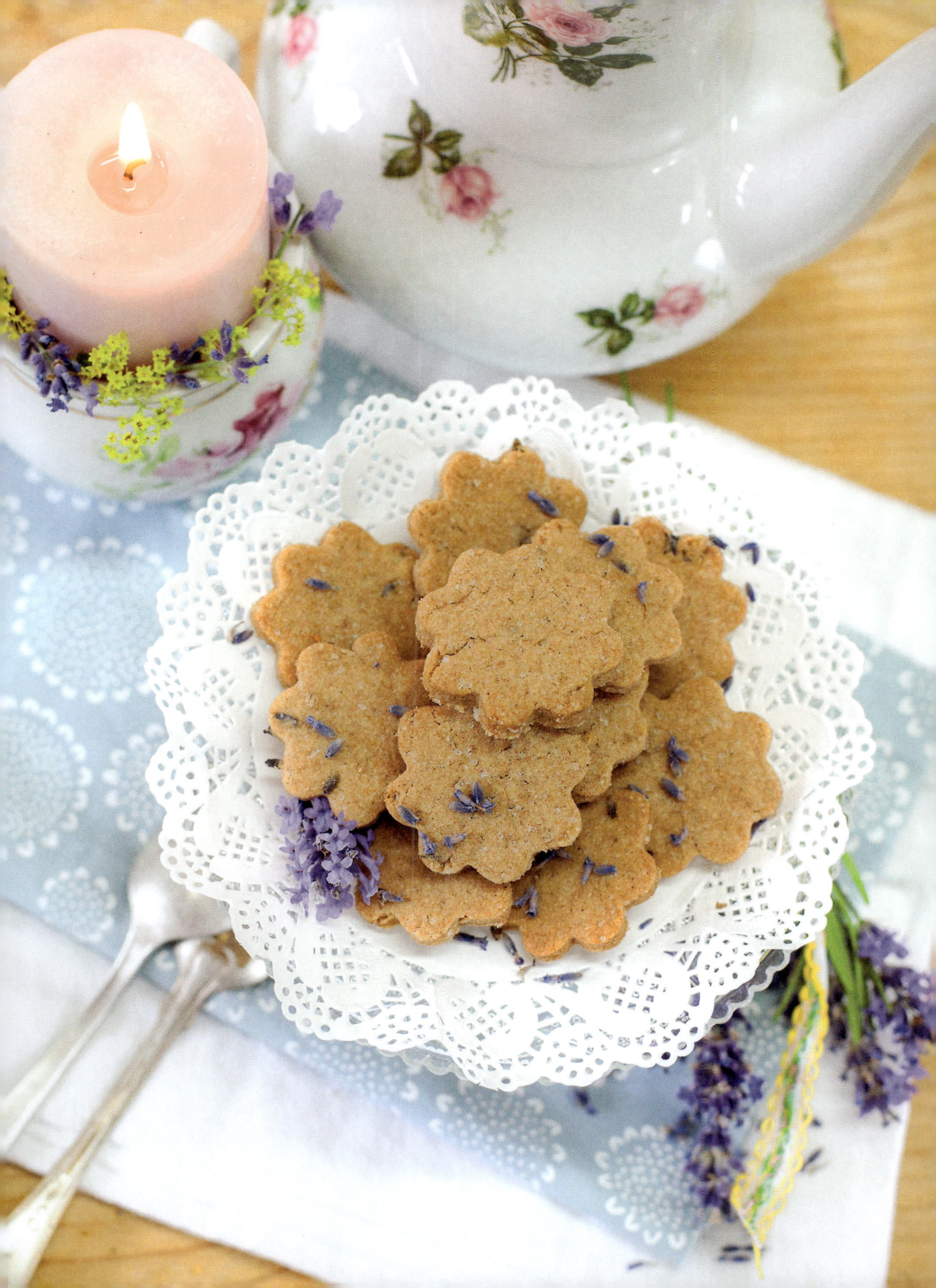

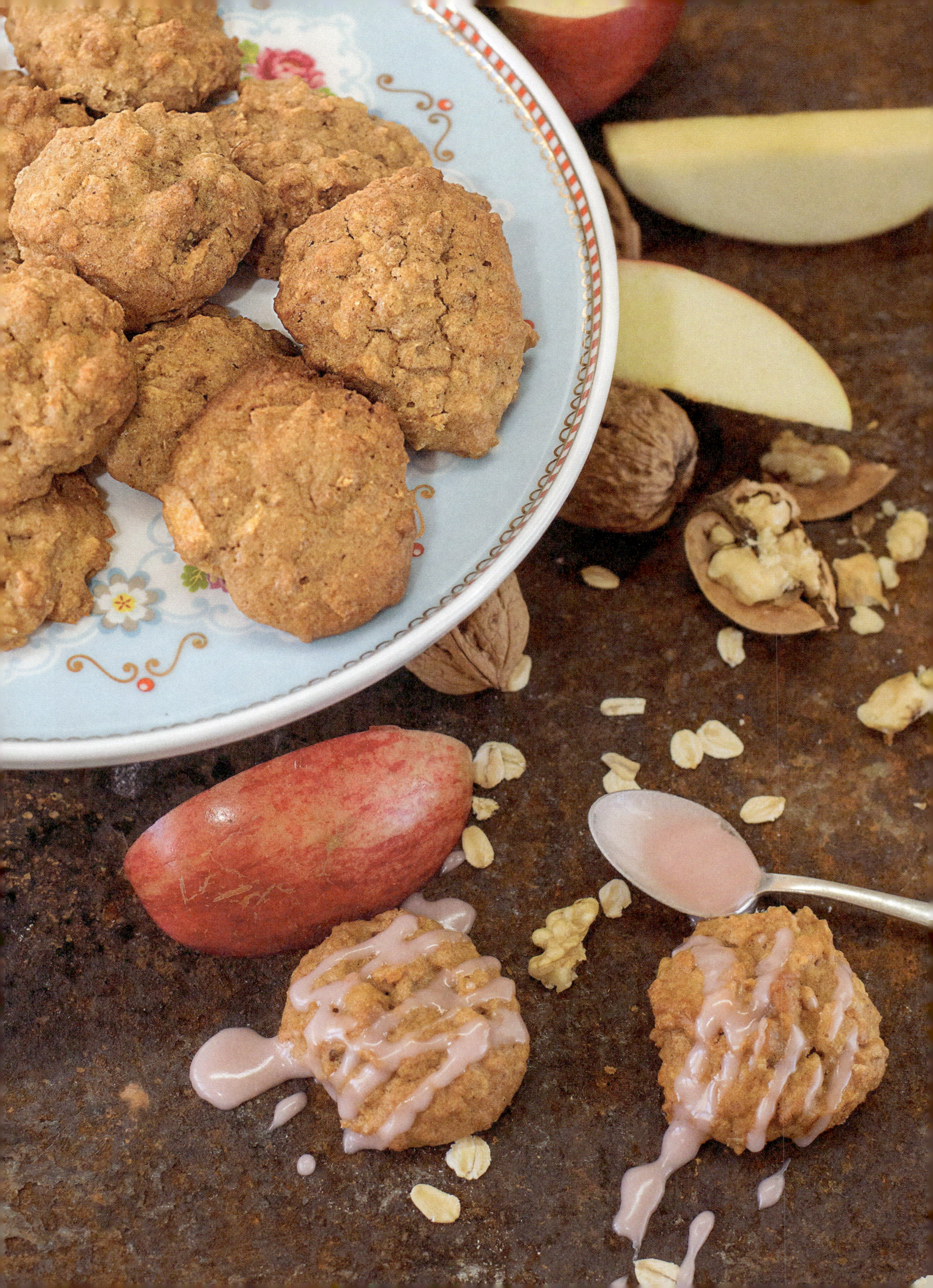

Nervenkekse

Haferflocken, Nüsse und Eier gehören zu den Top 5 an Lebensmitteln, die gut für unsere Nerven sind.

FÜR 2 BLECHE

2 säuerliche Äpfel (250 g)
80 g Butter
3 EL Honig
3 Eier
100 g Einkornmehl
50 g Dinkelvollkornmehl
50 g zarte Haferflocken
1 TL Backpulver
3 EL gehackte Walnüsse
1 Prise gemahlener Zimt

Die Äpfel waschen, vierteln, entkernen und grob raspeln.

Für den Rührteig die Butter mit dem Honig schaumig rühren. Die Eier nach und nach dazugeben. Die restlichen Zutaten mit den Äpfeln unterrühren.

Mit zwei Teelöffeln walnussgroße Häufchen mit etwas Abstand auf mit Backpapier ausgelegte Backbleche setzen und bei 160 °C Umluft 20 Minuten backen. Aus dem Ofen nehmen und auf den Backblechen abkühlen lassen.

Nach Belieben die Plätzchen mit einem Guss aus Puderzucker und Rotwein verzieren.

Müsliplätzchen

Natürlich kann auch Dinkelvollkornmehl verwendet werden, dann zusätzlich 2 EL Apfelsaft oder Wasser zum Teig geben.

FÜR 2 BLECHE

100 g Butter
100 g brauner Zucker
1 Prise Salz
1 Ei
50 g Dinkelmehl Type 630
½ TL Backpulver
100 g Dinkel- oder Haferflocken (kernige)
50 g Rosinen oder getrocknete Cranberries
2 EL Sonnenblumenkerne

Für den Rührteig die Butter mit Zucker und Salz schaumig rühren. Das Ei hinzufügen. Das Mehl mit Backpulver, Dinkel- oder Haferflocken, Rosinen oder Cranberries und Sonnenblumenkernen mischen und unterrühren.

Mit zwei Teelöffeln walnussgroße Häufchen mit etwas Abstand auf mit Backpapier ausgelegte Backbleche setzen und bei 160 °C Umluft etwa 15 Minuten backen. Aus dem Ofen nehmen und auf den Backblechen abkühlen lassen.

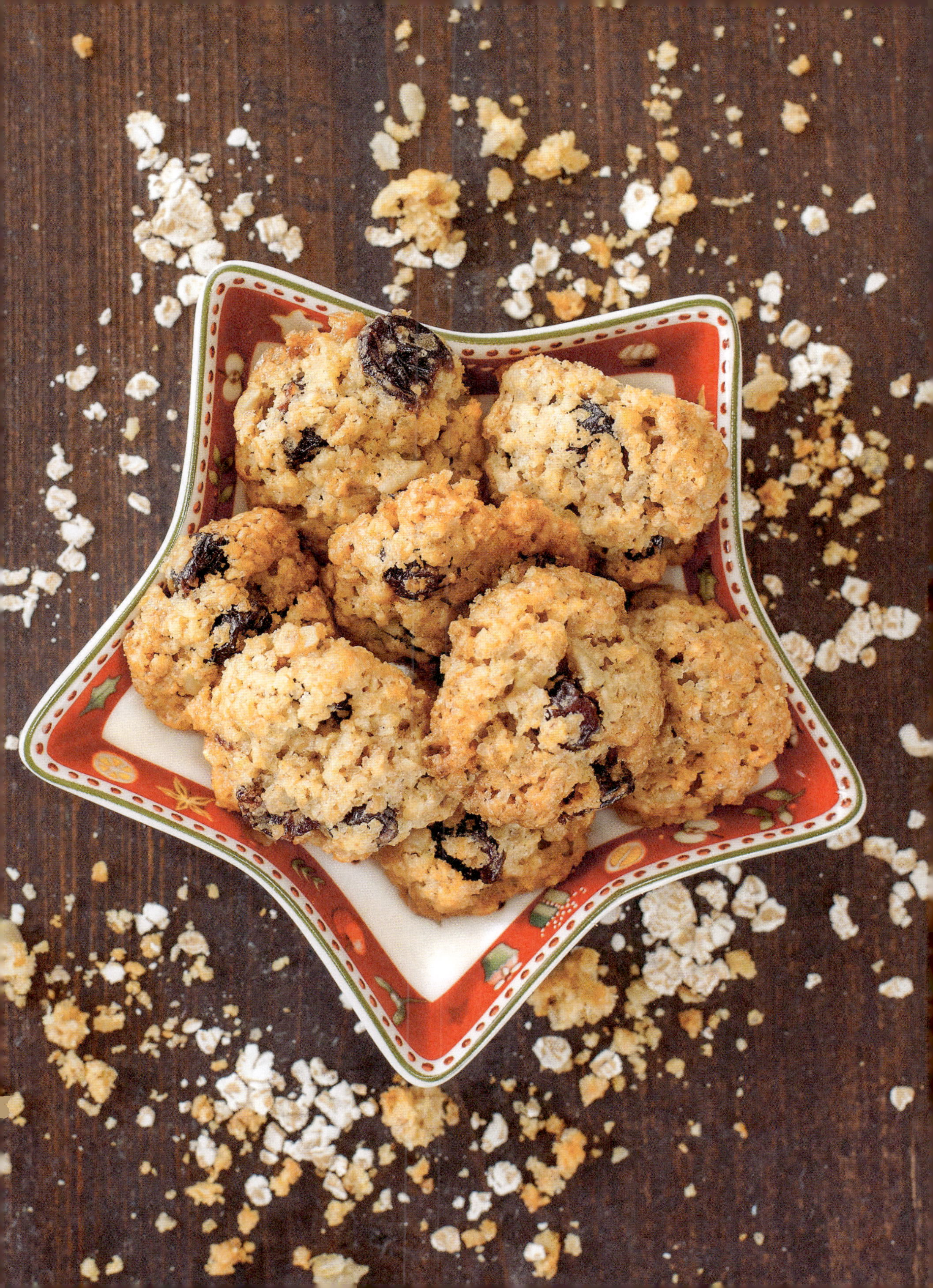

Beereneis *... für alle, die keine Eismaschine haben.*

FÜR 4 PERSONEN

100 g Zucker
300 g TK-Erdbeeren oder TK-Himbeeren
200 g Frischkäse

In einem Topf den Zucker mit 100 ml Wasser aufkochen. Die gefrorenen Beeren dazugeben und abkühlen lassen.

Die Mischung mit einem Stabmixer pürieren. Bei Verwendung von Himbeeren das Püree eventuell durch ein Sieb passieren, um die kleinen Kerne zu entfernen. In eine Schüssel geben und den Frischkäse unterrühren.

Die Beeren-Frischkäse-Creme zugedeckt ins Gefrierfach stellen. Nach 3 Stunden mit einem Schneebesen gut durchrühren, um die Bildung von Eiskristallen zu verhindern. Diesen Vorgang noch zwei Mal nach je 2 Stunden wiederholen. Das Eis dann über Nacht durchfrieren lassen.

Eiswaffeln

FÜR 20–25 WAFFELN

125 g brauner Kandiszucker
125 g Butter
1 Ei
250 g Mehl
1 EL Rum
gemahlener Zimt

Butter für das Hörncheneisen

In einem Topf den Kandiszucker mit 250 ml Wasser aufkochen, bis er sich aufgelöst hat. Die Butter im Zuckerwasser zerlassen. Etwas abkühlen lassen.

Das Ei mit dem Mehl nach und nach unter die Masse rühren. Den Rum und etwas gemahlenen Zimt hinzufügen. Zugedeckt über Nacht ruhen lassen.

Den Teig nochmals durchrühren. Sollte er zu dick sein, etwas Wasser hinzufügen.

Ein Hörncheneisen mit etwas Butter fetten. Nach Anleitung dünne Waffeln backen und diese sofort nach dem Backen zu Waffeltüten aufrollen. Nach dem Abkühlen luftdicht verpacken, so bleiben die Waffeln lange knusprig.

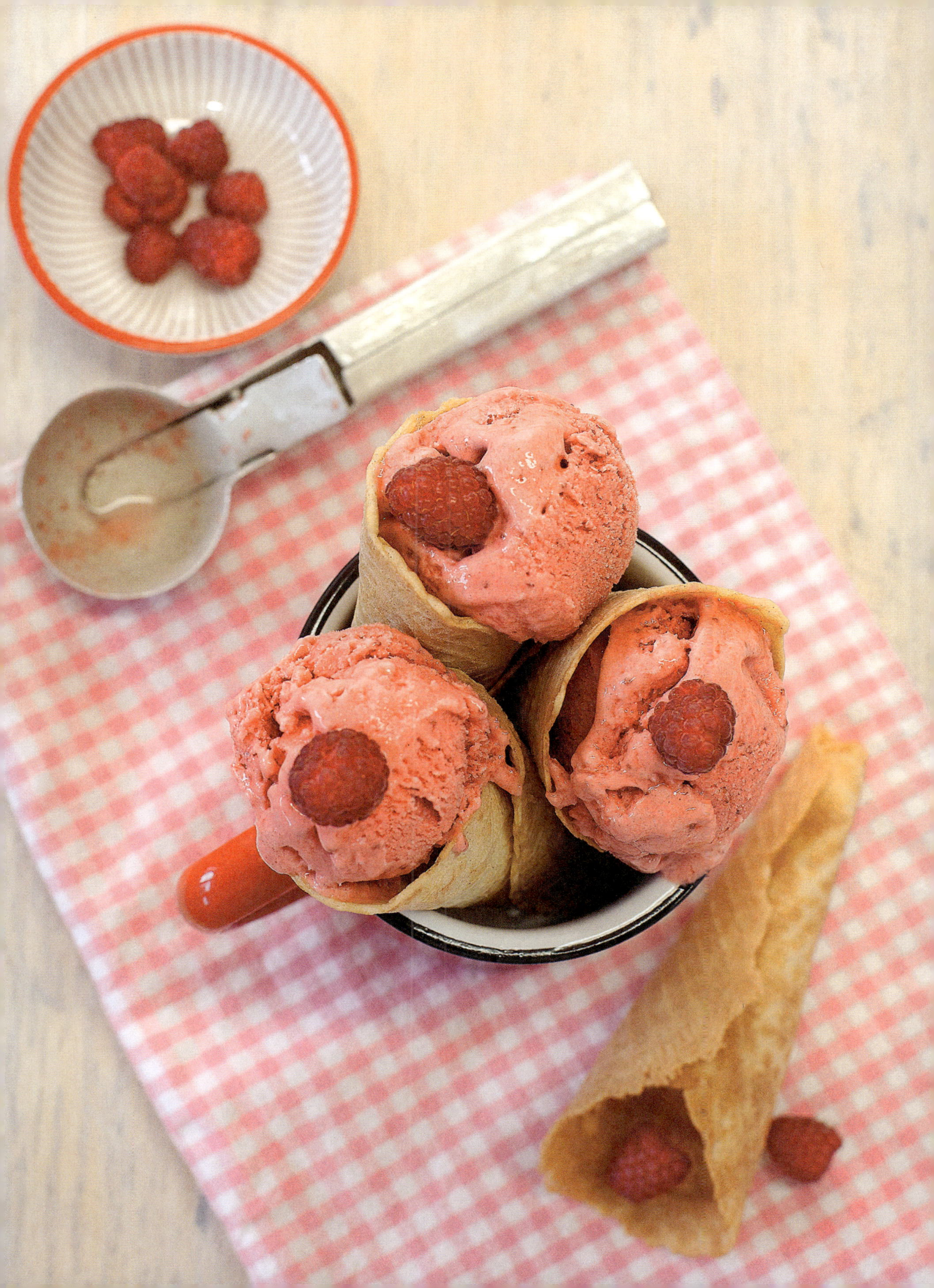

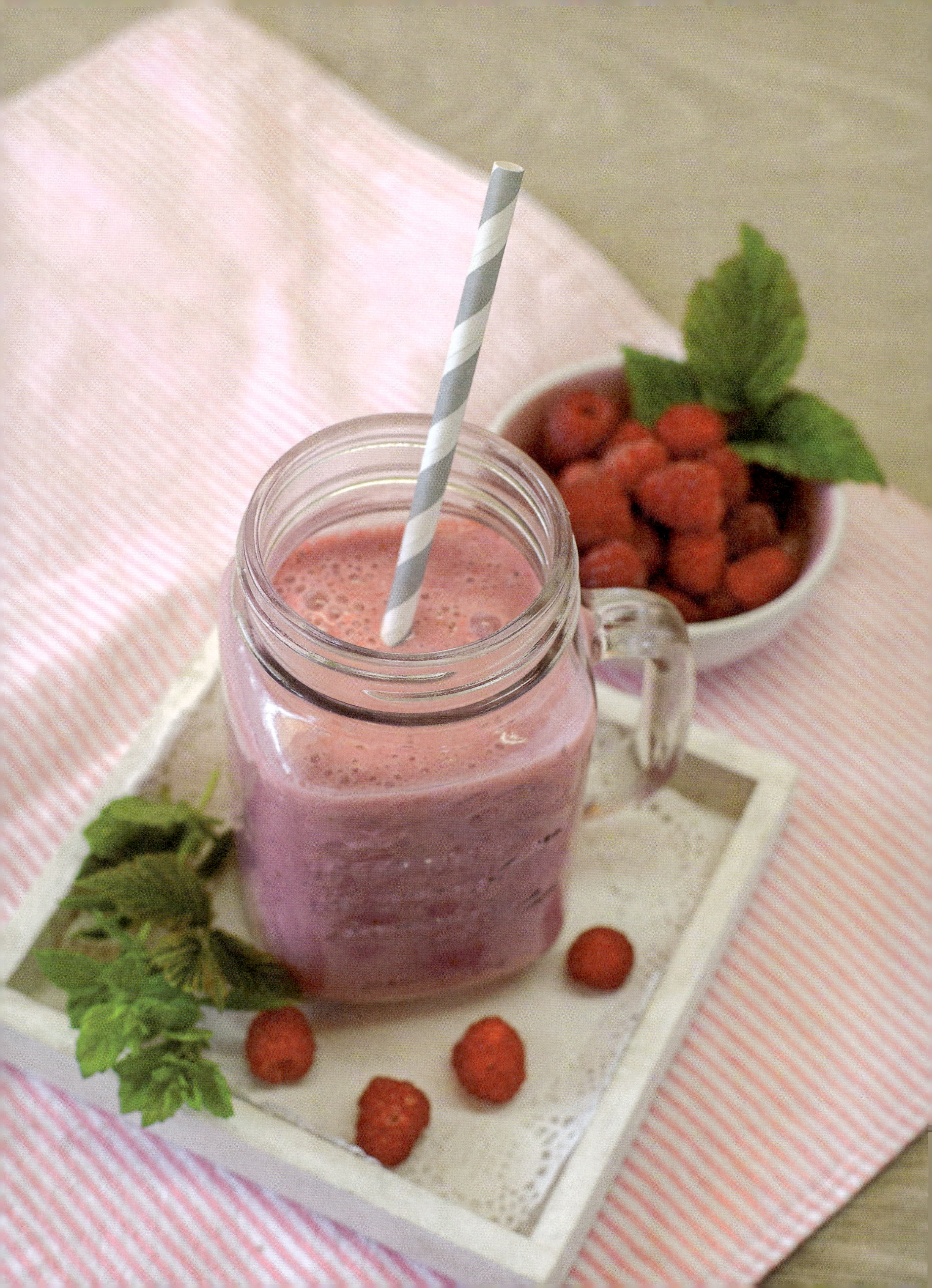

Beeren-Smoothie

Beeren sind wahre Superfoods der heimischen Küche: Sie sind reich an Flavonoiden, die unsere körpereigenen Abwehrmechanismen bestens unterstützen. Kefir stammt ursprünglich aus dem Kaukasus. Er gehört zu den Sauermilchprodukten und ist deshalb sehr bekömmlich. Bei der Herstellung werden Kefirpilze zugesetzt, diese wandeln Milchzucker in Milchsäure, Alkohol und Kohlensäure um. Aber keine Angst, der Alkoholgehalt liegt nur bei etwa 0,5 Prozent. Das Sauermilchgetränk schmeckt spritzig und wirkt richtig schön erfrischend. Ein weiterer positiver Effekt sind Vitalstoffe wie B-Vitamine und Kalzium.

FÜR 1 PORTION

250 g Kefir
1–2 TL flüssiger Honig
150 g Beeren (zum Beispiel Blaubeeren, Erdbeeren, Himbeeren)
Zitronenmelisse (nach Belieben)

Die Zutaten in ein hohes Gefäß geben und mit einem Stabmixer pürieren.

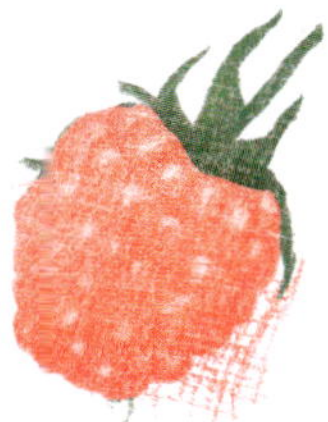

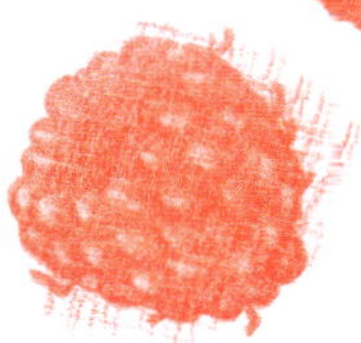

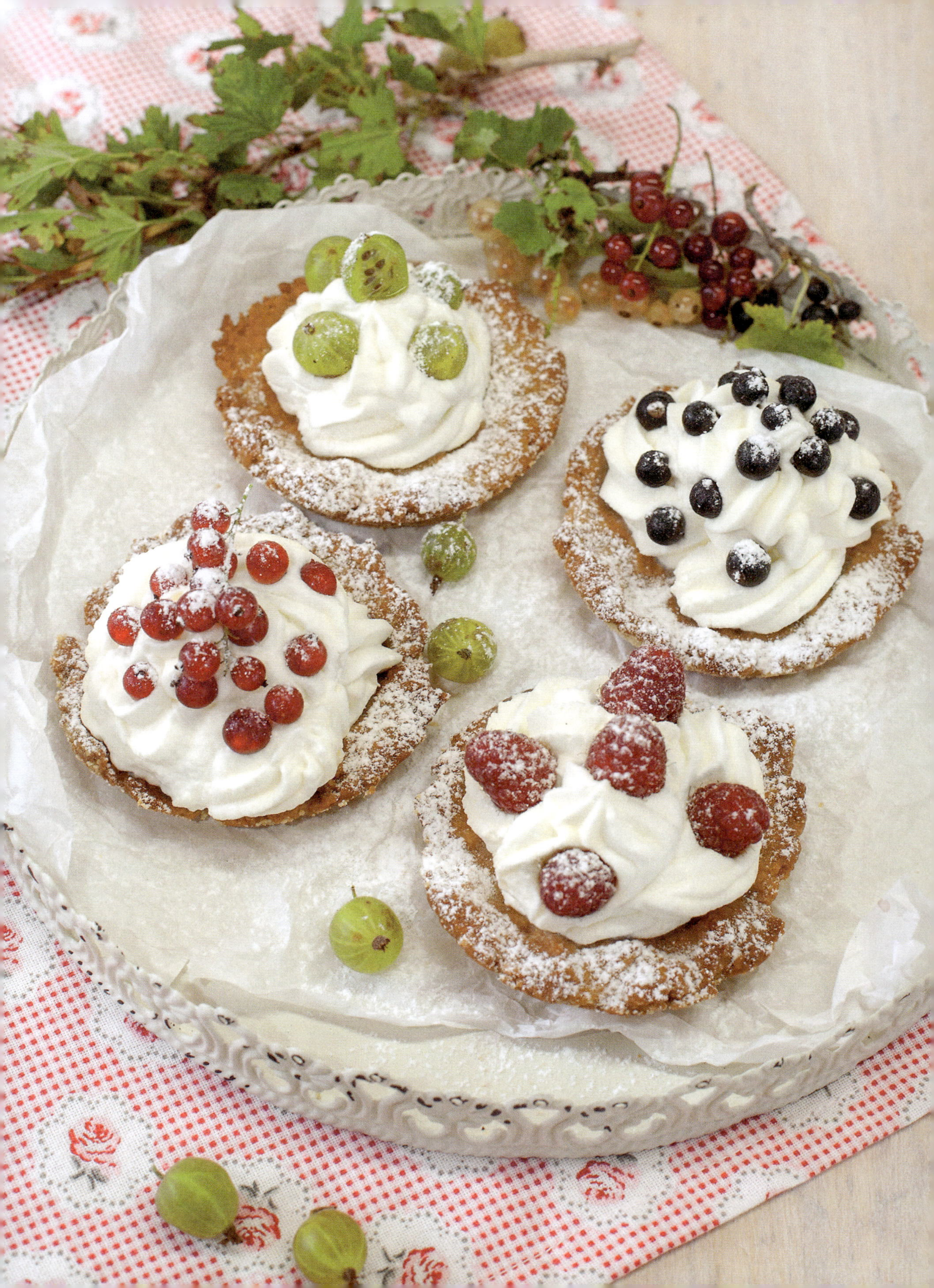

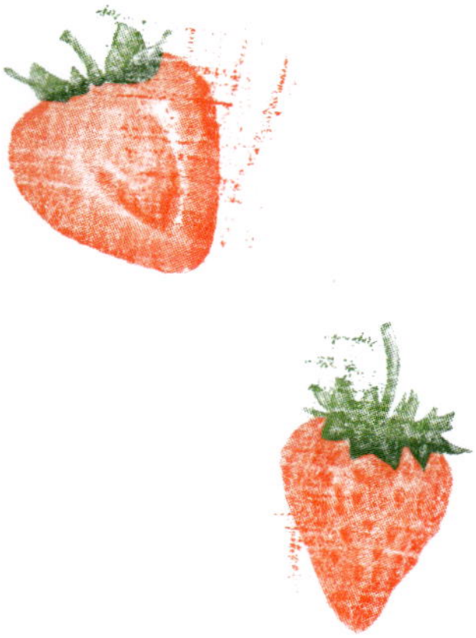

Beerentörtchen

Wir bereiten einfach gleich die doppelte Menge an Tarteletten zu und frieren sie ein. Zum Auftauen später kurz aufbacken und weiter zubereiten.

FÜR 4 PERSONEN

MÜRBETEIG

150 g Dinkelmehl Type 630
50 g Butter, plus mehr für die Förmchen
50 g flüssiger Honig

BELAG

200 g Sahne
1 EL Vanillezucker
Beeren (zum Beispiel Blaubeeren, Himbeeren, Johannisbeeren, Stachelbeeren)

ZUM BESTÄUBEN

Puderzucker

Aus den Teigzutaten einen Mürbeteig herstellen. Den Teig in vier Portionen teilen und jedes Teigstück in die Mulde eines gefetteten Tarteletteförmchens drücken. Dabei einen kleinen Rand hochziehen. In der Form 30 Minuten kühl stellen, danach bei 160 °C Umluft etwa 20 Minuten backen. Aus dem Ofen nehmen und auf einem Kuchengitter abkühlen lassen.

Die Sahne mit dem Vanillezucker steif schlagen und in einen Spritzbeutel mit großer Sterntülle füllen. In die abgekühlten Tarteletten spritzen und beliebig mit Beeren belegen.

Mit Puderzucker bestäubt servieren.

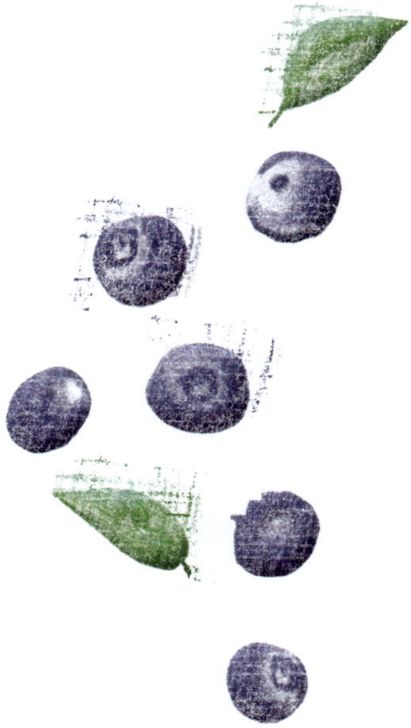

Helle Grütze mit Knusperflocken

Stachelbeeren gehören zu den eher unterschätzten Beerensorten. Was schade ist, denn sie stecken voller Vitamine C und K, als Mineralstoff ist Kalium erwähnenswert – wichtig, um den Blutdruck zu regulieren.

FÜR 4 PERSONEN

GRÜTZE

150 g rote Stachelbeeren
150 g Weiße Johannisbeeren
15 g Speisestärke
250 ml Apfelsaft
1 EL Zucker

KNUSPERFLOCKEN

50 g kernige Haferflocken
50 g Haselnussblättchen
2 EL Honig

ZUM ANRICHTEN

200 g Vanillejoghurt
Haselnussblättchen

Die Stachelbeeren waschen, die Johannisbeeren waschen und von den Rispen zupfen.

Die Speisestärke mit 2 EL Apfelsaft glatt rühren. In einem Topf bei mittlerer Hitze den restlichen Saft mit dem Zucker erhitzen. Die Stachelbeeren dazugeben und kurz aufkochen. Die Speisestärke mit den Johannisbeeren unterrühren und noch einmal aufkochen. Abkühlen lassen.

In einer Pfanne ohne Fett die Haferflocken mit den Haselnussblättchen bei starker Hitze 5 Minuten goldbraun rösten. Den Honig dazugeben und beides damit karamellisieren. Abkühlen lassen.

Knusperflocken, Joghurt und Grütze nacheinander in vier Gläser schichten und mit etwas Joghurt und Haselnussblättchen toppen und servieren.

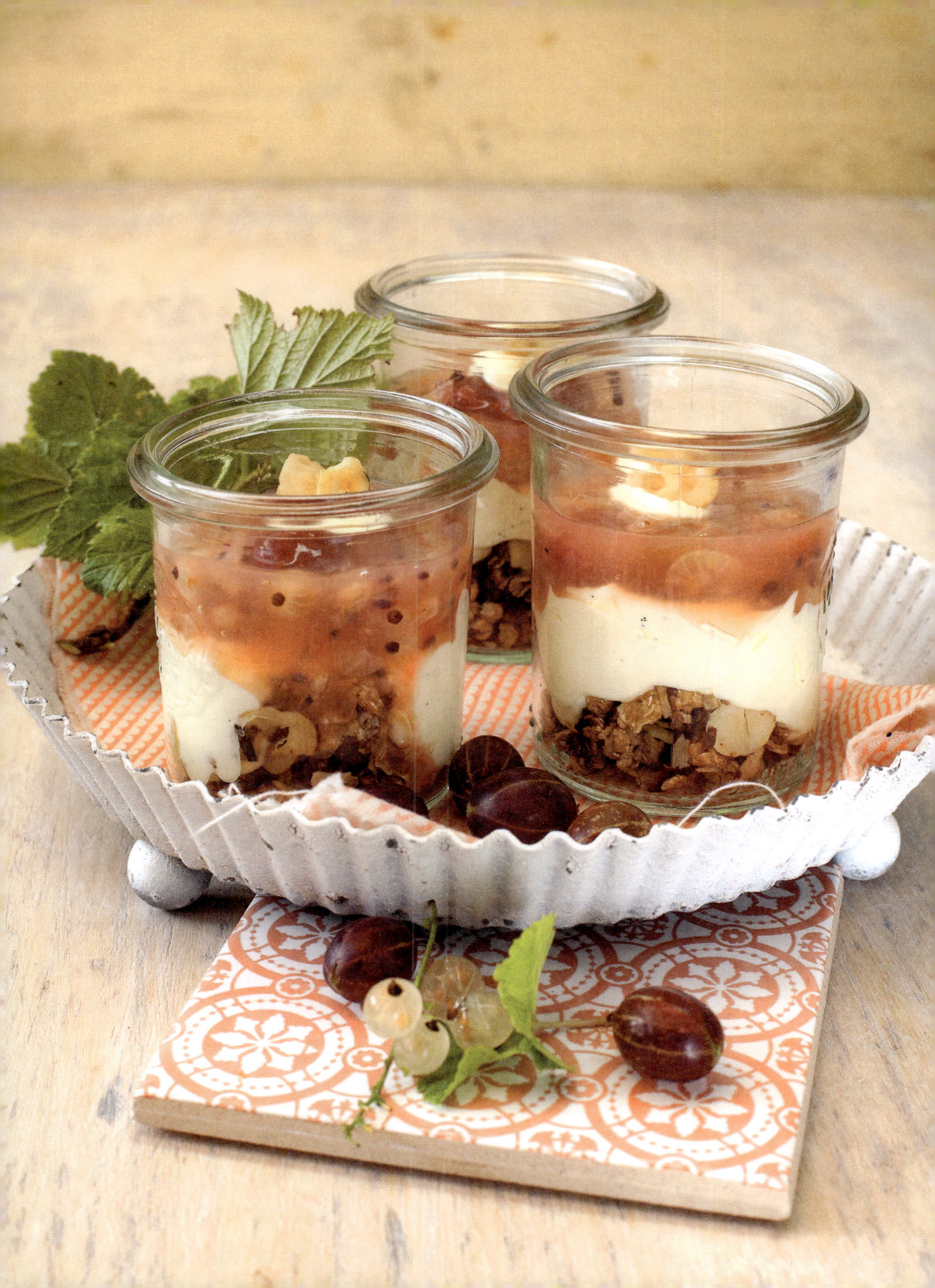

Holunder-Erdbeer-Roulade

Eine alte Bauernregel lautet: »Vor Holunder soll man sich verbeugen.« Daher gab es früher keinen Bauernhof ohne Holunderbusch. Vor einem Holunder hatte man so großen Respekt, dass sich britische Landarbeiter bis ins 20. Jahrhundert hinein weigerten, Holunderbüsche zu fällen, um kein Unglück auf sich zu ziehen.

FÜR 1 ROULADE

BISKUITTEIG
5 Eier
80 g Honig
120 g Dinkelmehl Type 630
1 TL Backpulver

ZUM BESTREUEN
1 EL Vanillezucker

FÜLLUNG
4 Holunderblütendolden
500 g Sahne
200 g Erdbeeren

ZUM BESTÄUBEN
Puderzucker

ZUM VERZIEREN
3–4 Erdbeeren
Holunderblüten

Für den Biskuitteig die Eier mit dem Honig schaumig rühren. Mehl und Backpulver mischen und unterheben. Den Teig auf ein mit Backpapier ausgelegtes Backblech geben und bei 180 °C Umluft etwa 15 Minuten backen.

Die Biskuitplatte sofort nach dem Backen auf ein mit Vanillezucker bestreutes Tuch stürzen. Das Backpapier abziehen und das heiße Backblech für 15 Minuten auf die Biskuitplatte legen. Anschließend mit dem Tuch aufrollen und abkühlen lassen.

Für die Füllung die Holunderblüten vorsichtig ausschütteln, in die Sahne geben und etwa 1 Stunde ziehen lassen.

Die Erdbeeren waschen, putzen und in Stücke schneiden. Die Holunderblüten aus der Sahne nehmen, die Sahne steif schlagen. Etwas Sahne zum Verzieren kühl stellen.

Die Biskuitroulade wieder ausrollen und die steif geschlagene Sahne darauf verstreichen. Die Erdbeerstücke darauf verteilen und die Roulade aufrollen.

Die Roulade mit Puderzucker bestäuben. Die Erdbeeren waschen, putzen und vierteln. Die Roulade mit Sahnetupfen, Erdbeeren und Holunderblüten verzieren.

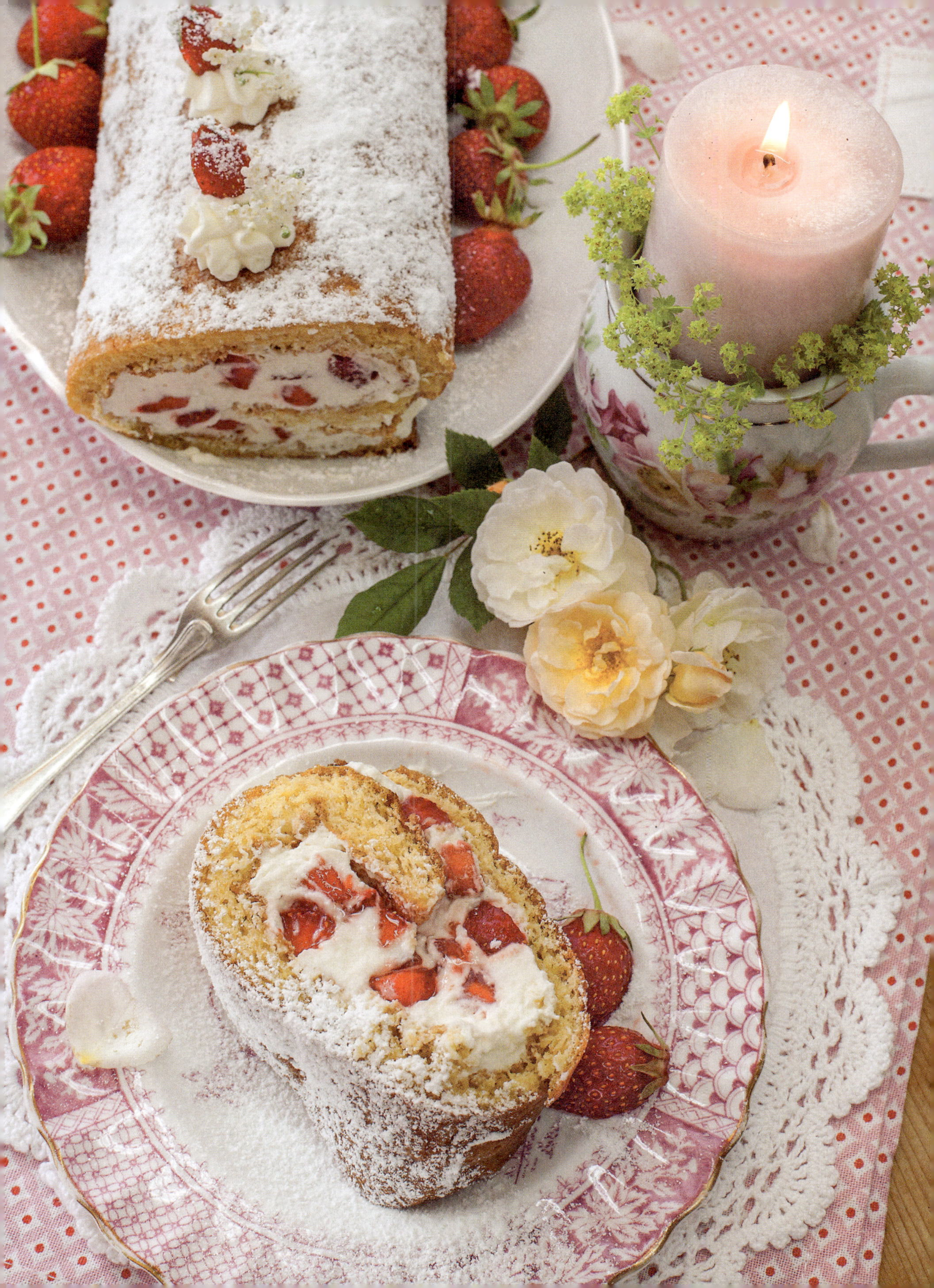

Johannisbeerkranz

Die Ernte von Johannisbeeren beginnt meistens um den 24. Juni, dem Johannitag. Diesem Tag verdanken die gesunden Beeren ihren Namen. Die meisten kennen die Roten und vielleicht auch die Schwarzen Johannisbeeren. Doch es gibt auch Weiße und die sind, im Gegensatz zu ihren beiden Verwandten, richtig süß. Die Schwarze Johannisbeere ist bei vielen wegen ihres leicht herben Geschmacks nicht sehr beliebt, aber ihr Vitamin-C-Gehalt ist durchaus bemerkenswert. 100 g Beeren enthalten 180 mg Vitamin C. Zum Vergleich: In einer Zitrone stecken nur etwa 50 mg.

FÜR 1 KUCHEN

RÜHRTEIG

300 g Butter, plus mehr für die Form
120 g brauner Zucker
4 Eier
150 g gemahlene Walnüsse
150 g Emmervollkornmehl
100 g Dinkelmehl Type 630, plus mehr für die Form
2 TL Backpulver
50 ml Milch oder Eierlikör
250 g Rote Johannisbeeren

GUSS

150 g Puderzucker
2 EL Johannisbeernektar

Für den Rührteig die Butter mit dem Zucker schaumig rühren. Die Eier nach und nach dazugeben. Die Nüsse hinzufügen. Die Mehlsorten mit dem Backpulver mischen und mit der Milch oder dem Eierlikör unterrühren.

Die Johannisbeeren waschen, abtropfen lassen und von den Rispen zupfen. Unter den Teig heben. Den Teig in eine gefettete, mit Mehl bestäubte Kranzform (Ø 28 cm) füllen und bei 160 °C Umluft 50 Minuten backen. Aus dem Ofen nehmen und auf einem Kuchengitter abkühlen lassen.

Für den Guss Puderzucker und Johannisbeernektar glatt rühren. Den abgekühlten Kuchen damit überziehen. Nach Belieben zusätzlich mit etwas weißem Guss verzieren.

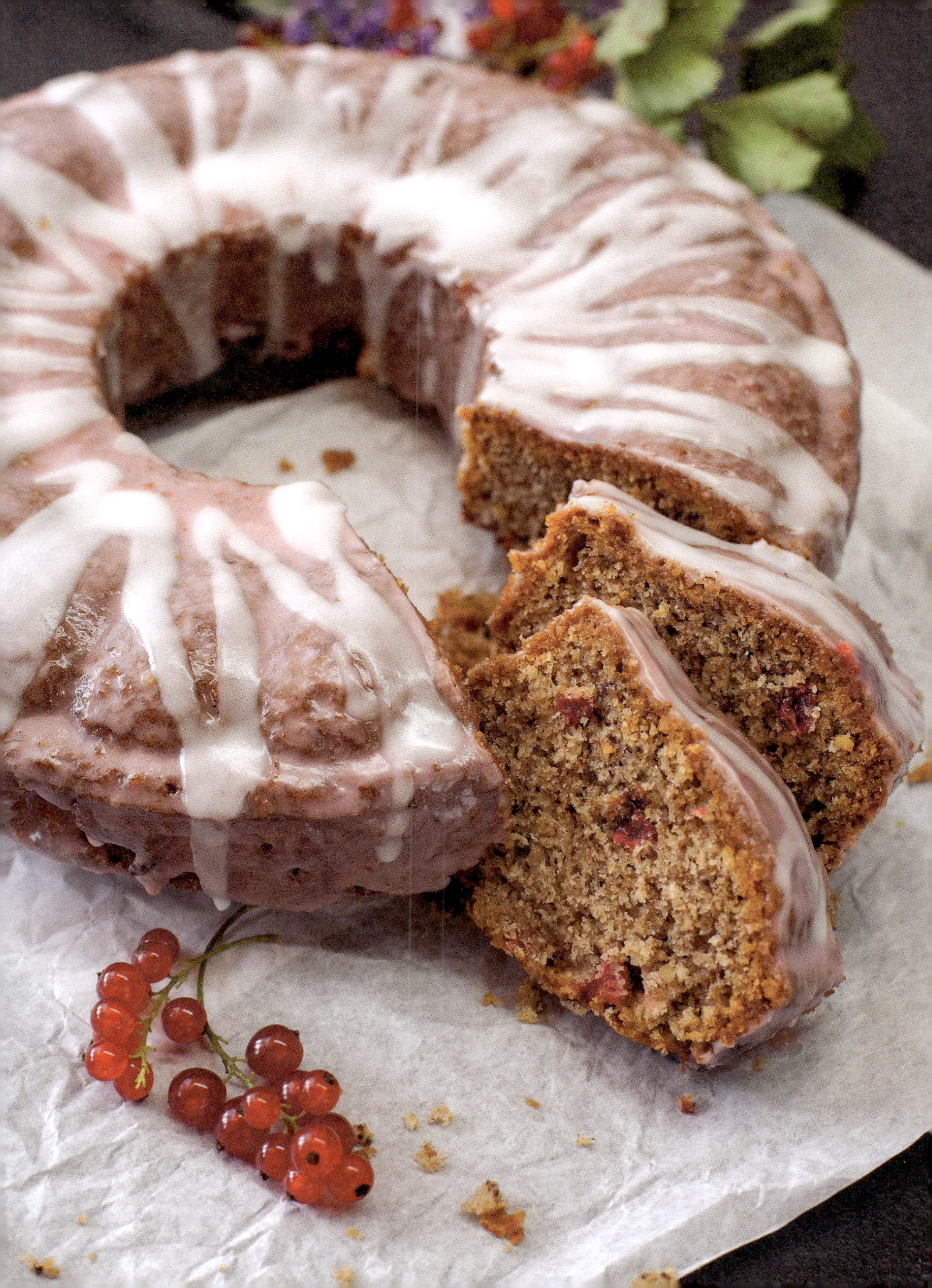

Johannisbeer-Käsekuchen

FÜR 1 BLECH

STREUSEL

250 g Butter
500 g Emmermehl
250 g Zucker
2 EL Vanillezucker

FÜLLUNG

700 ml Milch
1,5 Packungen Vanillepuddingpulver
400 g Rote Johannisbeeren
750 g Quark (20 %)
4 Eier
150 g Zucker

ZUM BESTÄUBEN

Puderzucker

Für die Streusel die Butter schmelzen und leicht abkühlen lassen. Die restlichen Streuselzutaten mischen und die Butter mit den Knethaken des Handrührgeräts unterrühren.

Etwa zwei Drittel der Streusel auf einem tiefen, mit Backpapier ausgelegten Backblech verteilen und als Boden leicht andrücken. Mit dem restlichen Streuselteig kühl stellen.

Für die Füllung aus Milch und Puddingpulver nach Packungsangabe einen Pudding kochen. Etwas abkühlen lassen.

Die Johannisbeeren waschen, gut abtropfen lassen und von den Rispen zupfen.

Den Quark mit Eiern und Zucker glatt rühren. Den Pudding nach und nach unterrühren. Die Quarkmasse auf dem Streuselboden verstreichen. Die Johannisbeeren darüber verteilen. Den restlichen Streuselteig darübergeben und bei 160 °C Umluft 30–40 Minuten backen. Aus dem Ofen nehmen und auf dem Backblech abkühlen lassen.

Den abgekühlten Kuchen mit Puderzucker bestäuben.

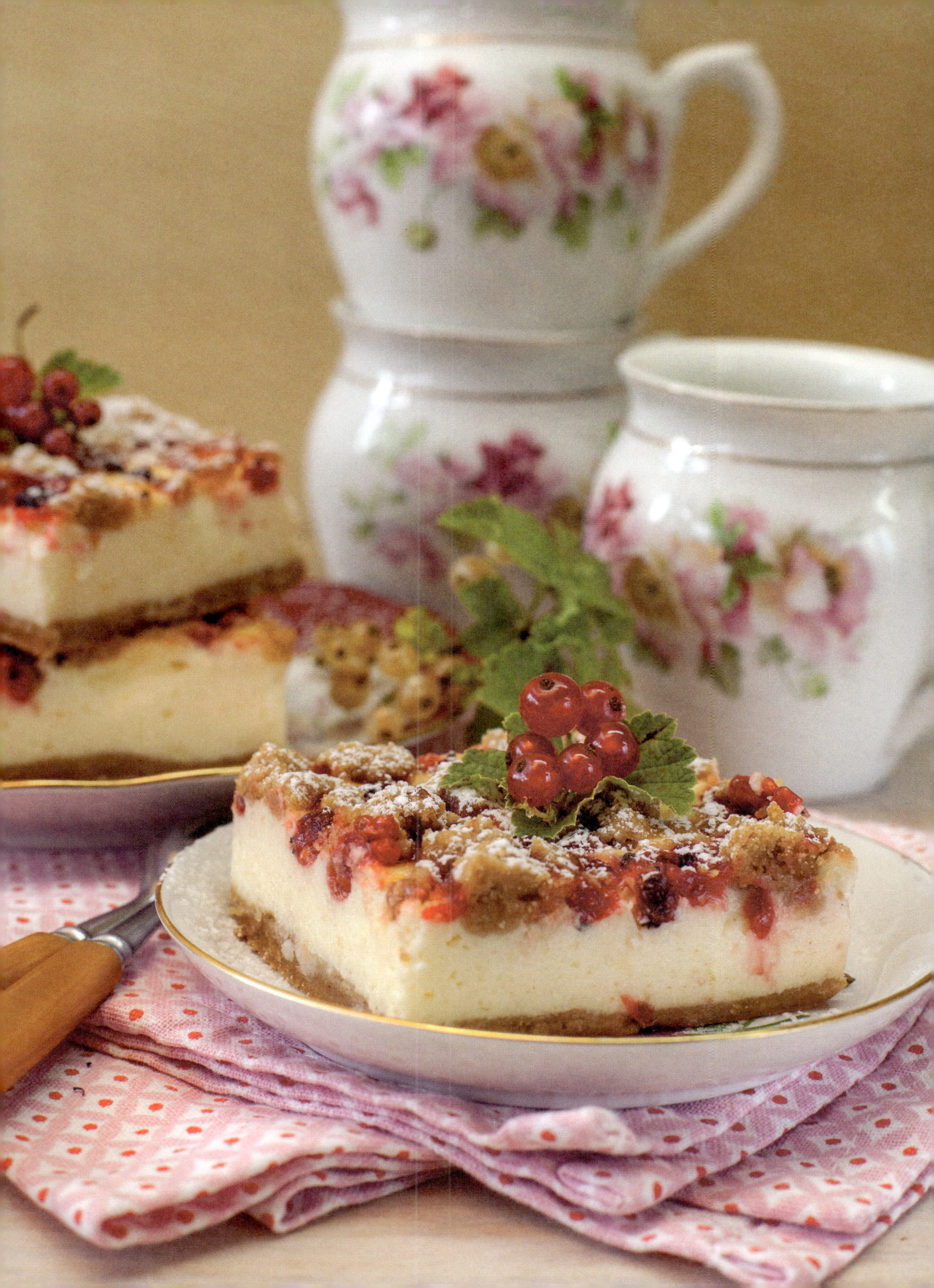

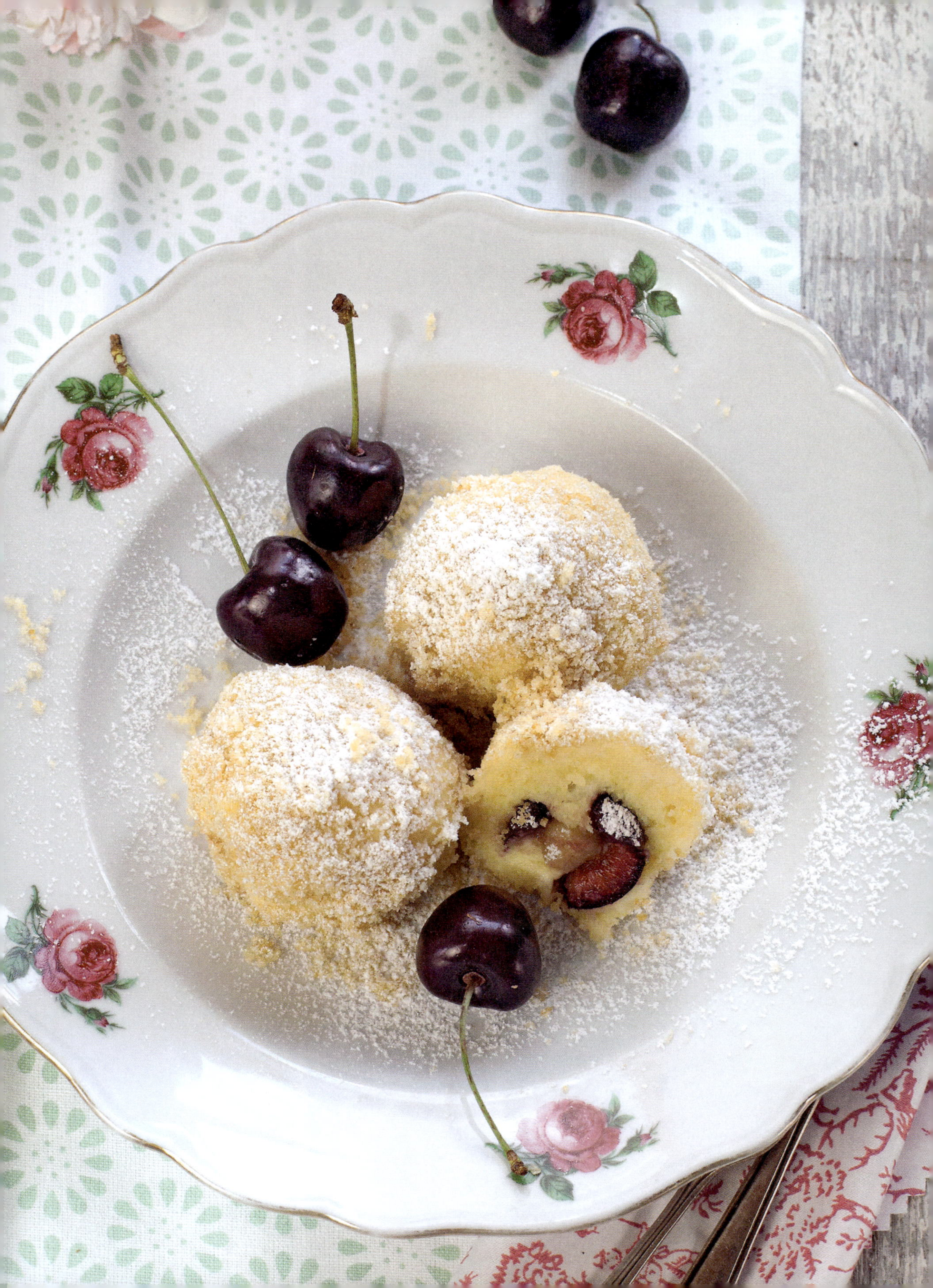

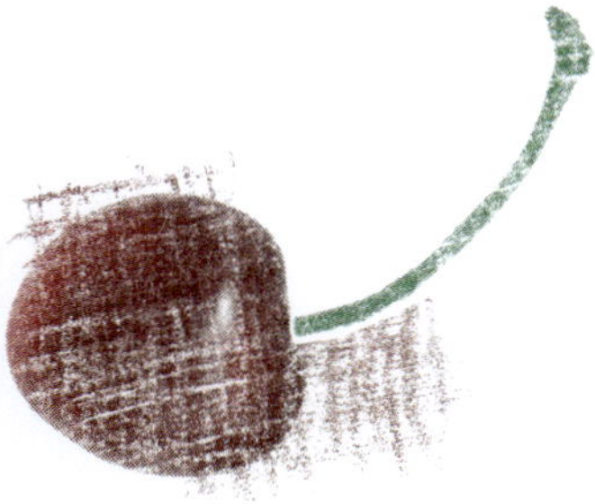

Kirschknödel

Natürlich schmecken diese feinen Topfenknödel auch mit einer anderen Füllung. Im Frühjahr beginnen wir mit Erdbeeren, dann folgen Aprikosen und Kirschen. In der Herbstzeit verwenden wir Zwetschgen und wenn im Winter noch ein paar Apfel im Keller sind, dann braten wir ein paar Spalten vor dem Füllen und versüßen uns so die dunkle Jahreszeit.

FÜR 4 PERSONEN

TEIG

250 g Quark (20 %)
60 g flüssige Butter
1 Ei
125 g Mehl
50 g Weichweizengrieß

FÜLLUNG

15–20 Kirschen
50 g Marzipan
Salz

ZUM WÄLZEN

100 g Semmelbrösel

ZUM BESTÄUBEN

Puderzucker

Den Quark gut abtropfen lassen. Mit den restlichen Zutaten zu einem weichen Teig verkneten.

Die Kirschen waschen, trocken tupfen und entsteinen. In jede Kirsche ein kirschkerngroßes Stück Marzipan geben.

Jede Kirsche mit etwas Teig umhüllen und daraus einen Knödel formen. In einem großen Topf reichlich Salzwasser zum Kochen bringen. Die Knödel im leicht siedenden Salzwasser 10 Minuten ziehen lassen.

In einer Pfanne die Semmelbrösel ohne Fett bei mittlerer Hitze 8–10 Minuten goldbraun rösten. Die Knödel aus dem Wasser nehmen, kurz abtropfen lassen und in den Semmelbröseln wälzen.

Mit Puderzucker bestäubt servieren.

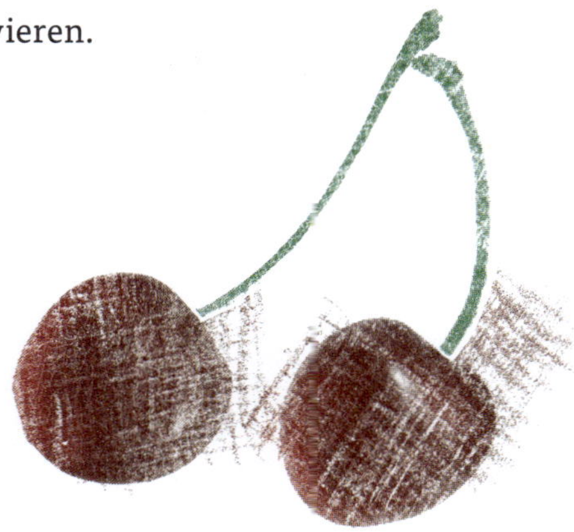

Karamellisierter Dinkelschmarrn mit Birne

FÜR 4 PERSONEN

5 Eier
250 g Dinkelmehl
Type 630
50 g Zucker
250 ml Milch
1 Birne
2 EL Butterschmalz

ZUM KARAMELLISIEREN

2 EL Zucker

ZUM BESTÄUBEN

Puderzucker

Die Eier trennen und das Eiweiß steif schlagen.

Mehl, Zucker und Milch mit den Eigelben verrühren. Die Eiweiße unterheben.

Die Birne waschen, vierteln und in Scheiben schneiden.

In einer großen Pfanne 1 EL Butterschmalz bei mittlerer Hitze zerlassen und die Hälfte der Birnenscheiben darin von beiden Seiten 3–5 Minuten anbraten.

Die Hälfte des Teiges darübergeben und bei mittlerer Hitze zugedeckt auf beiden Seiten 5–7 Minuten goldbraun ausbacken. Mit zwei Gabeln in Stücke reißen, 1 EL Zucker darüberstreuen und den Schmarrn damit karamellisieren. Warm stellen.

Mit den restlichen Birnen und dem restlichen Teig den zweiten Schmarrn zubereiten. Wieder mit Zucker karamellisieren.

Den Birnenschmarrn auf vier Teller verteilen und mit Puderzucker bestäubt servieren.

Wir schlagen beim Kaiserschmarrn das Eiweiß immer steif, denn nur so wird er wirklich so fluffig, wie wir ihn mögen.

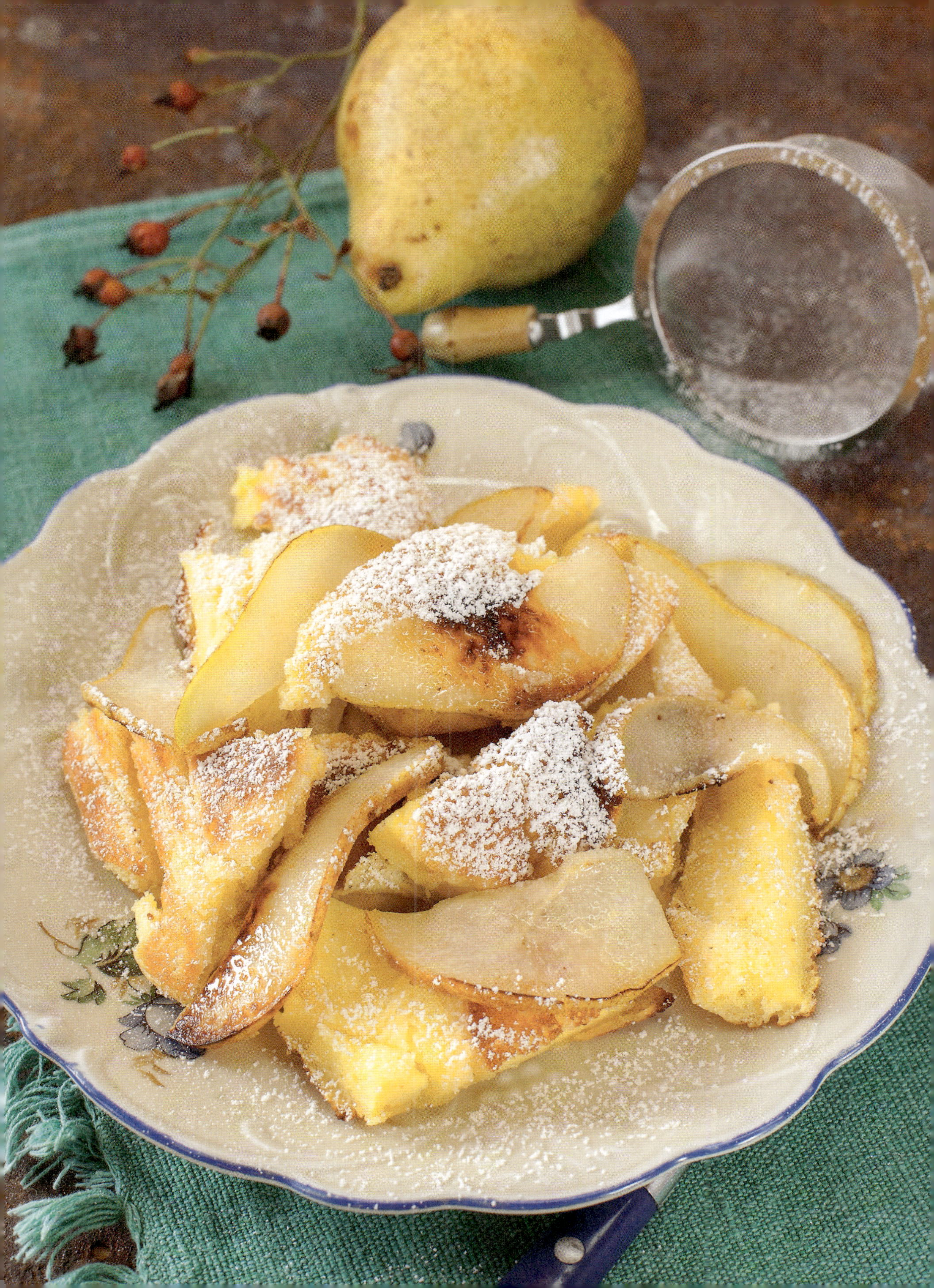

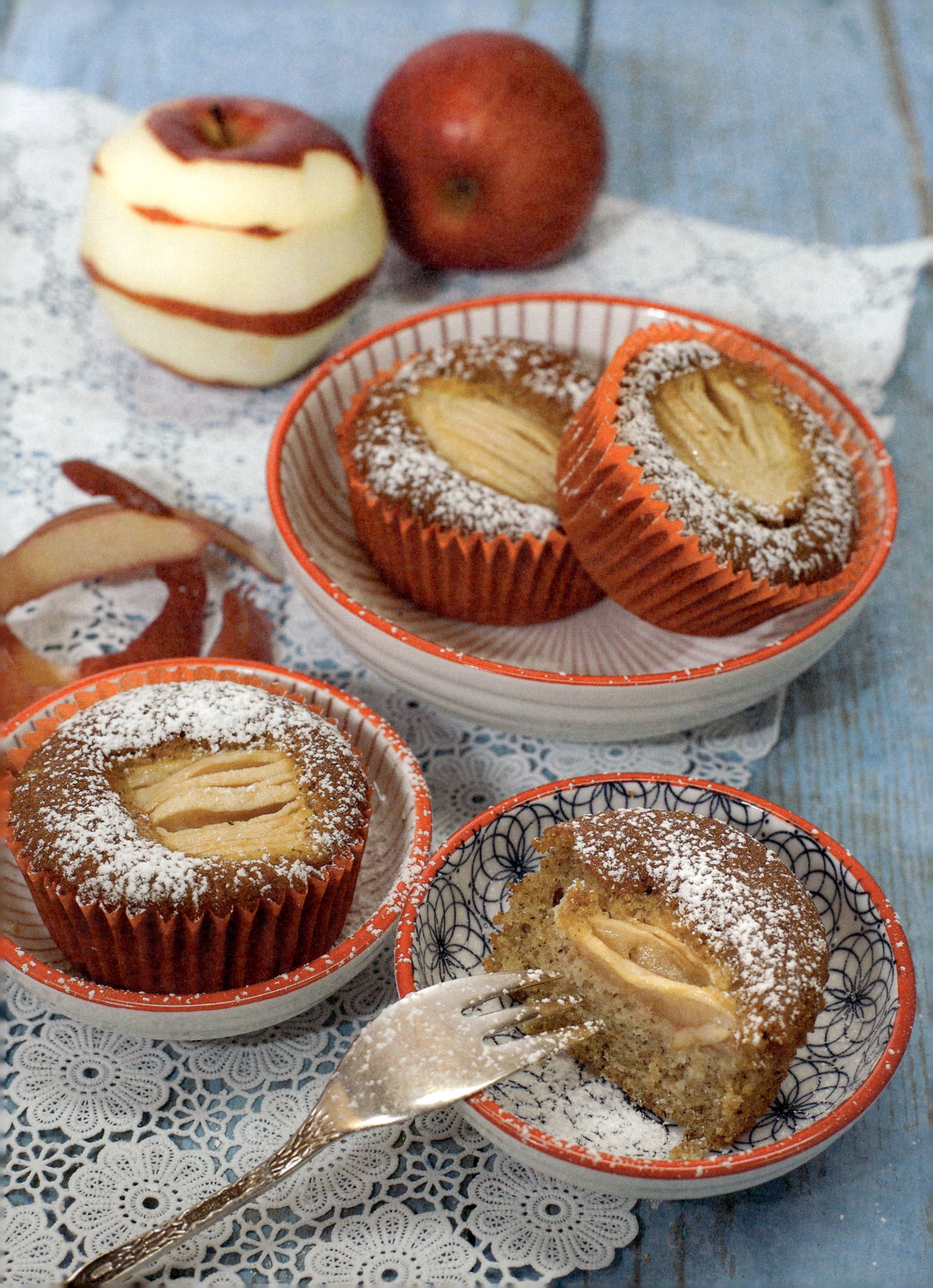

Apfelmuffins

Weltweit gibt es über 20 000 Apfelsorten. Gerade mal 15–20 Sorten finden sich bei uns im Handel. Bekannt sind Braeburn, Elstar, Jonathan und Topaz. Sehr gut zum Backen eignen sich Elstar und Jonagold, vor allen Dingen aber die alte Apfelsorte Boskop. Sie braucht nach der Ernte erst ein paar Wochen Reifezeit, bevor sie genossen werden kann. Interessant ist, dass diese alte Sorte einen niedrigen Allergengehalt hat und daher für manche Apfel-Allergiker genießbar ist.

FÜR 12 MUFFINS

RÜHRTEIG

4 Eier
200 g Rohrzucker
100 g Joghurt
100 ml Rapsöl
200 g Buchweizenmehl
1 TL Backpulver

Butter für die Form

BELAG

1½ Äpfel

ZUM BESTÄUBEN

Puderzucker

Für den Rührteig die Eier mit dem Zucker schaumig rühren. Joghurt und Öl nach und nach hinzufügen. Mehl und Backpulver mischen und unterrühren. Den Teig in eine gefettete oder mit Papierförmchen ausgelegte Muffinform füllen.

Die Äpfel schälen, vierteln und entkernen. Jedes Apfelviertel quer halbieren und mehrmals einritzen. Jeweils ein Apfelstück in den Teig drücken und bei 160 °C Umluft 25–30 Minuten backen. Aus dem Ofen nehmen und auf einem Kuchengitter abkühlen lassen.

Die abgekühlten Muffins mit Puderzucker bestäuben.

Rote Grütze mit karamellisierten Brotwürfeln

Zugegeben, die Rote Grütze haben wir aus dem hohen Norden importiert. Sie reichert auch in Bayern schon seit vielen Jahren so manche Desserts an und bringt den Sommer einmalig auf den Teller. Wir binden sie immer mit Speisestärke, in Schleswig Holstein wird Puddingpulver verwendet. Die Zusammenstellung des Obstes variiert, je nachdem was der Garten oder der Markt gerade hergibt. Köstlich schmeckt auch die Kombination mit Rhabarber, Weißen Johannisbeeren und Stachelbeeren. Dann statt Johannisbeernektar Trauben- oder Apfelsaft verwenden.

FÜR 4 PERSONEN

120 g Brotreste (Vollkornbrot)
2 EL Butter
2 EL Honig

ROTE GRÜTZE

120 g Kirschen
80 g Rote Johannisbeeren
80 g Schwarze Johannisbeeren
20 g Speisestärke
300 ml Johannisbeernektar
120 g Himbeeren

CREME

400 g Quark (20 %)
100 ml Eierlikör

ZUM VERZIEREN

Pfefferminzblättchen

Das Brot in kleine Würfel schneiden. Die Butter in einer Pfanne bei mittlerer Hitze zerlassen und die Brotwürfel darin 10 Minuten goldbraun rösten. Den Honig dazugeben und die Brotstücke damit karamellisieren. Abkühlen lassen, einige Stücke für die Garnitur beiseitelegen.

Für die Rote Grütze die Kirschen waschen und entsteinen. Die Johannisbeeren waschen und von den Rispen zupfen.

Die Speisestärke mit 2 EL Nektar glatt rühren. In einem Topf den restlichen Nektar erhitzen und die Stärke einrühren. Einmal aufkochen. Kirschen und Johannisbeeren dazugeben und 5 Minuten bei schwacher Hitze ziehen lassen. Die Himbeeren unterheben und die Rote Grütze abkühlen lassen.

Für die Creme den Quark mit dem Eierlikör glatt rühren.

Die Brotwürfel auf vier Gläser verteilen. Die Quarkcreme darüberschichten. Mit der Grütze bedecken und mit Brotwürfeln und Pfefferminze verziert servieren.

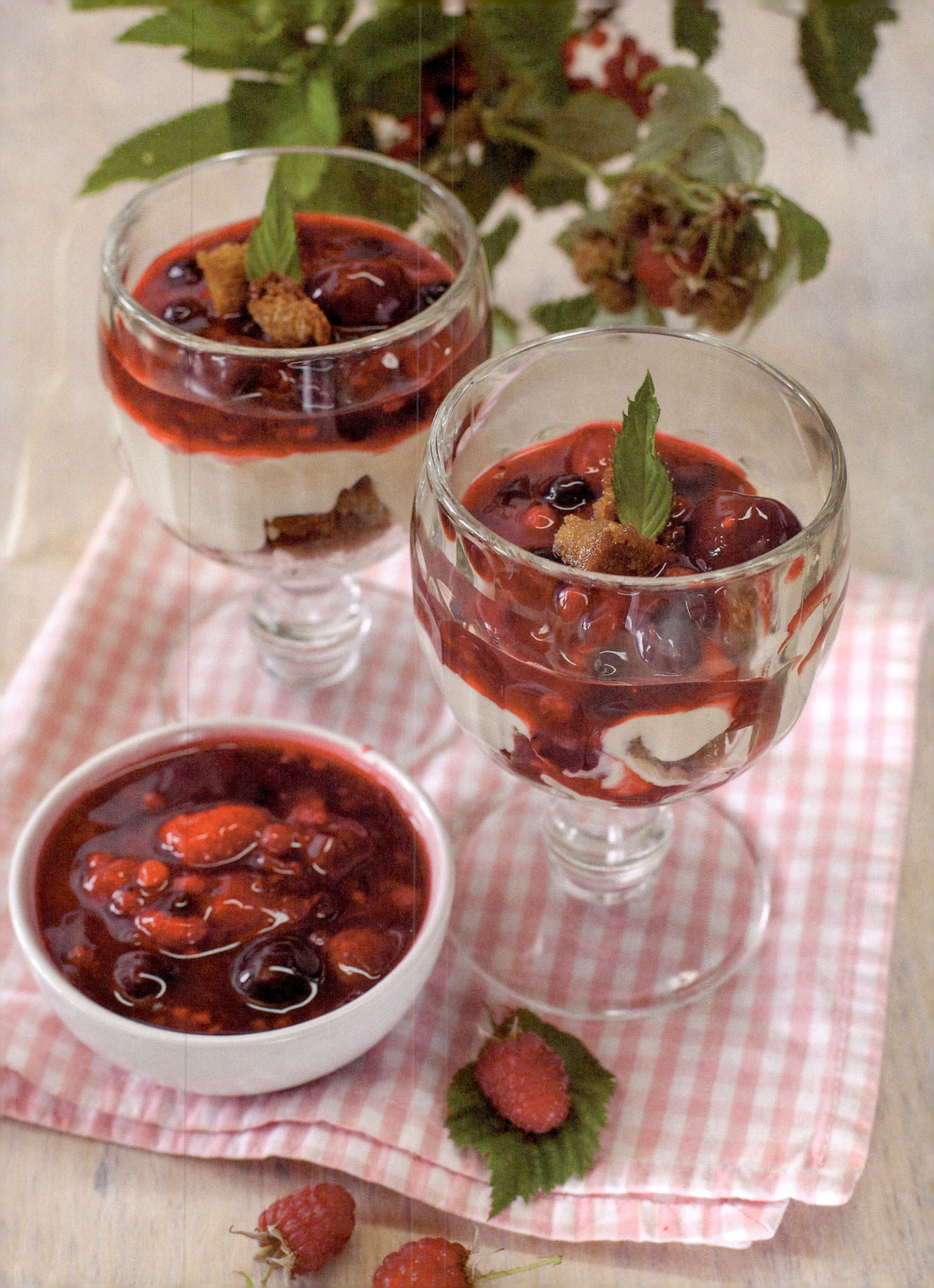

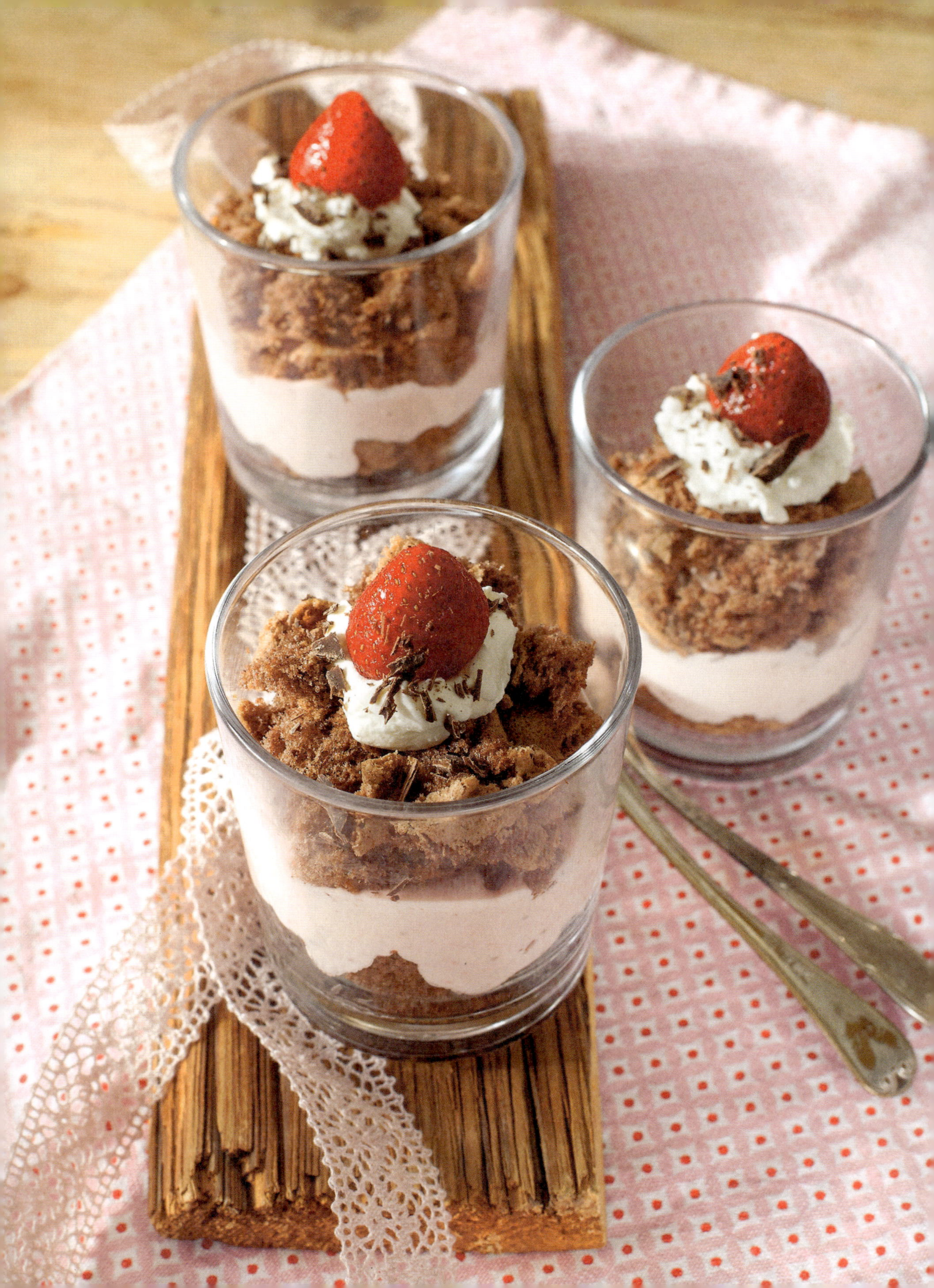

Weißbier-Tiramisu

FÜR 6 STÜCK

BISKUITTEIG

2 Eier
60 g Zucker
1 EL Vanillezucker
60 g Dinkelmehl Type 630
1 TL Backpulver
1 EL Kakao
12 EL Weißbier

CREME

140 g Erdbeeren
50 g Zucker
250 g Mascarpone

ZUM VERZIEREN

100 g Sahne
6 Erdbeeren
25 g Zartbitterschokolade

Für den Biskuitteig die Eier mit Zucker und Vanillezucker schaumig rühren. Mehl, Backpulver und Kakao mischen und unterheben. Den Teig in eine am Boden mit Backpapier ausgelegte Springform (Ø 28 cm) streichen und bei 160 °C Umluft 20 Minuten backen. Aus dem Ofen nehmen und auf einem Kuchengitter abkühlen lassen.

Aus dem abgekühlten Biskuit sechs Kreise (Ø 7 cm) ausstechen und in sechs Gläser legen. Mit jeweils 1 EL Weißbier tränken.

Die Erdbeeren waschen, putzen und mit einem Stabmixer pürieren. Mit dem Zucker unter den Mascarpone rühren. Die Creme auf die Gläser verteilen. Den restlichen Biskuit in Stücke zerpflücken und über die Creme geben. Jeweils 1 EL Weißbier darüberträufeln.

Die Sahne steif schlagen. Die Erdbeeren waschen und putzen. Jedes Glas mit einem Sahnetupfer und einer Erdbeere verzieren. Die Schokolade darüberraspeln.

Einfach mal anders! Statt des Biskuitteigs Schokokekse verwenden.

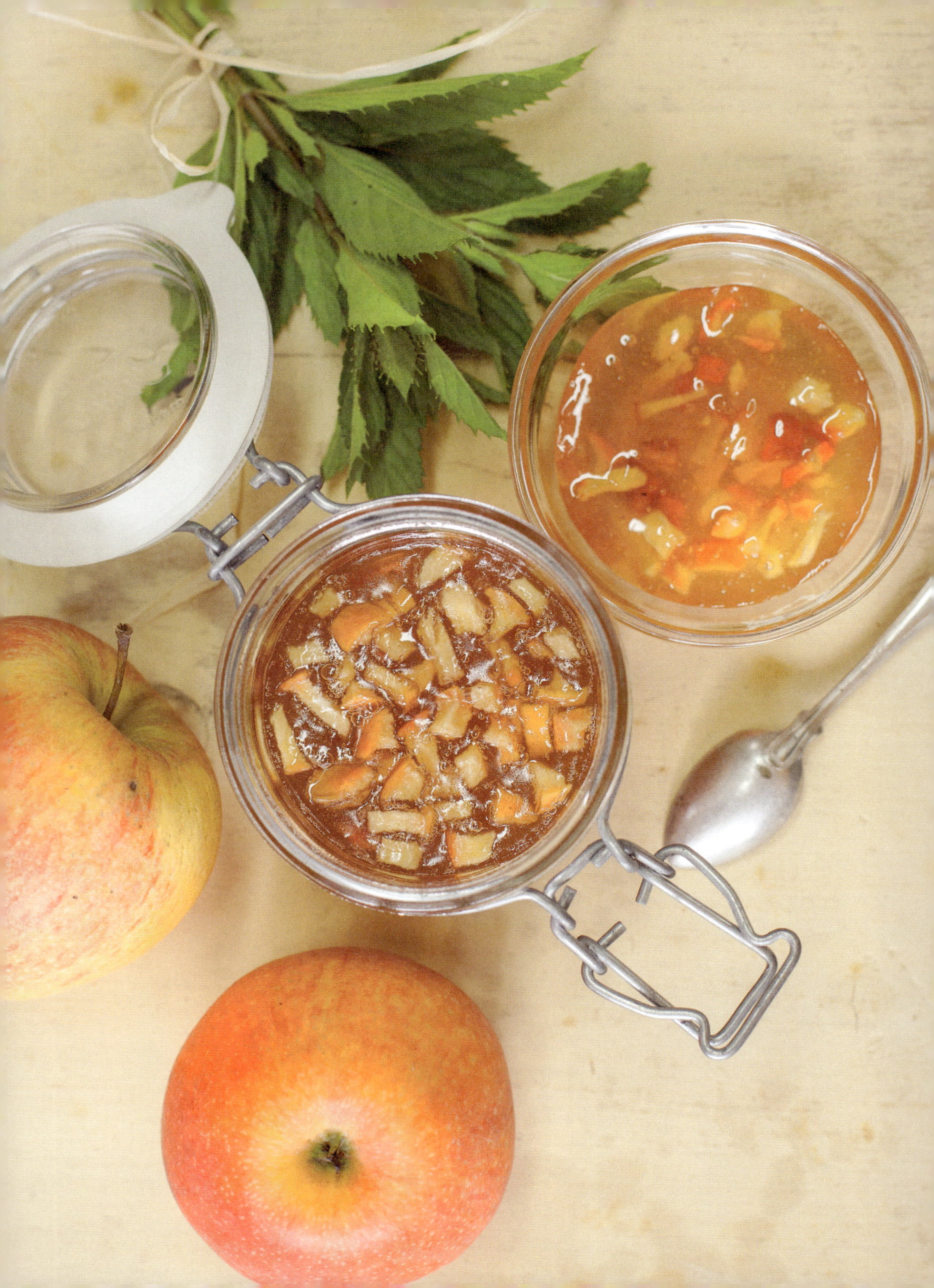

Apfelgelee mit Minze

Schnell eingekocht und hübsch verpackt auch als Mitbringsel für liebe Freunde. Der Clou bei diesem Rezept ist natürlich der feine Geschmack der Minze, das Gelee schmeckt aber auch mit Zitronenmelisse herrlich.

FÜR 4–5 GLÄSER À 200 ML

400 ml Apfelsaft
2–3 Stängel Pfefferminze
1–2 Äpfel
500 g Gelierzucker 1:1

Den Apfelsaft mit der Pfefferminze in einen großen Topf geben und 2 Stunden ziehen lassen.

Die Äpfel waschen, vierteln und entkernen. In sehr kleine Würfel schneiden. Mit dem Gelierzucker zum Saft geben. Unter ständigem Rühren zum Kochen bringen und gut 4 Minuten sprudelnd kochen lassen. Die Minze entnehmen. Das Gelee sofort in vorbereitete Schraubgläser (siehe Tipp) füllen und verschließen. So ist das Gelee mindestens 8 Monate haltbar.

Die Gläser für etwa 5 Minuten auf den Kopf stellen, dann wieder umdrehen. Durch die fast noch kochende Fruchtmasse werden auch der Glasrand und der Deckel sterilisiert. So werden Keime abgetötet und Gelee oder Marmelade bleiben länger haltbar.

Blaubeer-Thymian-Marmelade

Nicht nur zum Frühstück ein Genuß. Diese Marmelade schmeckt durch das feinherbe Thymianaroma auch vorzüglich zu Wildgerichten und würzigem Käse.

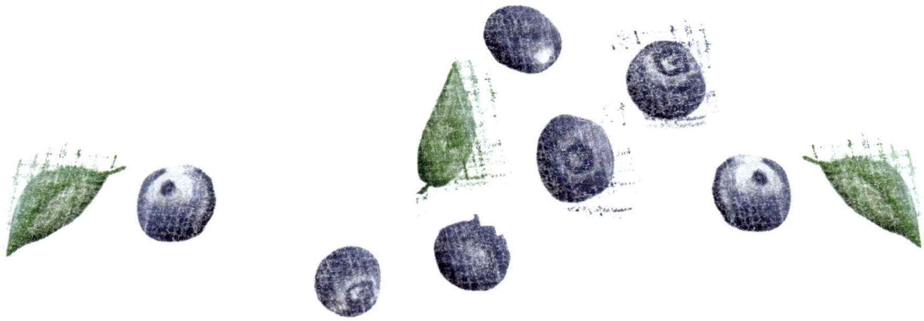

FÜR 6 GLÄSER À 200 ML

500 g Blaubeeren
2–3 EL Zitronensaft
500 g Gelierzucker 1:1
2 Zweige Thymian

Die Blaubeeren waschen. Mit Zitronensaft, Gelierzucker und Thymian in einem großen Topf mischen und 1 Stunde ziehen lassen.

Unter ständigem Rühren zum Kochen bringen und gut 4 Minuten sprudelnd kochen lassen. Die Thymianzweige entnehmen. Die Marmelade sofort in vorbereitete Schraubgläser füllen (siehe Tipp Seite 171) und verschließen. Die Marmelade ist etwa 8 Monate haltbar.

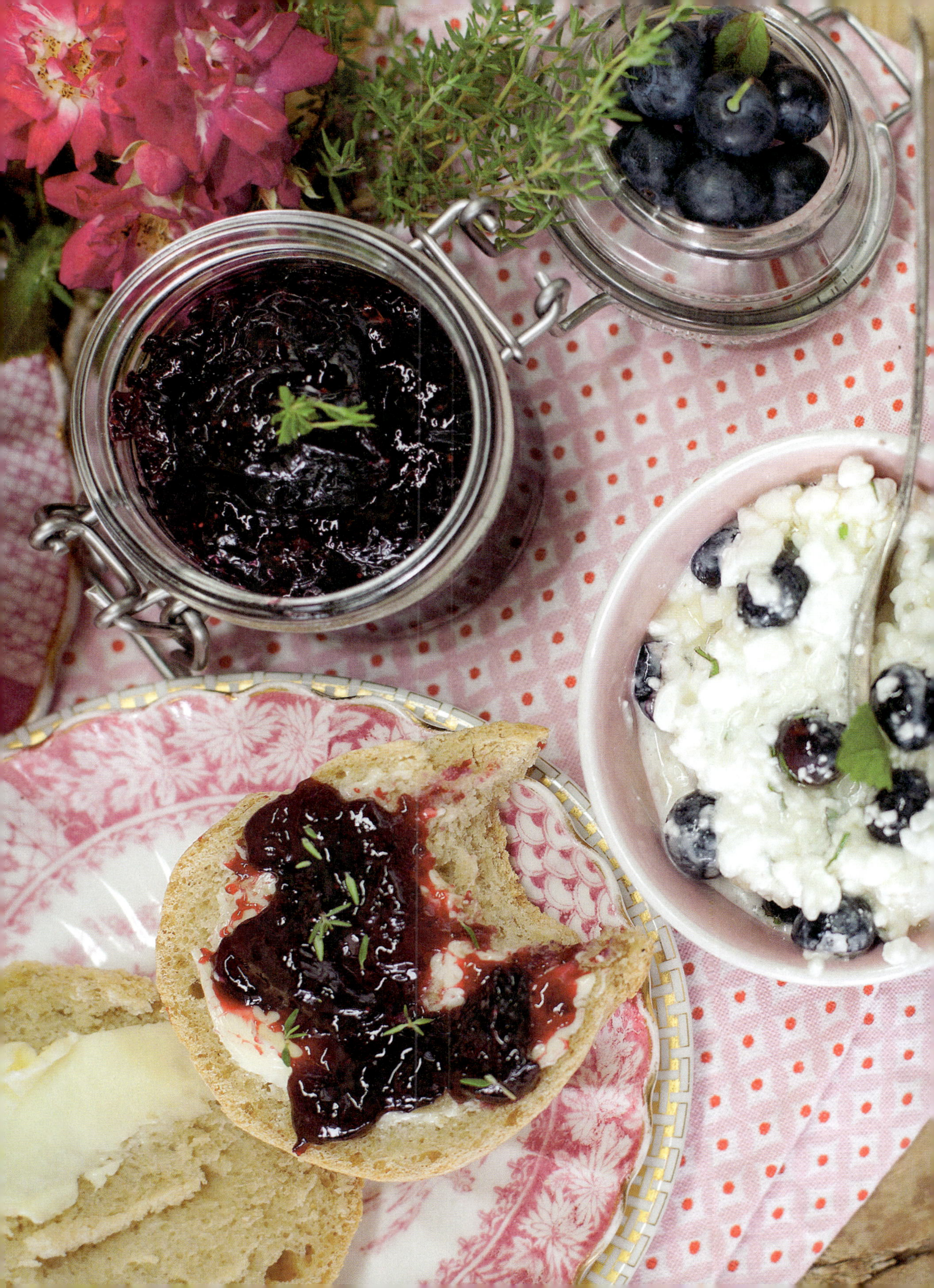

Himbeersalz

Das Himbeersalz schmeckt sehr gut zu feinen Fischgerichten oder fruchtigen Salaten. Oder einfach auf einem guten Butterbrot.

FÜR 1 GLAS À 250 G

130 g Himbeeren (frisch oder TK)
200 g körniges Alpensalz

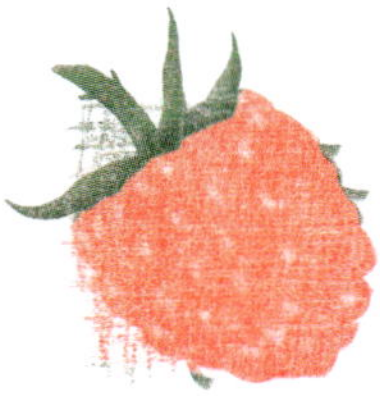

Die Himbeeren mit einem Stabmixer passieren und durch ein feines Sieb streichen (TK-Himbeeren vorher auftauen lassen). Mit dem Salz mischen und auf ein mit Backpapier ausgelegtes Backblech verteilen. Im Backofen bei 80 °C Umluft 3–4 Stunden trocknen lassen.

Während der Trockenzeit immer wieder mit einer Gabel auflockern. Aus dem Ofen nehmen und auf dem Backblech abkühlen lassen.

Mit einem Stabmixer fein zerkleinern. In einem Schraubglas aufbewahren.

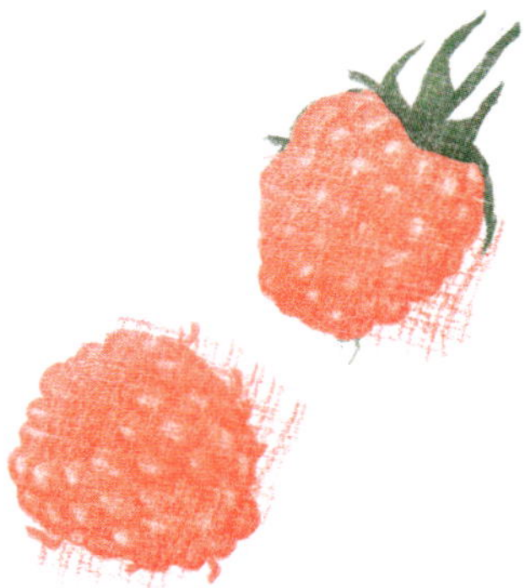

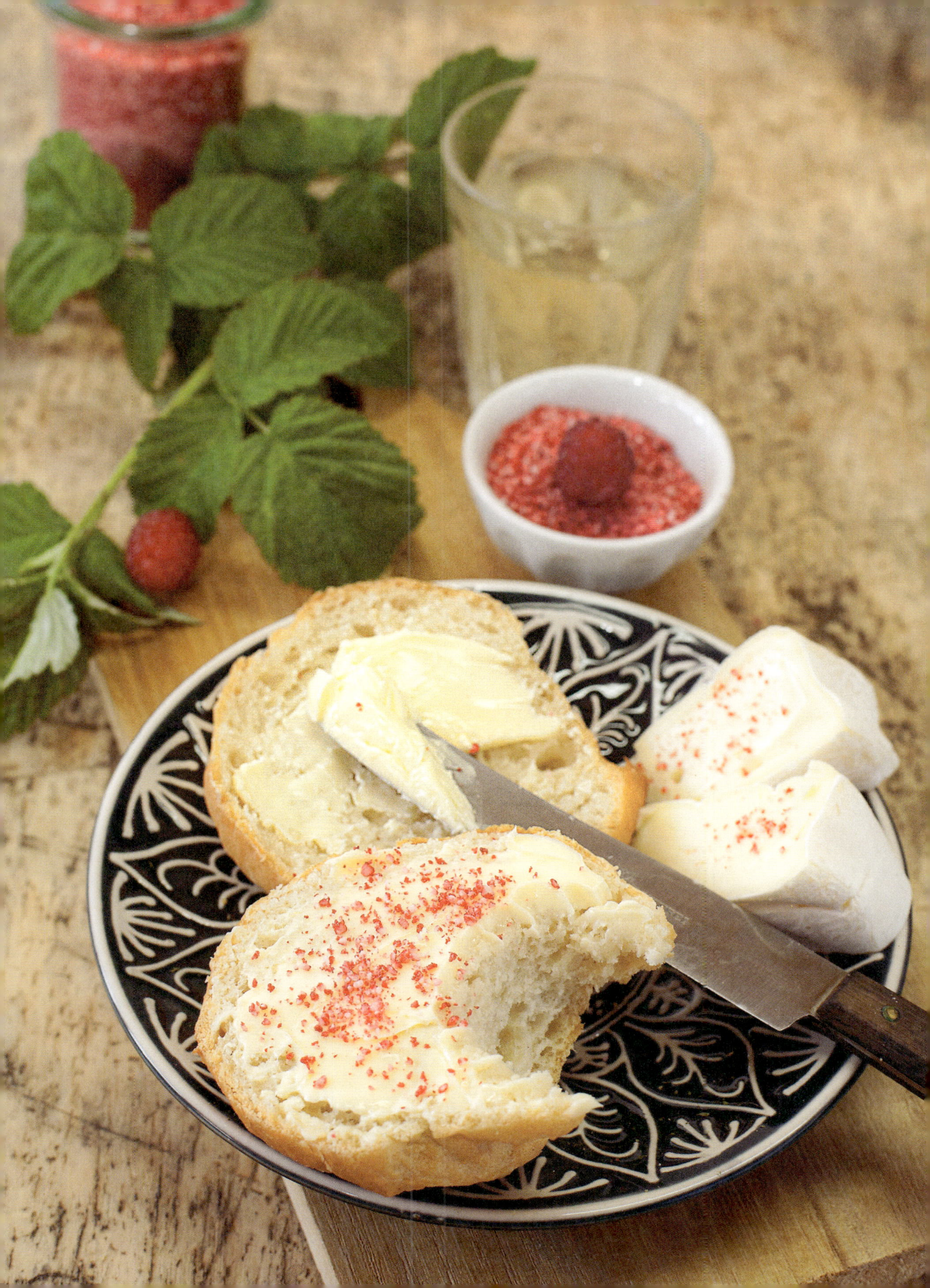

Holunderblütensenf

FÜR 1 GLAS À 250 ML

100 g weiße Senfkörner
50 ml Weißweinessig
1 TL Salz
1 EL flüssiger Honig
175 ml Holunderblütensirup

Die Senfkörner mahlen oder in einem Mörser fein zerstoßen. Mit den restlichen Zutaten verrühren und in ein vorbereitetes Schraubglas füllen.

Der Holunderblütensenf ist etwa 1 Jahr haltbar.

Holunderblütensirup

FÜR 1 FLASCHE À 750 ML

5 große Holunderblütendolden
500 g Zucker
10 g Zitronensäure
Saft einer ½ Zitrone

Die Holunderblütendolden vorsichtig ausschütteln, um kleine Tierchen zu entfernen, und die groben Stängel abschneiden.

In einem Topf den Zucker mit 500 ml Wasser aufkochen. Zitronensäure, Zitronensaft und Holunderblüten dazugeben und zugedeckt 1–2 Tage ziehen lassen.

Den Sirup durch ein feines Sieb abgießen und noch einmal kurz aufkochen. Sofort in eine vorbereitete Flasche füllen und verschließen. So ist der Sirup etwa 6 Monate haltbar.

An heißen Sommertagen einen Schuss Sirup in ein Glas Sekt geben – mehr braucht es nicht.

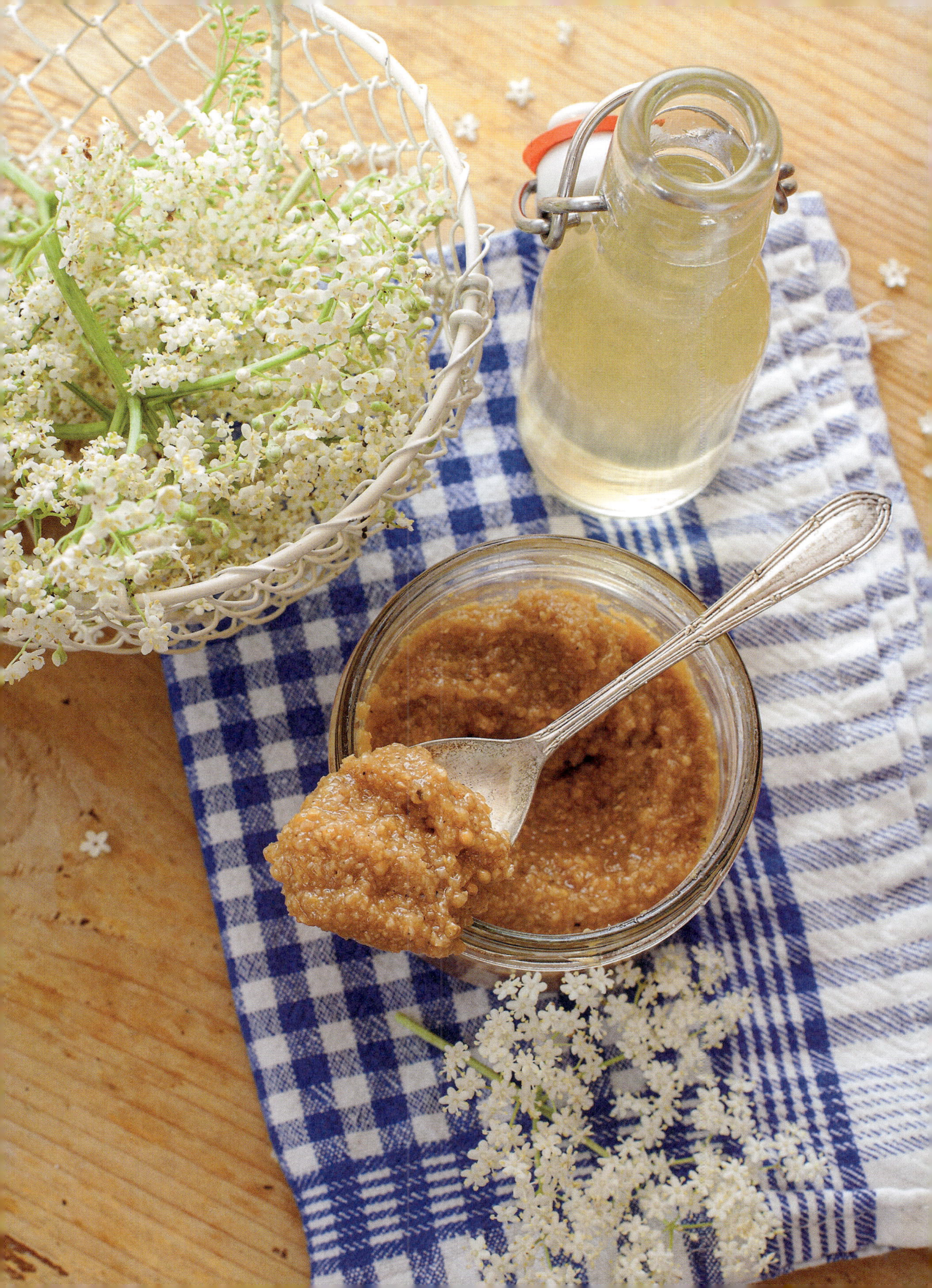

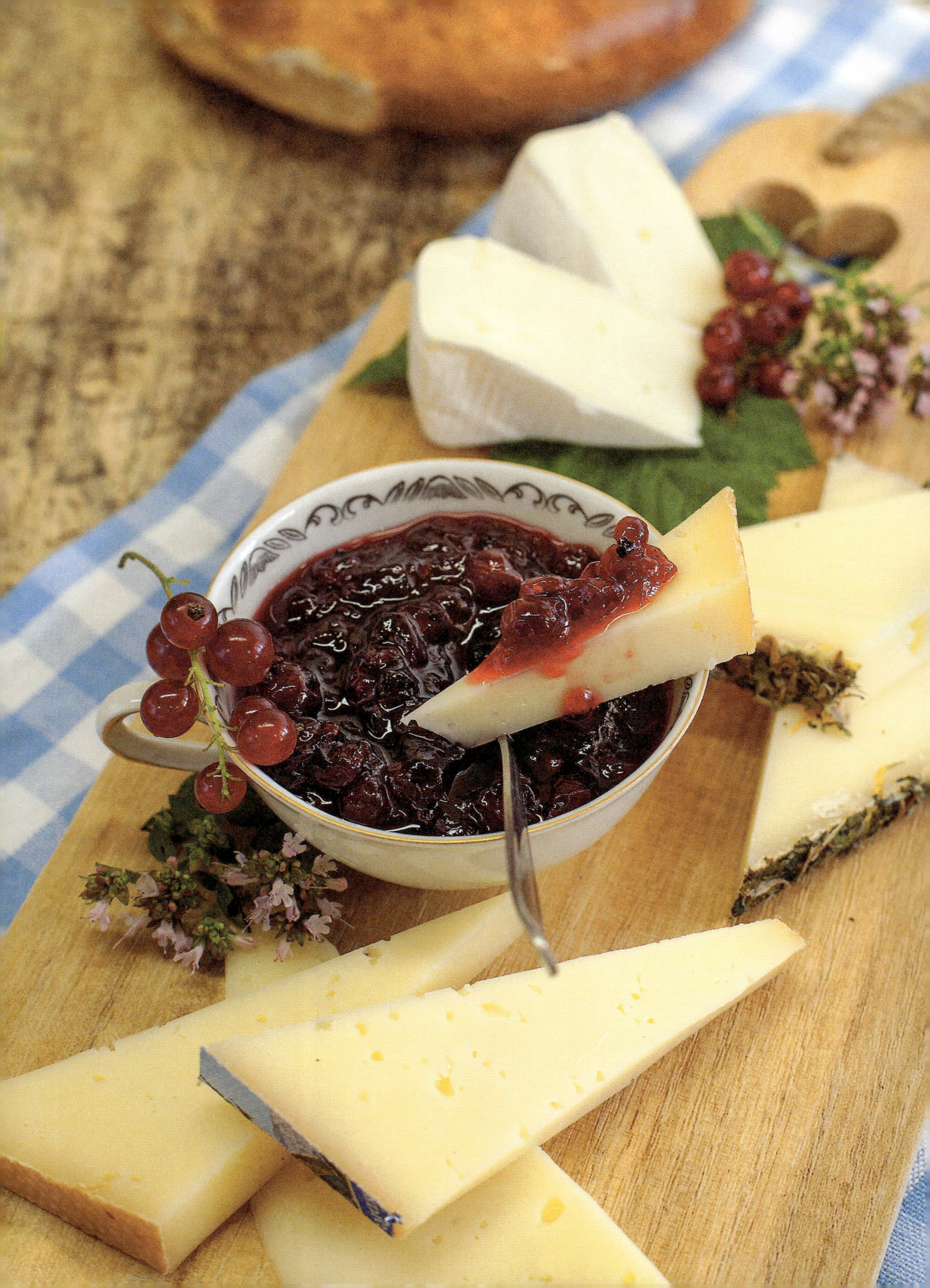

Falsche Preiselbeeren

Für unsere falschen Preiselbeeren müssen die Johannisbeeren richtig schön reif sein. Sie sind nicht nur zu einer feinen Käseplatte ein Genuss, sondern bereichern auch jedes Wildgericht oder einen feinen Rinderbraten. Besonders köstlich schmecken sie zu paniertem Ziegenkäse oder Camembert.

FÜR 3–4 GLÄSER À 200 ML

500 g Rote Johannisbeeren
350 g Zucker
70 ml Weißweinessig
2 EL Rotwein

Die Johannisbeeren waschen und von den Rispen zupfen. Mit Zucker, Essig und Wein in einem Topf mischen.

Aufkochen und bei schwacher Hitze etwa 30 Minuten köcheln. Möglichst wenig und vorsichtig umrühren, damit die Beeren ganz bleiben.

Sofort in vorbereitete Schraubgläser füllen und verschließen. So sind die Johannisbeeren etwa 8 Monate haltbar.

Passt sehr gut zu Käse oder Wildgerichten.

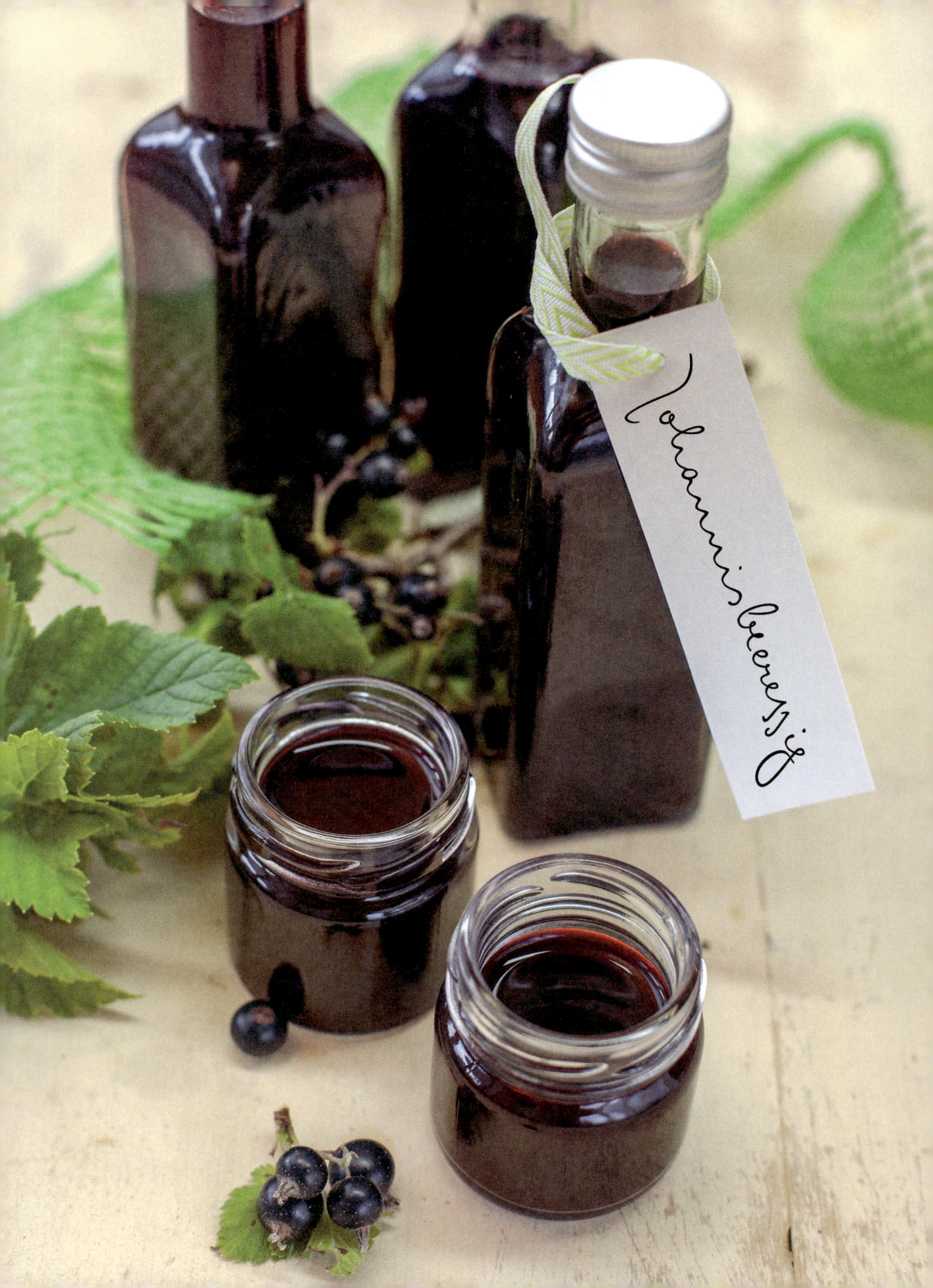
Johannisbeeressig

Johannisbeeressig

Viele mögen Schwarze Johannisbeeren wegen ihres doch eher herben Geschmacks und der festen Schale nicht. Doch zu Essig verarbeitet sind diese kleinen Beeren ein wahrer Genuss. Ein Dressing mit dem dunkelroten Essig auf Feld- oder Spinatsalat bringt in der dunklen Jahreszeit gleich noch ein wenig Sommer auf den Teller.

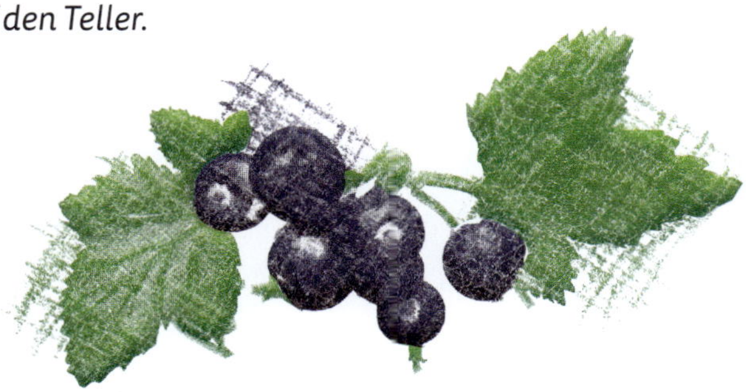

FÜR 1 FLASCHE À 700 ML

500 g Schwarze Johannisbeeren
500 ml Aceto balsamico bianco
250 g brauner Zucker

Die Johannisbeeren waschen und von den Rispen zupfen.

In einem Topf den Essig mit dem Zucker erwärmen, bis er sich aufgelöst hat. Die Johannisbeeren dazugeben und 15 Minuten bei schwacher Hitze kochen. Dabei hin und wieder umrühren.

Den Essig durch ein Tuch abgießen. Noch heiß in eine vorbereitete Flasche füllen und verschließen.

Kirschessig

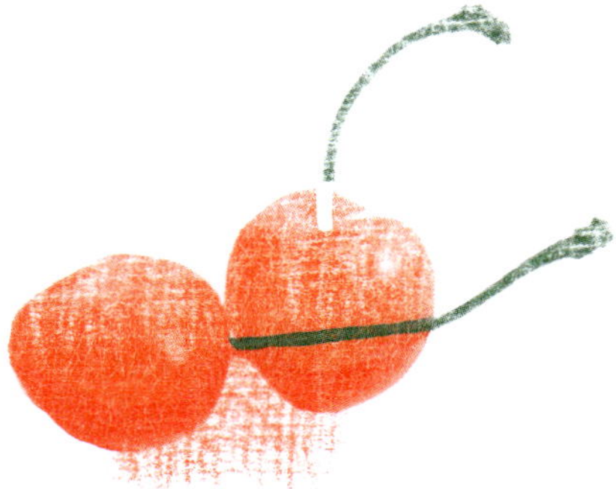

Süß- oder Sauerkirschen? Das ist hier die Frage. Schattenmorellen sind die bekannteste Sorte der Sauerkirschen und werden zum Einmachen verwendet. Sie eignen sich hervorragend zum Backen – was wäre eine Schwarzwälder Kirschtorte ohne diese roten Früchtchen? Für alle, die im Sommer Kirschen frisch vom Baum genießen möchten, sind die knackigen Süßkirschen das richtige. Zum Kirschkernweitspucken eignen sich beide Sorten. Übrigens finden dazu seit 1974 Weltmeisterschaften in Düren statt. Der Weltrekord liegt bei 22,52 m.

FÜR 1 FLASCHE À 700 ML

500 g Kirschen
500 ml Aceto balsamico bianco
250 g Zucker

Die Kirschen waschen und entsteinen.

In einem Topf den Essig mit dem Zucker erwärmen, bis er sich aufgelöst hat. Die Kirschen dazugeben und 15 Minuten bei schwacher Hitze kochen. Dabei hin und wieder umrühren.

Den Essig durch ein Tuch abgießen. Noch heiß in eine vorbereitete Flasche füllen und verschließen.

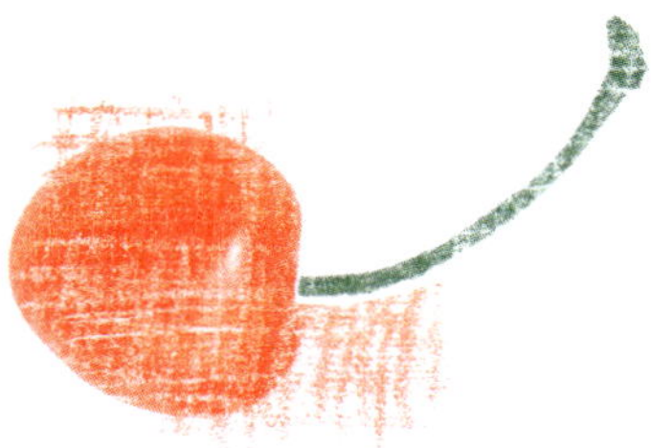

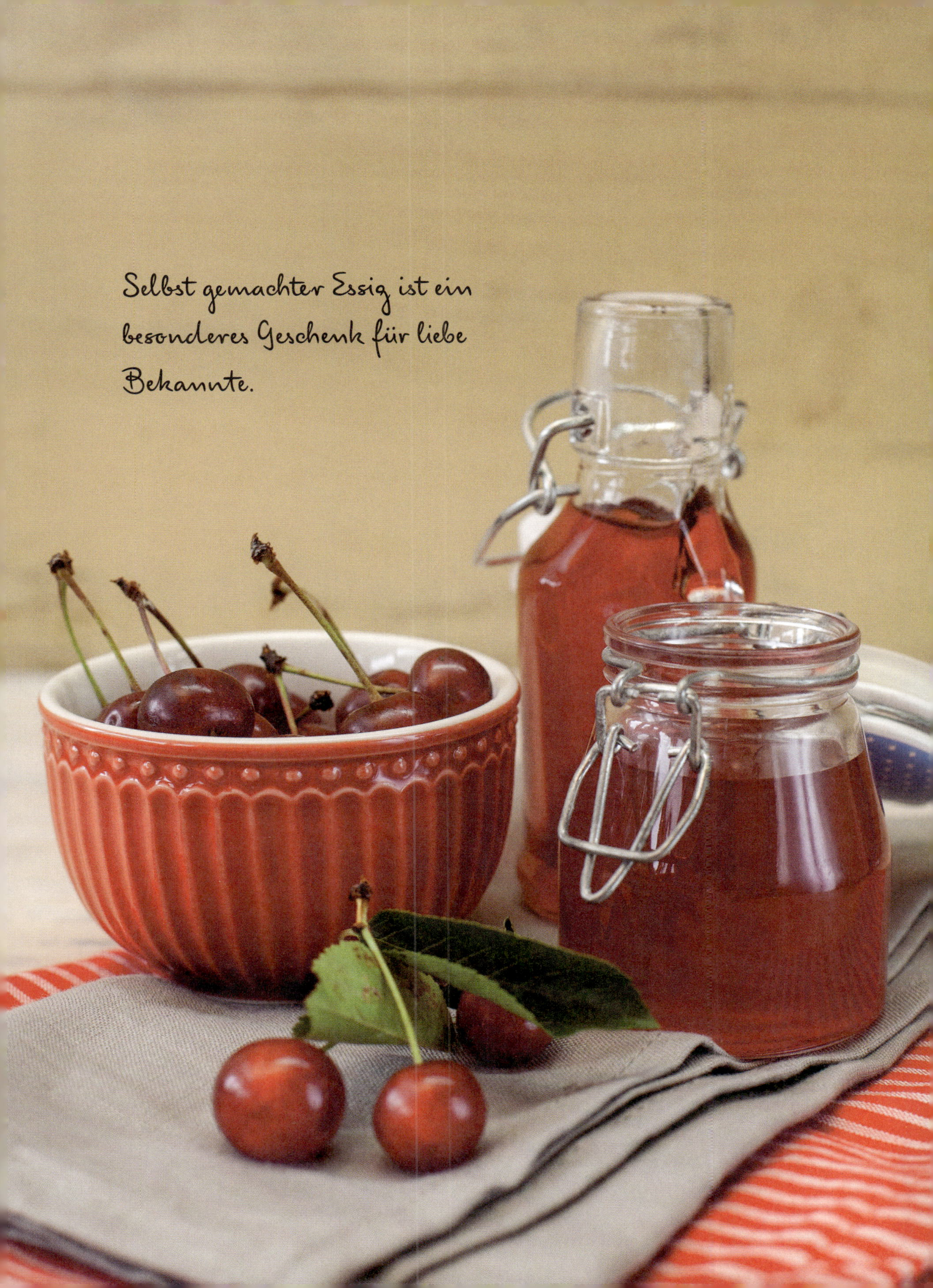

Selbst gemachter Essig ist ein besonderes Geschenk für liebe Bekannte.

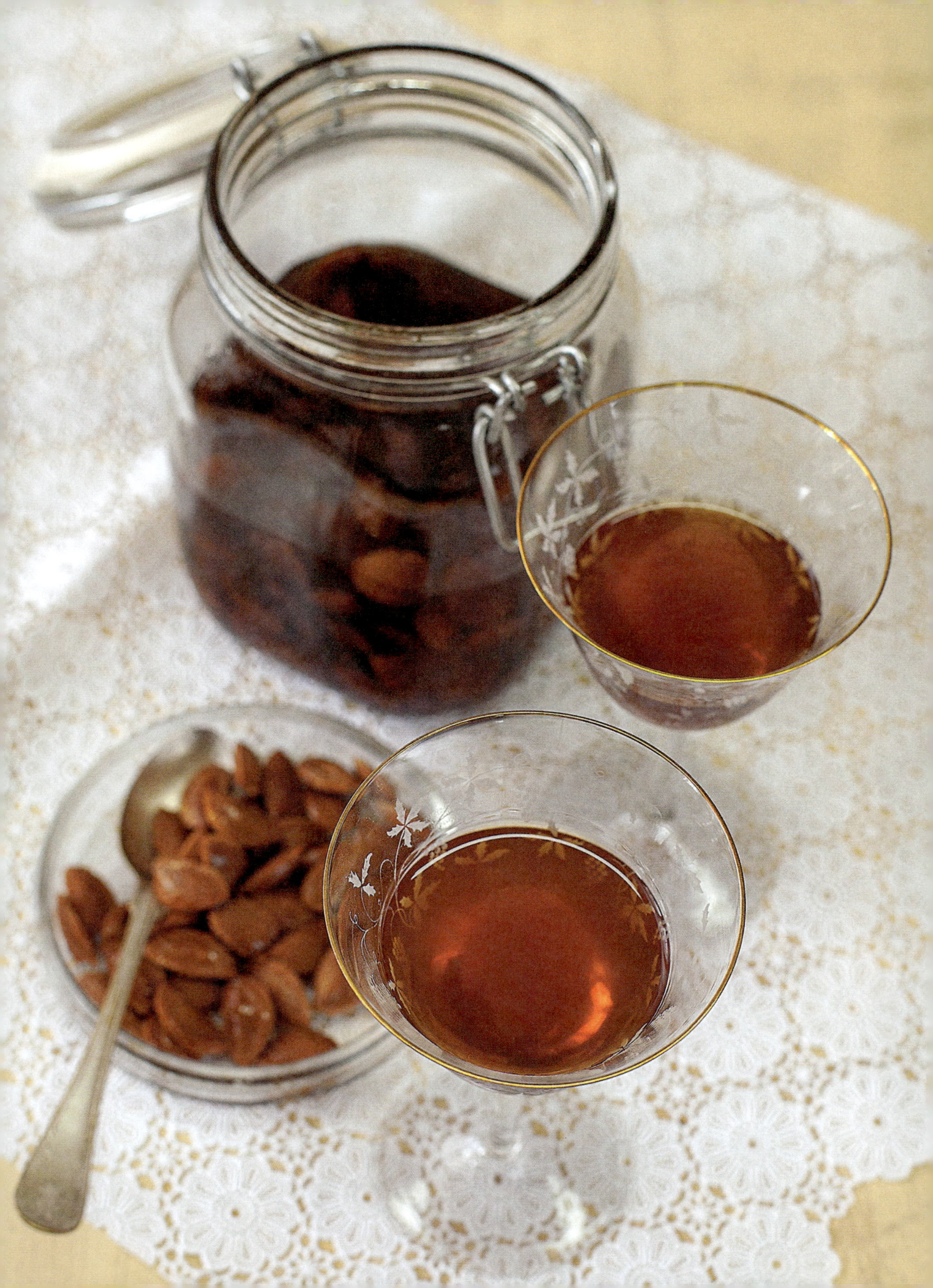

Falscher Amaretto

Wer liebt schon das Entsteinen von Obst? Wenn man aber aus den Steinen einen feinen Amaretto zaubern kann, dann fällt einem diese ungeliebte Arbeit doch gleich viel leichter. Noch dazu, da sich unser falscher Amaretto ideal zu Weihnachten als Geschenk anbietet. Er ist etwas Besonderes und so mancher Beschenkte wird überrascht sein, wenn er erfährt, woraus diese Köstlichkeit gemacht ist.

FÜR 1 FLASCHE À 750 ML

250 g Zwetschgensteine
200 g brauner Zucker
etwa 700 ml Korn (32 % Vol.)

Die Zwetschgensteine gründlich waschen. Fruchtfleischreste dabei abbürsten. Gut trocknen lassen.

Mit Zucker und Korn in ein großes, verschließbares Glas geben und umrühren oder schütteln, bis sich der Zucker aufgelöst hat.

Gut verschlossen zunächst 4 Wochen an einem sonnigen Platz ziehen lassen. Einmal täglich durchschütteln. Danach weitere 4 Wochen an einem schattigen Platz ziehen lassen.

Durch ein feines Sieb abgießen und in eine vorbereitete Flasche abfüllen.

Register

A

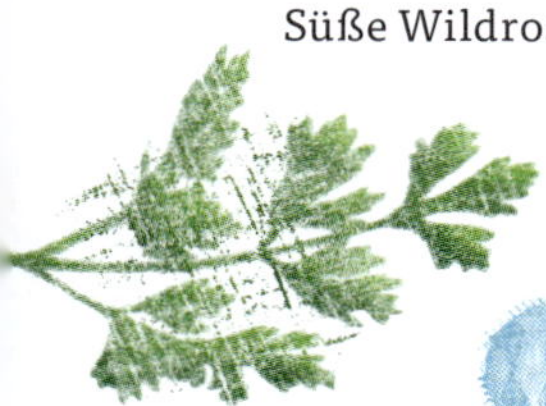

B

C/D

E

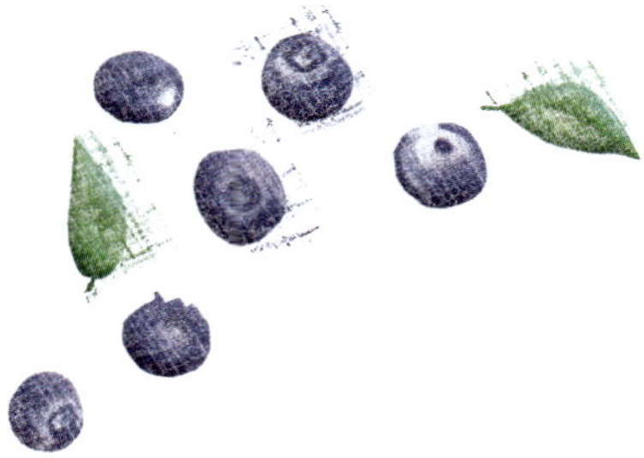

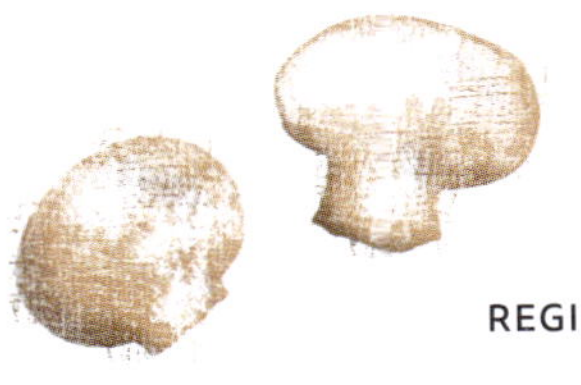

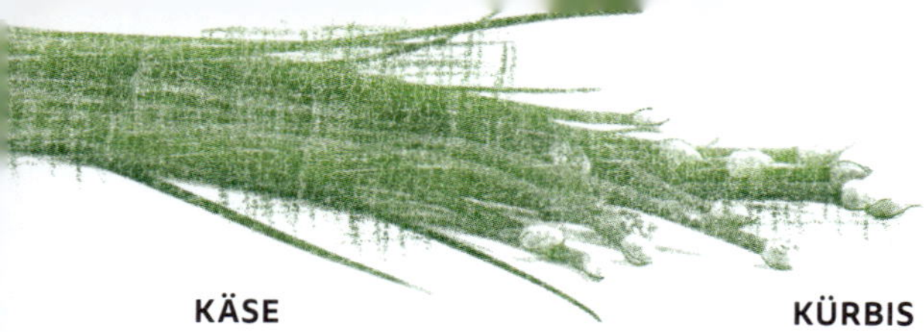

Q/R

S

T

W

Z

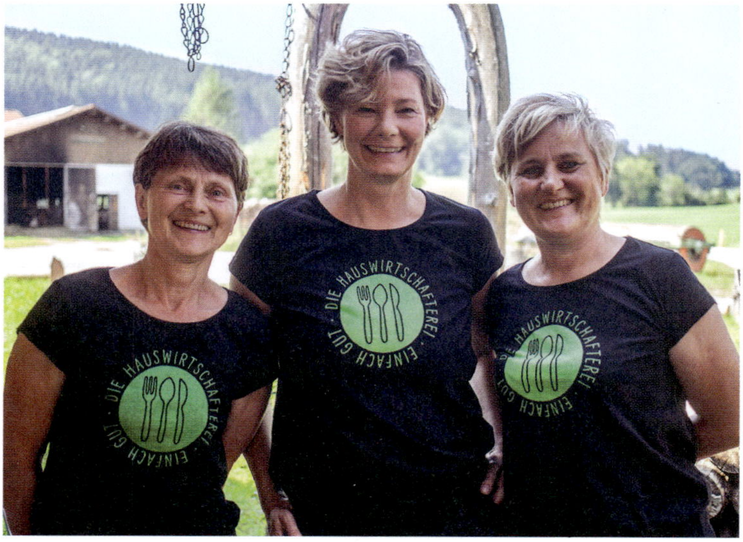

DIE HAUSWIRTSCHAFTEREI – *das sind drei koch- und back-begeisterte Frauen vom Land und jede kann no a bisserl mehr:*

BETTINA, *der kreative Kopf – sie setzt die Gerichte bei den gemeinsamen Kochsessions fotografisch richtig in Szene und sorgt als Grafikerin beim Layout stets für positive Überraschungen, da ihr immer wieder etwas Neues einfällt. Auch den Blog hat sie gestaltet und pflegt ihn auf liebevolle Weise ;)*

CHRISTINE, *die Akribische – sie sorgt dafür, dass alle Rezepte ins Reine geschrieben werden, die Systematik stimmt und sie macht sich in mühevoller Lektorenarbeit auf die Suche nach Fehlern. Außerdem ist sie für die Büroarbeit und den Vertrieb verantwortlich.*

SILVIA, *die Tüftlerin – ständig auf der Suche nach neuen Rezept-ideen, probiert sie unermüdlich Neues aus und ihr fallen auch immer wieder überraschende Ideen ein; allerdings meist erst mitten in den Kochsessions und damit bringt sie Christine oft zur Verzweiflung. Sie sorgt mit ihrem Fachwissen als Hauswirtschaftsmeisterin dafür, dass viele Tipps und Ideen für den Alltag in die Bücher mit einge-bracht werden.*

Mehr Infos unter: **WWW.DIEHAUSWIRTSCHAFTEREI.DE**

Rezepte, Texte Silvia Schlögel, Christine Schilcher
Fotografie Bettina Eder
Lektorat Margarethe Brunner
Innengestaltung, Covergestaltung, Typografie, Realisation Bettina Eder

Alle Fotos stammen von Bettina Eder, außer:
123RF.com: kasto (S. 6 o); **Depositphotos** Inc: antb (S. 108 ul), april_89 (S. 138 ul), egal (S. 108 ur), Ivenks (S. 139 o), jochenschneider (S. 139 mul), maximkabb (S. 108 o), mythia (S. 138 o), re_bekka (S. 138 ur), tarasvg (S. 138 mul), VelesStudio (S. 109 ul)
Tobias Fuhrmann (190)

Für den DK Verlag:
Programmleitung Monika Schlitzer
Redaktionsleitung und Projektbetreuung Anne Heinel
Herstellungsleitung Dorothee Whittaker
Herstellungskoordination Claudia Rode
Herstellung Claudia Bürgers

ISBN 978-3-8310-3876-3

Repro Farbsatz, Neuried/München
Druck und Bindung Leo Paper Products, China

MIX
Papier aus verantwortungsvollen Quellen
FSC® C020056

www.dorlingkindersley.de

Hinweis
Die Informationen und Ratschläge in diesem Buch sind von den Autorinnen und vom Verlag sorgfältig erwogen und geprüft, dennoch kann eine Garantie nicht übernommen werden. Eine Haftung der Autorinnen bzw. des Verlags und seiner Beauftragten für Personen-, Sach- und Vermögensschäden ist ausgeschlossen.